VINCENTZ NETWORK

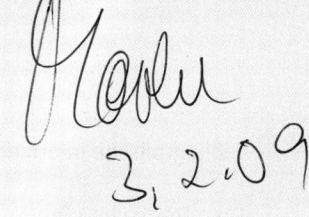

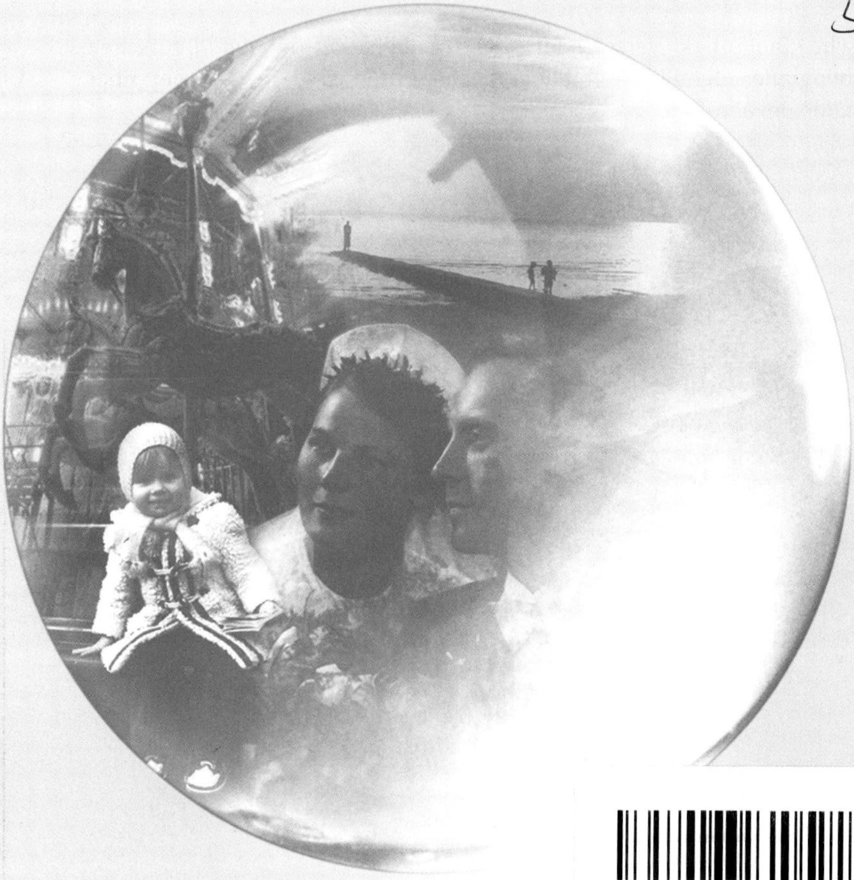

Werkstatt Demenz

Peter Wißmann (Hrsg.)

Bibliografische Information Der Deutschen Bibliothek

Die Deutsche Bibliothek verzeichnet diese Publikation in der Deutschen Nationalbibliografie; detaillierte bibliografische Daten sind im Internet über ‹http://dnb.ddb.de› abrufbar.

© Vincentz Network, Hannover 2004

Das Werk einschließlich seiner Einzelbeiträge und Abbildungen ist urheberrechtlich geschützt. Jede Verwertung außerhalb der engen Grenzen des Urhebergesetzes ist ohne Zustimmung des Verlages unzulässig und strafbar. Dies gilt insbesondere für Vervielfältigungen, Übersetzungen, Mikroverfilmungen und die Einspeicherung und Verarbeitung in elektronischen Systemen.

Gestaltung und Durchführung:
Spiess-Reimann-Design, Laatzen
Druck: Buchdruckwerkstätten GmbH, Hannover

ISBN 3-87870-102-0

Vorwort
Christian Müller-Hergl

Bücher zum person-zentrierten Ansatz in der Arbeit mit Menschen mit Demenz sind – im Unterschied zur internationalen Diskussion – im deutschen Sprachraum noch eine Seltenheit. (Handbuch Demenz KDA, SET-Therapie, Validation) Für die erstere kann die Phase der Biomedikalisierung der Demenz als überwunden gelten. In Deutschland hat sich die Praxis ob ihres Problemdrucks personzentrierten Ansätzen zugewandt – im Kontrast zu den gerontologischen und psychiatrischen Eliten, die Pflege und Betreuung eher als supplementär betrachten und sich „große, endgültige Lösungen" von der Naturwissenschaft, insbesondere der Pharmakologie erhoffen.

In den Vereinigten Staaten konnte sich zunächst neben neuropathologischen Zugangsweisen die Sozial- und Verhaltenswissenschaft im Feld der Demenz profilieren, die sich dem Belastungserleben der Angehörigen und den „Verhaltensauffälligkeiten" der Klienten zuwandte.(Ory 2000, Schulz 2000) Soziale und psychologische Faktoren – wie erleben und gestalten Klienten ihre Demenz, wie wirkt sich dies auf den erlebten Alltag aus, welche subjektiven Krankheitsauffassungen gehen mit der subjektiven Bewertung des Erlebens einher (Sabat und Harre 1992, Lyman 1989, Herskovits 1995, Pioneer-Network 2000) – haben erst in letzter Zeit an Prominenz gewonnen im Zusammenhang mit subjektiven Qualitätstheorien. (Logsdon 2002, Lawton 2001, Brod/Stewart/Sands 1999)

In Großbritannien hat die von Tom Kitwood (Kitwood 2000) angestoßene Suche nach einer „new culture of dementia care" (Benson 1995) die Subjektivität der Demenz zum Thema gemacht: „Look at the person, not the diagnosis". In diesem Zusammenhang wurde die Bedeutung von Kontakt und Beziehung als entscheidender Faktor für das Wohlergehen herausgearbeitet und der Sinn neuropathologischer Befundung, Differenzierung und Etikettierung für Begleitende und Pflegende in Zweifel gezogen. (Woods, 1999, 2001) Im Mittelpunkt des Bemühens steht nicht das „Management der Person und ihres Verhaltens", sondern das Verstehen ihrer Bedürfnisse, Werte, Überzeugungen, Fähigkeiten, Lebens- und Berührungsgeschichte sowie die Frage, wie zu dieser inneren Welt Zugang gefunden und mit ihr gearbeitet werden kann (Allen 2001). Für andere belastendes Verhalten wird in diesem Zusammenhang nicht primär symptomatisch, sondern als existenzieller Selbstausdruck der Person gewertet. Gewichtiger Forschungsschwerpunkt wurde demnach die psychosoziale Umgebung von Menschen mit Demenz und deren Interaktion mit dem Krankheitsverlauf. Als vorläufiges Ergebnis dieser Diskussion fand der personzentrierte Ansatz Eingang in regierungsamtliche Erklärungen und national gültige Standards. (Standard 2 of the National Service Framework, Department of Health „Essence of Care").

PraktikerInnen und ForscherInnen wenden sich im Wesentlichen folgenden Fragen zu (Downs 1997):

- Wie kann das Selbst des Klienten unterstützt werden durch Ergänzung lebensgeschichtlich gewachsener Rollen und gezielte Erinnerungsarbeit?
- Was sind die Rechte von Personen mit Demenz? Wie muss der Willen von Menschen mit Demenz berücksichtigt werden (Magensonde, Fixierungen, Forschungen)?
- Was kann hilfreich sein, die Perspektive von Menschen mit Demenz einzunehmen und die Welt aus ihren Augen zu betrachten?

In diesen Forschungsfragen (bspw. Goldsmith 1996, Yale 1995, Snyder 1999, Fazio/Seman/Stansell 1999, Sabat 2001) geht es immer darum, die lebendige, subjektive Erfahrung von Demenz zu verstehen und Konsequenzen zu ziehen für die Begleitung, Betreuung und Gestaltung professioneller Rollen: wie kann es gelingen, sich als Wegbegleiter, als „Ich-Assistent"(Ersatzich) des Klienten zu begreifen, damit diese/r mit ihrer/seiner Demenz so sinnvoll, lebensfroh und erfüllt leben kann wie nur irgend möglich?

Als wichtige Grundeinsichten und -haltungen personzentrierten Denkens im Feld der Demenz können gelten:

1. Die Diagnose sagt nichts aus über die Möglichkeiten, sinnvoll mit Demenz zu leben(Selbstaktualisierung), eine Bandbreite unterschiedlicher Gefühle, Antriebe und Wünsche zu haben (Subjektivität) und viele verschiedene, auch erfüllende personale Beziehungen zu unterhalten (positive soziale Potenz).
2. Menschen mit Demenz haben starke Gefühle und ein Bedürfnis nach bergenden, fürsorglich-souveränen, gelassenen Beziehungen. Pflegerische Kompetenz ist im Kern Beziehungs (und nicht Verrichtungs-)wissen und als therapeutisch einzuschätzen (es geht mehr um das wie als um das was pflegerischen Handelns).
3. Menschen geben ihrer Demenz eine Bedeutung und Gestalt auf dem Hintergrund ihres Lebens. Zugang zu dieser subjektiven Seite der Demenz zu finden ist bedeutsamer für Pflege und Betreuung als differenzialdiagnostische Kompetenz.
4. Menschen mit Demenz bedürfen psychotherapeutischer Betreuung und profitieren davon, ihre Erfahrung mit Demenz zu bearbeiten und in ihr Leben zu integrieren.
5. Menschen mit Demenz sind in Entscheidungen über Kontext, Umfeld und Gestalt ihres Lebens systematisch mit einzubeziehen. Dies gilt für die Entwicklung von Dienstleistungen, für Qualitätsthemen, für die Repräsentation in politisch entscheidenden Gremien bis hin zu ethischen Bewertung von Forschungsfragen an Universitäten.

Als zukünftige Themen, die über den personzentrierten Ansatz hinausgehen, zeichnen sich ab:

- Welcher organisatorische und institutionelle Rahmen ist für Menschen mit Demenz geeignet? Wie können die Organisationskultur verändert, die Institutionalisierungsfolgen gemindert und die Brüche zwischen Leitbild, Schulungen und Praxis in Einrichtungen überbrückt werden?
- Wie verankert sich personzentriertes Denken über die individuelle Ebene hinaus in den Politiken und Strategien, in den Strukturen und Kulturen von Einrichtungen?
- Wie entwickeln und verbinden sich die unterschiedlichen, im Feld der Demenz tätigen Professionen, mit je unterschiedlichen Hintergründen an Theorien, Wissen, Bildung und Handlungsansätzen miteinander? Wie kann es gelingen, zunehmend diverse und divergierende Perspektiven zu integrieren und fruchtbar zu machen? Wie ist der Widerspruch zu lösen, dass sich professionell Pflegende zunehmend über Steuerungs- und Beratungswissen definieren und die eigentlich entscheidende Beziehungsarbeit zum Klienten von angelernten, wenig informierten und fortgebildeten HelferInnen wahrgenommen wird?
- Wie können Verbindungen geschaffen werden zwischen ForscherInnen, PraktikerInnen und den im Management Verantwortlichen, damit evidenzbasierte Praxis ergänzt wird durch praxisbasierte Evidenz, damit die Relevanz der Forschung für die Praxis gesichert und die Umsetzung von Forschungsergebnissen in die Praxis erleichtert wird? Wie können die Bemühungen, von anderen Feldern sozialer Arbeit zu lernen (Heilpädagogik), verstärkt werden?
- Wie kann die Zerstörung einer für Menschen mit Demenz vorteilhaften Lebenswelt durch die Übermacht legalistischer und ökonomischer Anforderungen, die in einem sich qualitätssichernd gebärdenden Formalismus münden, verhindert und zugunsten einer sich an subjektiven Gesichtspunkten orientierenden Klientenbeteiligung, in der Menschen kreativ voneinander lernen, gewandelt werden?(Kneubühler/Gebert 2002)

Es wäre zu wünschen, dass sich im deutschen Sprachraum ein Netzwerk von Personen bildet, die den Fortgang personzentrierten Denkens im Feld der Demenz nachhaltig voranbringen. Vielleicht kann das vorliegende Buch Anlass und Ausgangspunkt dafür werden.

Inhalt

Buch 1 Neue Kultur in der Begleitung

1. Die Begleitkultur 9
Peter Wißmann

2. Personenzentrierte Betreuung 39
Peter Wißmann

3. Lernbegleitung statt Fortbildung 59
Peter Wißmann

4. Die Präsenzkraft in der Betreuung 75
Michaela Helmrich, Birgitte Duwe-Wähler,
Sabine Felder, Daniela Oertel

5. Wohngruppenhaus: Ein Praxisbericht 93
Elke Morgenroth

6. Multiperspektivische Fallarbeit 105
André Hennig

7. Interventions- und Kommunikationsformen 129
Dorothea Muthesius, Michael Ganß

Buch 2 Bilder aus der Praxis

8. Das offene Atelier 155
Michael Ganß

9. **Ein Clown im Einsatz bei Menschen mit Demenz**   **175**
Maike Jansen

10. **Eurythmie im Seniorenheim**   **193**
Konstanze Gundudis

11. **Prophylaxe und Therapie durch Heileurythmie**   **201**
Albrecht Warning

12. **Integrative Therapie**   **215**
Wolf Stein

13. **Humor in der Betreuung von Menschen mit Demenz**   **233**
Susanne Hausmann

Anhang

14. **Erklärung für eine „Neue Kultur" in der Begleitung von Menschen mit Demenz**   **249**

15. **Die Autorinnen und Autoren**   **253**

BUCH 1   NEUE KULTUR IN DER BEGLEITUNG

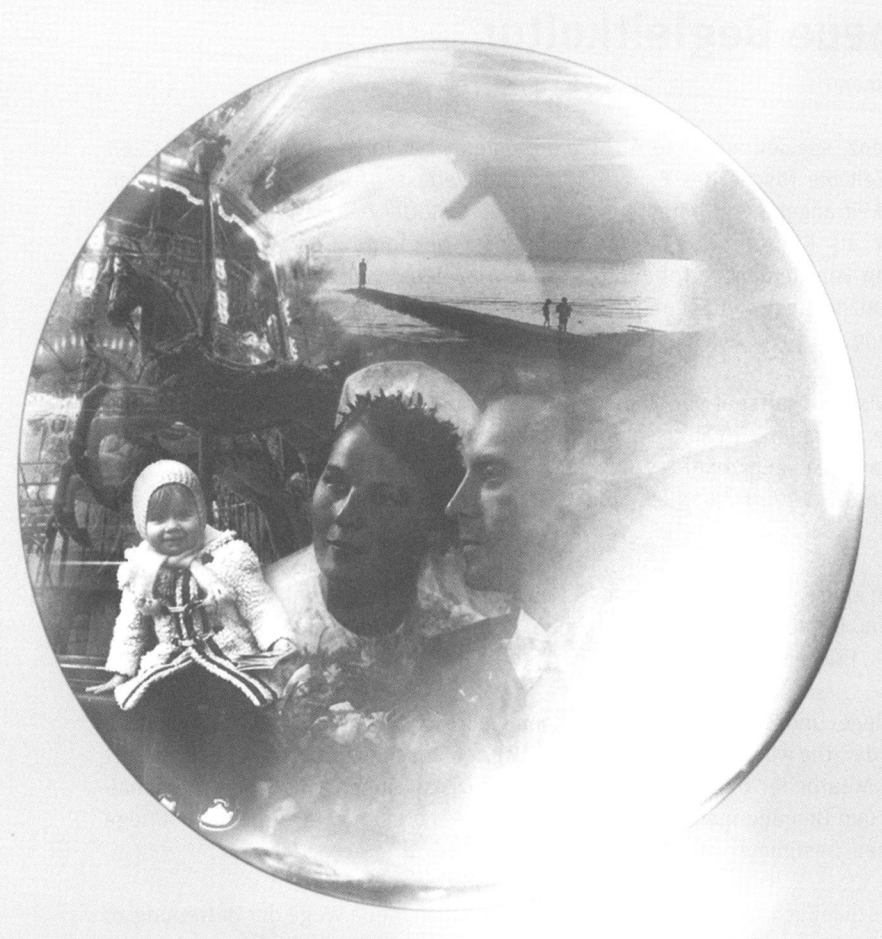

1 Die Begleitkultur

Peter Wißmann

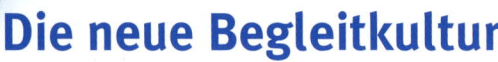

Die neue Begleitkultur

Peter Wißmann

Demenz, speziell auch die Alzheimer-Demenz, hat in Deutschland bereits seit längerer Zeit die Nische des Expertendiskurses verlassen und ist in der medialen Öffentlichkeit angelangt. Spätestens seitdem die „Mutter der Nation", Inge Meysel, sowie der als Ruhrpott-Kommissar Schimanski bekannte Götz George mit der Darstellung von demenzbetroffenen Personen im deutschen Fernsehen brillierten, gehören „Alzheimer" und „Demenz" zum begrifflichen Repertoire eines Großteils der Bevölkerung.

Im Wissenschaftsteil von Tageszeitungen finden sich immer häufiger Berichte über neue Forschungsergebnisse zum Morbus Alzheimer und selbst in Boulevardblättern kann man gelegentlich auf farbig bebilderte Beiträge über prominente Opfer der „stillen Katastrophe" und „Schreckensdiagnose" (Alzheimer-Forum 9/2003) stoßen.

Kaum eine Fachveranstaltung im Bereich von Pflege und Altenhilfe, auf der nicht das Thema Demenz eine herausragende Rolle spielt und die Teilnehmer über Diagnostik, Prävalenz und Entwicklungsprognosen informiert würden.

In Pflege- und Betreuungseinrichtungen stellt sich das Problem schließlich ganz praktisch dar: Die wachsende Zahl verwirrter alter Menschen fordert (und überfordert auch oft) Mitarbeiter und Geschäftsführungen. Diskussionen um höhere Personalschlüssel und Bemühungen, durch Fortbildungsmaßnahmen eine verbesserte Pflege zu erreichen, bestimmen hier das Bild.

Und schließlich: Vielerorts wurde damit begonnen, neue Wege der Betreuung zu erproben und zu verwirklichen. Überschaubare Hausgemeinschaften in stationären Einrichtungen und Wohngemeinschaften mit ambulanter Betreuung rund um die Uhr stellen oftmals den sichtbaren Ausdruck des Bemühens dar, tradierte Wege der sogenannten Dementenpflege zu verlassen.

Die Demenz ist also ins Rampenlicht des öffentlichen Interesses getreten. Medizin, Pflege, Soziale Arbeit, die Wissenschaft und selbst die Medien haben sich ihrer angenommen.
Die Zeiten, in denen verwirrte alte Menschen in Nischen des Vergessens und des Schweigens isoliert und weggesperrt wurden, dürfen als überwunden betrachtet werden. Ohne Zweifel wurden hier in den zurückliegenden Jahren erhebliche Fortschritte gemacht.

Gleichwohl bleibt die Frage zu stellen, inwieweit diese Fortschritte auch eine veränderte Sichtweise und Praxis im Sinne einer neuen Kultur der Demenzpflege beinhalten, oder anders ausgedrückt: Es ist zu schauen, wie weit wir auf dem Weg zu einer neuen Kultur in der Begleitung von Menschen mit Demenz bereits gekommen sind und welche Schritte noch vor uns liegen.

Als in den achtziger Jahren des vergangen Jahrhunderts der britische Sozialpsychologe Tom Kitwood begann, sich auf eine neue und radikal andere Weise als gewohnt dem Thema Demenz zu nähern und in seinen Veröffentlichungen die Grundlagen des vorherrschenden Demenzbildes attackierte, löste er sowohl Widerstand als auch Zustimmung, in jedem Fall aber intensive Diskussionen aus, die bis heute anhalten. Der von ihm und der Bradford Dementia Group formulierte personenzentrierte Ansatz im Umgang mit verwirrten alten Menschen kann als die Umsetzung dieses anderen Bildes der Demenz und vor allem des Menschen mit Demenz auf der Handlungsebene betrachtet werden (Kitwood, 2000).

Durch die intensiven Bemühungen von Christian Müller-Hergl ist es gelungen, die Ideen von Tom Kitwood, das Konzept des personenzentrierten Ansatzes sowie auch das darauf basierende Evaluationsverfahren Dementia Care Mapping, in die Diskussion in Deutschland einzuführen. Dabei bleibt es jedoch nicht bei einem theoretischen Diskurs: mancherorts können wir beobachten, wie personenzentrierte Begleitung zur gelebten Realität wird. Auch zum Einsatz von Dementia Care Mapping in stationären Pflegeeinrichtungen, Tagespflegestätten und ambulanten Wohngemeinschaften existieren mittlerweile zahlreiche Praxiserfahrungen und -berichte (vgl. Paul-Lempp-Stiftung, 2001).

Doch auch wenn es in der Tat sehr viele positive Beispiele für die fruchtbare Aufnahme des Kitwoodschen Denk- und Betreuungsansatzes gibt, darf die Widerstandsfähigkeit der alten, dem medizinischen Modell verpflichteten Kultur der Pflege von Menschen mit Demenz nicht unterschätzt werden. Nach wie vor bestimmt dieses von Kitwood als Standardparadigma bezeichnete medizinisch-biologische Modell auch in Deutschland das Bild von Demenz sowie die Diskussion und auch weite Teile der Praxis im Bereich der Demenzpflege.
Doch worin unterscheiden sich die alte und die neue Kultur der Demenzpflege und wie macht sie sich im Alltag bemerkbar?

Das Bild von der Demenz

Das Bild, das uns die Medizin von der Demenz[1] vermittelt, ist ein biologisch-reduziertes. Gleichwohl ist es umfassend präsent: Es begegnet uns kontinuierlich in Lehrbüchern, Fachveröffentlichungen und Vorträgen, in Presseberichten und Diskussionsbeiträgen.
Es besagt, dass die Demenz eine rein organisch bedingte Erkrankung darstellt. Im Rahmen eines neuropathologischen Prozesses finden Veränderungen im Gehirn statt, die zu einer Reihe von Symptomen und Störungen im Bereich der kognitiven Funktionen, des Verhaltens und des Erlebens führen. Der Verlauf einer Demenz wird fast immer in Form einer Abwärtsbewegung dargestellt.

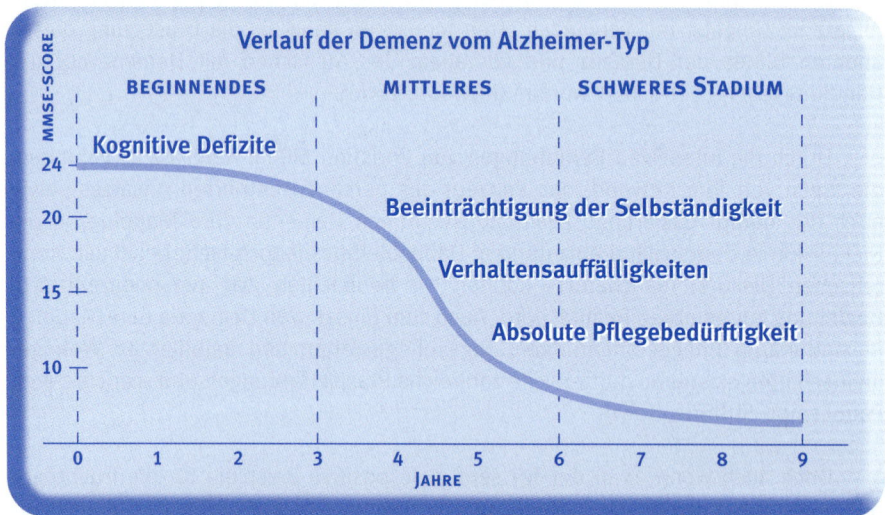

aus: Broschüre „Hirnleistungsstörungen/Demenz, eine diagnostische und therapeutische Herausforderung, Merz Pharma GmbH & Co. KG, Frankfurt/Main

Demenz ist hier ein unaufhaltsamer, nicht korrigierbarer und von kontinuierlichem Abbau und Verlust geprägter Prozess, an dessen Ende der Verlust der Selbständigkeit, massive Verhaltenauffälligkeiten und vollständige Pflegebedürftigkeit stehen. Als Beleg für den organisch-biologischen Erklärungsansatz, der dem medizinischen Modell zu Grunde liegt, werden mit Vorliebe neuropathologische, erst nach dem Tod des Menschen feststellbare Befunde als Beweise zitiert. Bekannt sind in diesem Zusammenhang immer wieder gern verwendete Abbildungen, mit denen typische Veränderungen im Gehirn von Demenzbetroffenen (senile Plaques, neurofibrilläre Verfilzungen usw.) belegt werden sollen.

---

1 Im Folgenden wird ausschließlich der Begriff der Demenz verwendet, ohne dass noch einmal speziell die gängigen Einteilungs- und Unterscheidungskategorien wie primäre und sekundäre Demenz, Alzheimer-Demenz usw. erläutert werden. Diese werden vielmehr als bekannt vorausgesetzt. Wenn von Demenz die Rede ist, sind damit insbesondere die primären Formen gemeint.

Es mutet befremdlich an, dass sowohl diese als auch weitere Kernthesen des medizinischen Modells bis heute immer noch unkritisch publiziert und kommuniziert werden. Verschiedene Autoren und Fachleute, so z.B. auch Naomi Feil, haben in der Vergangenheit auf die Fragwürdigkeit organischer Erklärungsversuche hingewiesen (Feil, S. 33, 1999). Kitwood gebührt jedoch das Verdienst, sich mit radikaler Konsequenz mit diesem, von ihm als Beispiel für den allseits waltenden biologischen Reduktionismus in Psychiatrie und Medizin geltenden Demenzmodell auseinandergesetzt zu haben. Allein mit dem Nachweis, dass sich alle üblichen Formen neuropathologischer Befunde, die mit den wichtigsten Formen von Demenz einhergehen, auch in den Gehirnen von Menschen ohne kognitive Beeinträchtigung finden (Kitwood, a.a.O., S. 47), kommt eine zentrale Säule der medizinischen Demenzerklärung zu Fall. Kitwood zeigt auf, was dies in der Konsequenz bedeutet: Wenn der kausale Zusammenhang zwischen Symptomen und pathologischen Merkmalen nicht gegeben ist – immer wenn bestimmte Symptome auftreten, liegen auch bestimmte pathologische Merkmale vor und immer wenn diese Symptome nicht auftreten, liegen auch keine pathologischen Merkmale vor – dann entspricht die Demenz nicht einmal dem Schlüsselkriterium einer klassischen Krankheit (Kitwood, a.a.O., S. 47).

Wenn trotz dieser und weiterer von Kitwood und anderen ins Feld geführten Argumente und Nachweise dennoch immer noch eine einseitig biologisch-medizinische Sichtweise der Demenz dominiert, hat dies sicherlich mehrere Gründe. Zwei von Kitwood an anderer Stelle für eine Kultur, in diesem Falle für die alte Kultur der Demenzpflege, wesentliche Aspekte spielen hier sicherlich eine wichtige Rolle. So existieren in jeder Kultur Organisationen oder starke Interessensgruppen, die kontinuierlich Machtbeziehungen wahrnehmen und zu sichern versuchen (Kitwood, a.a.O., S. 192). Im deutschen Gesundheitswesen stellt die Medizin – gemeint sind hier die Ärzte, ihre Standes- und Interessensorgane, die Pharmaindustrie und die medizinische Forschung – einen enormen Machtfaktor dar. Wenn man beispielsweise betrachtet, wie von Seiten der Medizin die Demenz bzw. die Zuständigkeit für die Menschen mit Demenz als Machtfrage thematisiert[2] oder in medizinischen Veröffentlichungen auf eine Frage pharmakologischer Therapie reduziert wird[3], versteht man vielleicht besser, was hiermit gemeint ist.

Der andere für eine Kultur relevante Aspekt sind Überzeugungen, in diesem Fall Überzeugungen im Hinblick auf die Demenz. „Überzeugungen gewinnen, sobald sie

---

2 Man vergleiche hierzu beispielsweise die an Arroganz kaum zu übertreffenden Ausführungen im BDA-Manual „Case Management Demenz" (AK Case Management Demenz, 2000, 3.5), wo vom Vorsitzenden des Hausarztverbandes unmissverständlich die alleinige Koordinationsfunktion des Hausarztes reklamiert, die aktive Mitwirkung von Therapeuten, Pflege- und Sozialdiensten als „Tendenz zur Einmischung" herabgesetzt und die „lieben" Angehörigen von Menschen mit Demenz verächtlich betrachtet und sogar gezielt von Informationen und gemeinsamen Beratungsprozessen ausgeschlossen werden sollen! Nicht allein der unverhohlene Machtanspruch, sondern auch das bedenkliche Menschenbild, das hier zum Ausdruck kommt, bieten Anlass zur Sorge.
3 Man vergleiche hierzu beispielsweise die unter der ständigen Rubrik „Demenz" veröffentlichten Beiträge im Ärzte-Zeitung-Newsletter (newsletter@aerztezeitung.de).

von einer anerkannten Autorität gestützt werden, eine Art selbstverständlicher Qualität und mutieren zu den unumstößlichen Wahrheiten des gesunden Menschenverstandes" (Kitwood, a.a.o., S. 192).

An anerkannten Autoritäten, die für die Gültigkeit eines medizinischen Erklärungsansatzes der Demenz einzutreten bereit sind, herrscht jedoch allein aus den oben angegebenen Gründen kein Mangel.
Und dies keineswegs nur bei Medizinern. Das medizinisch-biologische Demenzmodell wird weitestgehend auch von pflegerischen und von anderen Disziplinen stillschweigend akzeptiert. Ein Grund hierfür mag die im deutschen Gesundheitswesen strukturell angelegte ideologische und organisatorische Unterordnung der Pflege unter die Medizin sein.

Das medizinische Modell bedeutet nicht nur ein einseitig organisches Erklärungsmuster. Es beinhaltet auch Aussagen über den Menschen, der als dement klassifiziert wird, sowie über den Verlaufsprozess der Demenz (siehe Abb. auf Seite 12). Menschen mit Demenz werden primär als Kranke betrachtet, die Demenz als eine Krankheit, die einen chronisch negativen Verlauf nimmt und von stetigem Kompetenzabbau und dem Verlust nicht allein von Fähigkeiten, sondern auch von Lebensqualität gekennzeichnet ist. Der Demenz zugeschriebene Attribute sind ausschließlich negativ.

„Alzheimer: Eine Krankheit auf traurigem Vormarsch. Alzheimer ist auf dem Weg, zu einer Volkskrankheit zu werden, da die Lebenserwartung der Bevölkerung steigt. In der westlichen Zivilisation wächst insgesamt der Anteil älterer Menschen. Durch die Zunahme der Lebenserwartung nehmen aber auch spezielle Probleme zu. Demenz – wie etwa Morbus Alzheimer – ist eines davon und ein erschreckendes dazu. Der Krankheitsverlauf löscht Geist und Persönlichkeit aus – und dies schleichend, über viele Jahre hinweg. Rund um den Globus erleiden Millionen Menschen dieses Schicksal" (Alzheimer-Forum 7/2003).

Dieser nicht ungewöhnliche, für die Berichterstattung über Demenz bzw. Alzheimer eher typische Textauszug stammt aus einer Presseerklärung, die vom ZDF und diversen Ärzteverbänden anlässlich einer gemeinsamen Initiative zum Thema Alzheimer herausgegeben wurde. An prominenter Stelle veröffentlicht hat ihn u.a. eine Angehörigen-Initiative von Alzheimerkranken. Auf den ersten Blick scheint nichts gegen diesen Text einzuwenden zu sein. Doch destilliert man einmal die zentralen Aussagen und Begriffe aus dem Text heraus, kommt man zu dem folgenden Ergebnis: Demenz, das bedeutet: Problem – Schrecken – Leid – Schicksal – Auslöschung.

Der Tenor dieses Textes ist kein Einzelfall, sondern zeigt in beunruhigender Weise auf, welche Botschaften bewusst oder unterschwellig im Zusammenhang mit dem Thema Demenz transportiert werden und unser Bild von ihr, aber auch unser Verhältnis zu den Menschen mit einer Demenz, beeinflussen.

> **„Die Macht von Bildern"**
> Kaum ein Tier wird so verkannt und kann das Gemüt der Menschen so erregen wie der Wolf.
> Obwohl von Natur aus menschenscheu und bemüht, seinem Hauptfeind, wo nur möglich, aus dem Wege zu gehen, gilt er seit Jahrhunderten im Volksempfinden als bösartig, aggressiv und sogar als Tier, das Menschen angreift und auffrisst. Dieses Bild, das sich die Menschen von ihm machen, hat ihn im Lauf eines fast tausendjährigen gegen ihn gerichteten Krieges fast gänzlich ausgerottet. Heute leben nur noch ein paar Tausend Wölfe auf der Welt, in Europa spielt er kaum noch eine Rolle.
> Das Beispiel des Wolfs demonstriert eindrücklich, welche Macht einmal entstandene und verfestigte Bilder auszuüben in der Lage sind.
> Auch wenn Menschen mit Demenz und Wölfe erst einmal nichts weiter gemeinsam haben, bleibt diese Tatsache: Bilder, so auch das von der Demenz als einem verheerenden Abbauprozess und dem verwirrten alten Menschen als ausgelöschter Persönlichkeit, können Böses anrichten!

Dies gilt auch für die aus dem medizinisch-biologischen Demenzbild abgeleitete Überbetonung medikamentöser Therapien. Wenn die Demenz primär als eine organisch bedingte Krankheit betrachtet wird, müssen sich Hoffnungen und Aktivitäten vor allem auf eine pharmakologische ‚Lösung' des Problems konzentrieren. In zahlreichen medizinischen Publikationen, so auch im Ärzte-Zeitung-Newsletter, ist dies zu verfolgen: unter der Rubrik Demenz finden sich hier fast täglich Schlagzeilen wie „Impfung gegen Alzheimer rückt näher" oder „Neue Therapie gegen Alzheimer". Beim näheren Hinsehen entpuppen sich die vermeintlichen Erfolgsmeldungen jedoch fast ausnahmslos als maßlos übertriebene Schönredereien. Auch die zitierte Meldung von einer angeblich näherrückenden Impfung gegen Alzheimer musste, wie so viele andere Erfolgsmeldungen der Medizin auch, realistisch zurecht gerückt werden: „Noch aber ist unklar, ob sich die Erfolge in größeren Studien wiederholen lassen; außerdem kann die Impfung schwere Nebenwirkungen wie beispielsweise Gehirnentzündungen hervorrufen" (Beckmann, 2003).

Die Orientierung der Öffentlichkeit auf eine medizinische Sicht der Demenz und eine medikamentöse Lösungsstrategie wird jedoch nicht allein in ärztlichen Publikationen und öffentlichen Print-Medien wie Tageszeitungen unterstützt. Auch Verbände und Initiativen, die sich den Interessen von Menschen mit Demenz und deren Angehörigen verpflichtet fühlen, bieten gelegentlich der medizinisch-pharmakologischen Argumentation und Werbung bereitwillig eine allzu großzügige Plattform. Unverständlich bleibt, wenn beispielsweise im zentralen Informationsorgan der Deutschen Alzheimer-Gesellschaft über fast drei Seiten zwei Vertreter einer Klinik unter dem Titel „Therapie der Alzheimer-Krankheit: Kommt der Durchbruch? Wann?" Gelegenheit erhalten, in einem für medizinische Laien ohnehin nur schwer verständlichen Beitrag diverse medikamentöse Strategien abzuhandeln, um zum Schluss das Fazit ziehen zu müssen: „Der Durchbruch in der Behandlung der Alzheimer-Krankheit steht also noch nicht unmittelbar bevor, ist aber aus unserer Sicht eine Frage der Zeit" (Kurz/Diehl 2003).

Anders ausgedrückt: Wir haben nichts in der Hand und wissen eigentlich nichts, aber wir glauben zumindest tief und fest an die medikamentöse Lösung. Für eine Disziplin wie die Medizin, die sich doch im Allgemeinen ihres naturwissenschaftlichen Charakters rühmt, mag diese Hinwendung zu einem puren Glaubensbekenntnis arg verwundern.

Die Frage bleibt, warum, wie in diesem Beispiel, auch Disziplinen und Interessensgruppen jenseits der Medizin unbewusst und vermutlich auch ungewollt zum Träger einseitiger medizinisch-organischer Deutungs- und Handlungsstrategien werden.

Die Antwort mag in der Macht, die tradierte Überzeugungen auszuüben in der Lage sind, sowie in der Tatsache zu suchen sein, dass wir alle in einer Gesellschaft sozialisiert wurden, die durch eine einseitige Orientierung auf die klassischen Naturwissenschaften und eine enorm starke Stellung der Medizin geprägt ist. Diese mächtigen Einflüsse kritisch zu hinterfragen und zurechtzurücken stellt eine schwierige Aufgabe dar, ist jedoch notwendig, wenn der Übergang von der alten zu einer neuen Kultur der Demenzpflege gelingen soll.

Denn: Die Auseinandersetzung mit dem medizinisch-dominierten Demenzbild stellt keinesfalls eine akademische Übung dar. Welches Bild ich von der Demenz, welches Bild ich schließlich von den Menschen mit Demenz habe, das wird auch mein Handeln in der alltäglichen Praxis bestimmen.

Wenn die Demenz einen organisch bedingten, unaufhaltsamen und sich kontinuierlich verschlechternden Prozess darstellt, dann kann ich, sei es als beruflich oder als familiär Pflegender, nicht viel tun: „Der Leidende und der Pflegende sind beide gleichermaßen dazu verdammt, eine passive Rolle im Hinblick auf die Demenz zu übernehmen, und der Betreuende ist auf die Durchführung einer rein palliativen Pflege beschränkt, wenn der unbarmherzig voranschreitende Krankheitsprozess seinen Tribut fordert" (Morton, S. 122, 1999).

Wer die Demenz als einen Prozess versteht, der in der betroffenen Person nur verheerende Abbauprozesse auslöst und ausschließlich von Kompetenzverlust und Defiziten geprägt ist, dem wird es nicht gelingen, Ressourcen und Stärken bei dem Menschen mit Demenz zu entdecken sowie freudige und beglückende Momente in der Begegnung zu erleben und zu ermöglichen.

Wer daran glaubt, dass die Lösung des rein organisch betrachteten Problems der Demenz einzig und allein in noch zu entdeckenden medikamentösen Verfahren liegt, der wird sich kaum Gedanken über die Verbesserung der Lebensqualität von Menschen mit Demenz im Hier und Heute machen. Die Frage, wie die Interaktion, die Kommunikation und die Begegnung zwischen Menschen mit und ohne Demenz verbessert werden kann, muss ihn nicht sonderlich beschäftigen. Ein Thema für vielleicht sogar kostenintensive Praxisforschungsvorhaben wird er darin erst recht nicht sehen können.

Wer mit offenen Augen umherschaut, wird den Unterschied im Verhalten von Menschen, die dem medizinischen Modell verhaftet sind, und anderen, die sich auf den Weg zu einer personenzentrierten Sichtweise gemacht haben, entdecken können.

Die Kritik an dem für die alte Kultur der Demenzpflege bestimmenden medizinisch-geprägtem Modell ist die eine Seite der Medaille. Die andere Seite stellt das von Tom Kitwood als Gegenentwurf formulierte ganzheitliche Modell der Demenz dar. Was auf den ersten Blick harmlos erscheinen mag, stellt sich beim genaueren Betrachten, insbesondere der daraus abzuleitenden Konsequenzen, als radikale Gegenthese zum dominierenden medizinischen Modell dar.

Dabei wird im ganzheitlichen Demenzmodell keineswegs die Existenz neuropathologischer Prozesse in Frage gestellt. Die Kritik zielt vielmehr auf die Verabsolutierung und einseitige Berücksichtigung dieser Aspekte. Die Aussagen der Medizin zur Demenz sind nicht etwa alle falsch, indem sie sich jedoch einzig und allein auf neurologisch-organische Aspekte als verursachende und den Verlaufsprozess bestimmende Faktoren reduzieren, ergeben sie in summa eben doch ein falsches und in seinen Konsequenzen gefährliches Bild von der Demenz.

Der andere große Einflussfaktor, der im ganzheitlichen Demenzmodell ins Rampenlicht gestellt und beleuchtet wird, ist das sozialpsychologische Umfeld. Gemeint ist damit die Art und Weise, wie das Umfeld, in dem der Mensch mit Demenz lebt, (inter)agiert, kommuniziert, reagiert und handelt. Gemeint ist, wie das ihn umgebende Milieu gestaltet ist: fördernd oder verhindernd, aktivierend oder hospitalisierend, stimulierend oder reizlos.

Ein Beispiel mag dies verdeutlichen: Nehmen wir an, ein älterer Herr würde nach und nach verstärkte Anzeichen von Vergesslichkeit zeigen. Eines Morgens weiß er nicht mehr, welche der beiden farbig unterschiedenen Zahnbürsten vor ihm die seine ist. Es wundert ihn, findet aber keine weitere Beachtung. Am nächsten Tag will er seinen wöchentlichen Einkauf in der Stadt machen. Er fährt wie immer mit dem Bus los, bemerkt unterwegs aber, dass er nicht mehr weiß, wo er aussteigen muss. Dieses Vorkommnis beunruhigt ihn. Als er seiner Frau davon berichtet, lacht sie ihn aus und hänselt ihn, nun würde er aber langsam wirklich alt. In der Folgezeit treten Situationen wie die geschilderten gehäuft auf. Die Ehefrau zeigt sich zunehmend beunruhigt und auch ärgerlich. Sie verspürt Angst, ihr Mann könne „senil" werden und fordert ihn immer öfter ungeduldig auf, er möge sich bitte anstrengen und „am Riemen reißen". Der alte Herr fühlt sich beschämt und versucht Situationen, in denen er die Orientierung verliert, zu vertuschen. Seiner Frau berichtet er nicht mehr von dem Gefühl der Panik, das ihn beschleicht, wenn er vor dem Küchenschrank steht und nicht mehr weiß, was er dort wollte und soll. Immer öfter geschieht es, dass er nicht mehr die passenden Worte für das, was er sagen will, findet. Es kränkt ihn, wenn sich andere Menschen darüber belustigen oder ungehalten werden. Fast drei Jahrzehnte lang kam regelmäßig ein befreundetes Paar zum samstäglichen Rommee-Spielen. Der Herr merkt, wie es ihm immer schwerer fällt, das Spiel zu beherrschen. Immer häufiger vergisst er, was zu tun ist und kann die Karten nicht mehr sinnvoll zuordnen. Nicht nur ihm, auch seiner Frau und den beiden Mitspielern ist dies peinlich. Recht schnell werden die gemeinsamen Spieleabende weniger. Schon bald hat sich das Freundespaar zurückgezogen. Es wird einsamer um den Herrn und seine Ehefrau, die darunter stark leidet und ihm gelegentlich heftige Vorwürfe macht, für die sie sich gleich anschließend wieder unter Tränen entschuldigt. Der Mann zieht sich immer stärker in sich zurück. Die anderen Mieter im Haus reagieren zum Teil belustigt, zum Teil aber auch ablehnend oder bemitleidend auf ihn. Als er eines Spätabends voller Panik durch das Treppenhaus läuft und an den Wohnungstüren klingelt, reagieren viele Mieter verärgert. Als eine Frau auf ihn zugeht und ihn am Arm berühren will, schlägt er in Angst nach ihr und rennt aus dem Haus. Eine Stunde später bringt die Polizei den völlig verwirrten und vor sich hinstammelnden Mann wieder nach Hause. Einige Wochen später hat die Ehefrau, die nicht mehr ein noch aus weiß, einen Heimplatz für ihn gefunden. Auch wenn sie ihn dort regelmäßig besucht, fühlt sich der Herr dort nicht zu Hause. Immer wieder versucht er, von dort wegzulaufen und tritt um sich, wenn man ihn aufzuhalten versucht. Das Personal der Einrichtung fühlt sich durch den „Wegläufer" stark überfordert; aus Angst vor aggressiven Verhaltensweisen ist man froh, dass er den größten Teil des Tages allein in seinem Zimmer verbringt und auch die anderen Bewohner nicht belästigt. Der Abbauprozess verläuft bei dem Mann jetzt schnell. Dass er bereits kurze Zeit später offiziell als Schwerdementer mit allen einschlägig festgelegten Symptomen dieser Stufe gilt, kann nicht verwundern.

In der medizinisch geprägten Sichtweise würde der alte Herr als Betroffener einer unaufhaltsamen und sich stetig verschlechternden heimtückischen Krankheit betrachtet. Dass er immer mehr Kompetenzen und Fähigkeiten verliert, wird als logische Folge eben dieser Krankheit gewertet. Verhaltensweisen wie Weglaufen oder aggressive Ausbrüche sind in diesem Bild typische Krankheitssymptome, die bei vielen Betroffenen auftreten. Das Ende der Geschichte scheint zum tausend malsten die Grundaussage des medizinischen Modells von der Demenz als unaufhaltsamen und verheerenden neurologisch-biologischen Abbauprozess eindrucksvoll zu bestätigen.

Aus einer ganzheitlich ausgerichteten sozialpsychologischen Perspektive stellt sich der Fall jedoch gänzlich anders dar. Neurologische Prozesse und Veränderungen, die bei dem alten Herrn vonstatten gingen, haben sich nicht autonom und völlig unbeeinflusst vollzogen, sondern es kam zu einer Wechselwirkung zwischen diesen körperlichen Prozessen und den Reaktionen und Aktionen im und auf das Umfeld. Verhaltensweisen wie das Weglaufen oder die aggressiven Ausbrüche sind nicht einfach Symptome der Krankheit, sondern stellen durchaus logische und erklärbare Reaktionen und Interaktionen des Betroffenen dar.
Das Umfeld spielt keine passive Rolle. Es gestaltet aktiv den demenziellen Prozess.
Die Demenz verhindern oder rückgängig machen hätte in beiden Varianten niemand können. Doch der Verlauf des demenziellen Prozesses bei dem alten Herrn war nicht naturgegeben und voraussagbar. Er hätte im Falle anderer sozialpsychologischer Interventionen auch anders aussehen können.
Den ungeheuren Einfluss (sozial)psychologischer Faktoren zeigen auch die Praktikern sehr wohl bekannten zahlreichen Beispiele von Menschen, bei denen nach dem Verlust einer wichtigen Person oder nach einer Veränderung des Lebensortes ein rasantes und jähes Abgleiten in die Demenz erfolgt. Im Rahmen des medizinischen Modells sind diese Verläufe nicht zu erklären.

Wenn das sozialpsychologische Umfeld aber den Verlauf einer Demenz in negativer Richtung beeinflussen kann, ist dies auch umgekehrt möglich. Nichts von dem, was Tom Kitwood im Rahmen seines ganzheitlichen Demenzmodells formulierte, stieß auf so heftigen Widerstand wie der Begriff der „Remenz", worunter die Möglichkeit bei Menschen mit Demenz verstanden wird, einige bereits verlorengegangene Fähigkeiten wieder zurückgewinnen zu können. Eine solche These musste auf die Medizin mit ihrem Bild des nicht-korrigierbaren unaufhaltsamen Kompetenzabbaus wie ein Schlag ins Gesicht wirken.

Die zahlreichen Berichte und Praxiserfahrungen aus Einrichtungen, so zum Beispiel aus Wohngruppen und ambulanten Wohngemeinschaften, in denen ein sozialpsychologisch förderndes und personenzentriertes Milieu und Betreuungskonzept realisiert wird, zeigen jedoch die Gültigkeit der Remenz-These auf. So berichten Mitarbeiter aus Wohngemeinschaften über erstaunliche Entwicklungen bei Bewohnern, die als nicht kommunikations- und interaktionsfähige, immobile und schwer pflegebedürftige Personen aus häuslichen oder stationären Versorgungssettings übernommen wurden und nach mehreren Monaten erhebliche Kompetenzgewinne im

Bereich der Kommunikation, der sozialen Interaktion und der Mobilität vorweisen können und an Lebensqualität und Wohlbefinden gewonnen haben. Wenn Angehörige von Menschen mit Demenz aus solchen Einrichtungen erklären, dass sie bei ihren Verwandten nicht allein eine Wiederherstellung von Fähigkeiten, sondern auch neue, bis dato noch nicht bekannte Seiten entdecken, dann sind dies erfreuliche Belege für eine ganzheitliche und ressourcenorientierte Sichtweise der Demenz und die enormen Wirkungspotenziale personenzentrierter Pflege und Begleitung. Im Rahmen einzelner Forschungs- und wissenschaftlicher Begleitprogramme von Modellprojekten ist man zurzeit dabei, derartige Wirkungen auf breiterer empirischer Grundlage nachzuweisen. Lohnend wäre es allemal, einen Teil der nicht unerheblichen Summen, die in die pharmakologisch ausgerichtete Forschung gehen, in solche Projekte umzulenken.

Oftmals können Bilder oder grafische Darstellungen einen Sachverhalt klarer ausdrücken als Worte. Betrachtet man beispielsweise die Kurve, die im medizinischen Modell klassischerweise zur Darstellung eines typischen Demenzverlaufs verwendet wird, mit derjenigen, die Kitwood zur Erläuterung seines personenzentrierten Ansatzes vorgestellt hat, springt der zentrale Unterschied sofort ins Auge:
Der kontinuierlichen Abwärtsbewegung im ersten Modell wird trotzig eine Schlangenbewegung gegenübergestellt, die ein Auf und Ab als dynamischen Prozess zwischen neurologischer Beeinträchtigung und personenzentrierter Intervention zum Ausdruck bringt.

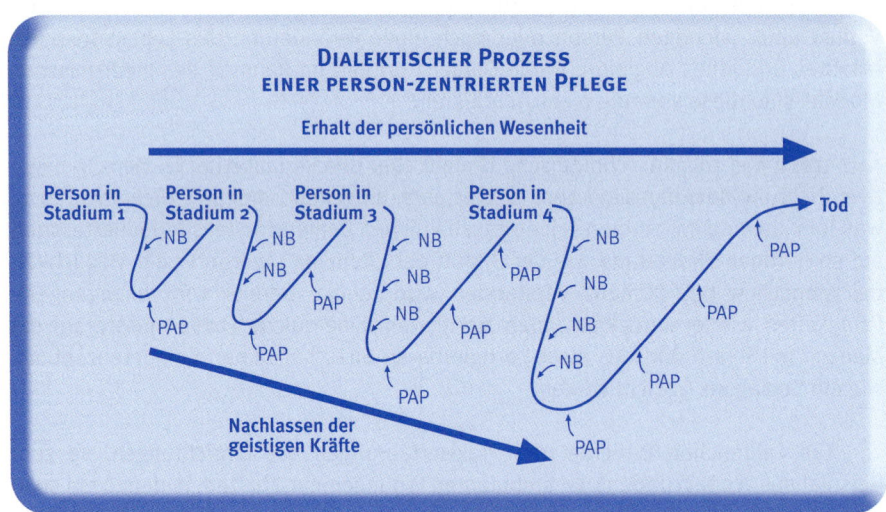

aus: Kitwood, T.: Demenz – Der person-zentrierte Ansatz im Umgang mit verwirrten Menschen. Verlag Hans Huber, Bern 2004, 3. Aufl.

Was zählt, sind letztendlich die praktischen Schlussfolgerungen, die sich aus einer bestimmten Sichtweise ergeben. Führt die medizinisch orientierte Sichtweise dazu, Demenz vor allem mit negativen Attributen zu versehen, defizitorientiert zu denken und die Handlungsmöglichkeiten im Wesentlichen auf medikamentöse Behandlung und „lindernde" Pflege zu reduzieren, lässt die für eine neue Kultur der Demenzpflege bestimmende ganzheitliche Sichtweise keine Schlupflöcher offen: Die Art und die Qualität des Umgangs mit den Menschen hat einen entscheidenden Einfluss auf die Ausprägung von Beeinträchtigungen und die Entwicklung demenzieller Prozesse. Sie kann Wohlbefinden und Lebensqualität für den Betroffenen fördern – oder auch das Gegenteil tun!

So, wie die für die alte Kultur typische nihilistische Sichtweise (Im Prinzip kann man ja gar nichts tun!) oftmals eine notwendige Entlastung für berufliche Pfleger und Angehörige darstellen kann, so formuliert das personenzentrierte Modell hohe Anforderungen an alle Beteiligten. Aber es entwirft gleichzeitig eine Perspektive, in der Wohlbefinden und Lebensqualität für die Menschen mit Demenz möglich werden und wir alle, die wir uns durch die Akzeptanz des medizinischen Modells „…en masse – zu einem Rückschritt in unserer Menschlichkeit bewegen lassen (haben, d.V.)" (Morton, a.a.O. S. 121) diese Menschlichkeit in der Begegnung mit den verwirrten älteren Menschen wiedergewinnen können.

Der Mensch mit Demenz

Das alte Erklärungsmodell benötigt den *Demenzkranken*. Der personenzentrierte Ansatz betrachtet ihn als *Menschen mit Demenz*. Kein unverbindliches Wortspiel, sondern zwei unterschiedliche Philosophien verbergen sich hinter diesen beiden Begriffen.

Wenn wir davon ausgehen, dass Sprache und Sprachgebrauch nicht zufällig, sondern Ausdruck von Sichtweisen und bewussten oder unbewussten Haltungen ist, gewinnt der Begriff, mit dem hier Personen belegt werden, eine große Aussagekraft.

Der Demenzkranke trägt sein Kainsmal begrifflich gleich in doppelter Ausfertigung vor sich her. Im ersten Teil besteht er aus (einer) Krankheit, der Demenz, im zweiten aus einem Status, dem Status des Kranken. Für eine Disziplin wie die Medizin, die sich der Behandlung und Beseitigung von Krankheiten verpflichtet sieht, kann dies nicht verwundern. Andere Disziplinen könnten sich aber durchaus einmal die Mühe machen zu überlegen, ob einer Pathologisierung der Demenz nicht auch auf der begrifflichen Ebene ein anderes Bild entgegengesetzt werden sollte.

Die Betrachtung eines Menschen primär oder ausschließlich als Kranken oder von einer Krankheit Betroffenen führt zu einer defizitorientierten Sichtweise. Im Mittelpunkt des Interesses stehen die Funktionsstörungen und Beeinträchtigungen, nicht die Ressourcen und Potenziale. Der Status eines Kranken bedeutet für den Betroffenen Hilfebedürftigkeit, Abhängigkeit von der Macht und der Kompetenz einer vermeintlich überlegenen Fachperson und stets die unterlegene Position in einer strukturell hierarchischen Beziehung zwischen Hilfebedürftigem und Hilfegebendem. Der Helfende kann sich immer in der entgegengesetzten Rolle begreifen: er befindet sich in der überlegen Position und ist der Gebende und Gewährende. Er muss sich nicht auf eine sicherlich sehr schwierige und vielleicht ängstigende Ich-Du-Beziehung mit dem anderen einlassen, wenn er ihn aus dieser hierarchischen Perspektive als Kranken betrachtet. Könnte dies mit ein Grund dafür sein, dass sich die Demenzkrankheit und der Demenzkranke so beharrlich im Vokabular und Verständnis der meisten beruflichen Helfer behaupten?

Wenn Tom Kitwood alternativ hierzu die Bezeichnung Mensch mit Demenz vorgeschlagen hat, dann vor allem mit der Absicht, eine ressourcen-orientierte Betrachtungsweise und eine Ich-Du-Beziehung zwischen dem Menschen mit und demjenigen ohne eine Demenz, beispielsweise dem beruflich oder familiär Unterstützenden, zu ermöglichen. Der Mensch als Person, und nicht die Krankheit steht im Mittelpunkt der Betrachtung und der Beziehung.

Wie wir bereits gesehen hatten, propagiert das medizinische Erklärungsmodell der Demenz einen von Verlusten und Defiziten geprägten stetigen Abbauprozess, an dessen Ende nicht nur Pflegebedürftigkeit und totale Abhängigkeit, sondern auch ein Verlöschen oder eine Auslöschung der Persönlichkeit steht. Wie ebenfalls dargestellt, werden in unzähligen Fachbüchern, Broschüren, Vorträgen, Lehrveranstaltungen und Beratungssprechstunden angehende und im Beruf stehende Pflegekräfte, Therapeuten sowie Angehörige über den Untergang der Persönlichkeit und das unwiderruflich kommende Verschwinden des Menschen mit Demenz als Person informiert, geschult und beraten. Doch was bleibt, wenn der Mensch keine Person oder Persönlichkeit mehr darstellt? Eine leibliche Hülle, um die man sich aus Gründen der Nächstenliebe oder des professionellen Selbstverständnisses zwar gut, sogar liebevoll, kümmern muss oder kann, aber personenzentrierte Ich-Du-Beziehungen sind aus einem einfachen Grund nicht mehr möglich und nötig: Es fehlt ja die Person als Gegenüber!

Es ist nicht einfach für Pflegende und Betreuende, sich von defizitorientierten Sichtweisen zu lösen. Im System der Pflege sind sie allzu oft ja gerade strukturell verankert. Beispiele hierfür sind die diversen Verfahren, mit denen Menschen mit Demenz eingeschätzt werden sollen und von deren Ergebnis oftmals erhöhte Pflegesätze in Einrichtungen oder die Berechtigung zum Erhalt spezieller Leistungen abhängig sind. Die in der Praxis zum Einsatz kommenden Instrumente, man nehme hier als Beispiel die Cohn-Mansfield-Skala oder das Assessment im Rahmen der Begutachtung von Pflegebedürftigkeit nach § 45 b SGB XI, vermitteln ein wenig sympathisches Bild von dem Menschen mit Demenz. Dieser wird nur als jemand wahrgenommen, der andere schlägt, tritt, beißt, kratzt, kneift, bespuckt, stößt, mit Gegenständen bewirft, beschuldigt, lärmt, eigenes oder fremdes Eigentum zerstört, in fremde Räume eindringt, in die Wohnräume uriniert und einkotet und einen abnormen

Betätigungs- und Bewegungsdrang zeigt (SenGesSozV, 2002). Wer entscheidet eigentlich, was ein ‚abnormer' Betätigungs- und Bewegungsdrang ist? Und wenn es in den entsprechenden Einschätzungsverfahren heißt, dass eine Person ohne ersichtlichen Grund schreit oder ruft und andere ohne Grund beschimpft: Woher wissen wir denn, dass der Betroffene nicht vielleicht sogar sehr gute Gründe für sein Verhalten hat? Wird hier nicht einfach von vornherein auf den Versuch verzichtet, das Verhalten des verwirrten älteren Menschen und die jeder noch so bizarr anmutenden Handlung zu Grunde liegende spezielle „Logik der Demenz" (Becker, 1995) zu verstehen? Einfacher, aber in seiner Konsequenz fatal ist es sicherlich, dieses Verhalten als abnorm oder grundlos zu titulieren. Maßstab ist hier allein das Normalitätsempfinden der sich so verstehenden „gesunden" Menschen. Der für eine neue Kultur des Umgangs mit verwirrten alten Menschen unverzichtbare Anspruch, Brücken in die Welt des Menschen mit Demenz zu bauen (Wißmann, 2003), wird hier aufgegeben. Verhaltensweisen wie beispielsweise aggressive Reaktionen, in wohlwollenden Konzepten oft auch als „herausfordernde" Verhaltensweisen bezeichnet, werden nicht als Versuch der Kommunikation bzw. Interaktion mit spezifischer Logik gewertet, sondern als Symptom der Krankheit Demenz betrachtet, die es gilt, durch geeignete Maßnahmen zum Verschwinden zu bringen.

Dass es auch anders geht, zeigen alternative, ressourcenorientierte Assessmentverfahren, wie das CLIPPER (Cardiff Lifestyle Improvement Profile for People in Extended Residential Care). Ziel dieses in der bundesdeutschen Praxis kaum bekannten Verfahrens ist es, den Pflegenden Hilfestellung beim Erhalt der Lebensqualität der Klienten zu geben (Jennie Powell, 2002).

Bilder und Vorstellungen von einer Sache, in diesem Fall von der Demenz und den Menschen mit Demenz, haben Auswirkungen auf der Ebene von Haltungen und von Handlungen, sie sind praxiswirksam. In beruflichen Fortbildungsmaßnahmen, die der Autor durchgeführt hat, erhielten Mitarbeiter aus dem Pflege- und Hauswirtschaftsbereich oftmals die Aufgabe, all diejenigen Dinge zu benennen, die sie an Menschen mit Demenz bewunderten und beneideten. Zudem sollten sie sich überlegen, was sie von diesem Menschen lernen zu können glaubten.
Betreuungskräfte, die auf dem Hintergrund des gesellschaftlich gültigen Demenzbildes in den von ihnen Betreuten vor allem Opfer einer verheerenden Krankheit mit kontinuierlichem Kompetenzabbau auf allen Ebenen sahen, konnten diese Fragen niemals beantworten oder beantworteten sie mit einem überzeugten „Nichts!". Es ist kein Zufall, dass dies stets auch die Personen waren, die ihre Betreuten als nicht aktivierbar, interessenlos, apathisch und undankbar bezeichneten und die ihre Arbeit als belastend, demotivierend und lustlos beschrieben. Personenzentrierte Pflege ist hier nicht möglich.

Wer aber in dem Menschen mit Demenz nicht vordergründig den Kranken, sondern eine Person mit Bedürfnissen, Fähigkeiten und Kompetenzen sieht, ist in der Lage viel zu geben – Anerkennung, Wertschätzung, Trost und Lebensfreude – und dasselbe auch selbst zu empfangen.

Menschen mit einer solchen Fähigkeit gibt es bereits viele. Sie haben sich von tradierten Defizitmodellen verabschiedet und werden durch ihr tagtägliches Wirken zum Träger einer neuen Kultur in der Begleitung von Menschen mit Demenz.

Kernpunkt dieser Kultur ist in der Tat das andere Menschenbild – der Mensch mit Demenz als jemand, der unserer Wertschätzung und der Unterstützung bei dem Bestreben bedarf, sich als Person erfahren zu können. Auf diese Unterstützung ist er angewiesen. Wie sonst könnte er ein Stück Identität, wie sonst sich als Person erfahren, wenn nicht über eine personenzentrierte Interaktion von Seiten der Menschen ohne Demenz?

Der Mensch ist nicht Verstand allein!

Krankheit und Tod waren schon immer in der Lage, dem Menschen Angst zu machen. Doch scheint die Demenz sich ganz besonders dafür zu eignen, Angst – und Abwehrgefühle hervorzurufen. Wie bereits gezeigt wurde, sind es vor allem negative, selbst wieder angstauslösende Begriffe und Attribute, mit denen die Demenz von vielen Seiten belegt wird: Zerstörung, verheerende Krankheit, Auslöschung der Persönlichkeit, Verzweiflung und vieles dergleichen mehr.

Ein Grund für die große Furcht, die Menschen vor der Demenz hegen, liegt sicherlich darin, dass sie etwas berührt und angreift, was in der westlichen Welt seit einigen Jahrhunderten als das Fundament der Gesellschaft und des menschlichen Daseins betrachtet wird: das Denken, in seiner Form als rationales Denken.
Demenz beinhaltet jedoch genau Veränderungen im Bereich kognitiver Funktionen. Betroffen sind Fähigkeiten wie logisches Denken, Situationen, Dinge und Personen zuordnen können, Planen und manches mehr.
Wenn eine Gesellschaft sich fast ausschließlich über die Prinzipien von Rationalität und Logik definiert und in fast allen Bereichen, von der Wirtschaft bis zur Wissenschaft und Bildung, danach ausrichtet, wenn in dieser Gesellschaft gleichzeitig sinnliche und emotionale Erfahrungsebenen geringgeschätzt und wenig gepflegt werden, dann kann es nicht verwundern, dann erklärt sich die große Angst, die Menschen empfinden. Und es ist verständlich, warum im medizinisch-biologischen Demenzbild die Auslöschung der Persönlichkeit behauptet wird: Wer den Menschen einseitig über seine Verstandesfunktionen definiert, der muss in der Tat einen Menschen mit Demenz als ausgelöschte Persönlichkeit, im Prinzip also als leere Körperhülle mit einigen wenigen biologischen Grundbedürfnissen und Reflexen betrachten.

Wer diesem für die alte Kultur der Demenzpflege bestimmenden Bild anhängt, muss sich vor der Demenz fürchten, weil sie ihm alles nimmt, was ihn als Mensch ausmacht. Sie löscht ihn aus. Hier zeigt sich das Dilemma einer einseitig auf Rationalität und (naturwissenschaftlicher) Logik basierenden Gesellschaft und ihres verkürzten Menschenbilds. Dass der Mensch eine Einheit aus Körper, Seele und Geist darstellt, dass ihn nicht allein die Kognition, sondern auch seine Emotionalität und Spiritualität ausmacht, das wissen nicht nur heute viele Völker jenseits der „westlichen Zivilisation", das wussten auch die Menschen in dem westlichen Kulturkreis, bevor vor noch gar nicht so langer Zeit das einseitig rationalistisch-wissenschaftliche Weltbild zur bis heute alleingültigen Leitorientierung wurde.

In zahlreichen spirituellen Traditionen, vom ZEN-Buddhismus bis hin zu christlich spirituellen Schulen bemühen sich Millionen Menschen tagtäglich, im Rahmen von Meditationsübungen die Denkfunktionen zur Ruhe zu bringen. Das schwierig zu erreichende Ziel des Abschaltens der Denkfunktionen wird als notwendige Voraussetzung betrachtet, um zu sich selbst und um zum Urgrund der Dinge kommen zu können. Auch wenn es hier natürlich nur um ein zeitweiliges Pausieren des Denkens geht, sollte diese Tatsache uns doch zu einer kritischen Betrachtung der radikalen Überbetonung des Verstandes in der westlichen Kultur veranlassen.

Wer sinnliche und emotionale Erlebniswelten nicht als zweitrangig, sondern als zentrale Bestandteile des Menschseins betrachtet, wird in den Menschen mit Demenz Personen mit einer hohen Ausdrucks- und Erlebnismöglichkeit entdecken können. Von Körperbehinderten wie beispielsweise Blinden wissen wir, dass der Verlust einer Sinneswahrnehmung durch die Sensibilisierung und Stärkung anderer kompensiert wird. Ähnliches können wir bei Menschen mit Demenz beobachten:

Wo kognitive Funktionen abnehmen, werden emotionale Erlebens- und Ausdrucksmöglichkeiten immer wichtiger und stärker. In der neuen Kultur der Demenzpflege wird dies nicht als bedauernswertes Manko, sondern als potenzielle Quelle von Wohlbefinden und als Chance befriedigender Kommunikation und Interaktion zwischen Menschen mit und ohne Demenz gesehen. Und mehr noch: Hier liegt eine große Chance für uns alle, von den Menschen mit Demenz zu lernen und vielleicht sogar ein Stück eigener verloren gegangener sinnlich-emotionaler Erlebnisfähigkeit zurück zu gewinnen.

Für die Praxis bedeutet dies vor allem einen großen Lern- und Aufholbedarf. Es sind neue Wege der Interaktion und des Zugangs zu den verwirrten alten Menschen zu entdecken, zu erproben und in die Praxis zu integrieren. Kreative und sinnesbezogene Interventionen erhalten einen zentralen Stellenwert.

Das andere Pflegeverständnis

Kitwood hat, ausgehend von dem Ziel personenzentrierter Pflege, das Personsein des Menschen mit Demenz zu fördern und zu stützen, eine Reihe von Interaktionsformen beschrieben, die diesem Ziel dienen und konstitutiv für personenzentrierte Begleitung sind (Kitwood, a.a.O., S. 173-174).

In Gesprächen mit Pflegekräften begegnet man oftmals dem Problem, dass die hier beschriebenen Interaktionsweisen – so z.B. Verhandeln, Anerkennen, Spielen oder schöpferisch sein – als ohnehin selbstverständliche, im Grunde banale Umgangs- und Handlungsformen missdeutet und unterschätzt werden.

Dies gilt ebenso für diejenigen Interaktionsweisen, die in der personenzentrierten Pflege als nicht-personenfördernd angesehen werden.

Verwechselt wird hier oft, dass eine Pflege oder Betreuung, die sich bemüht, auf den Menschen mit Demenz einzugehen, noch keine personenzentrierte Pflege sein muss. Auch wenn es heute sicherlich noch mehr als genug Fälle geben dürfte, in denen Menschen mit Demenz aus Unwissenheit, aus Überforderung oder auch aus monetärer Gesinnung heraus unwürdig und unmenschlich „verwahrt" und behandelt werden, gelten solche Aussagen nur für einen Teil der Versorgungsrealität. Der personenzentrierte Ansatz bezieht sich nicht primär auf diese Extreme. In Einrichtungen oder in Familien, in denen Menschen mit Demenz extrem unwürdig behandelt, vernachlässigt, fixiert, eingeschlossen oder gar körperlich misshandelt werden, steht die sofortige Beendigung dieser Zu- und Missstände auf der aktuellen Tagesordnung. Von einer personenzentrierten Zuwendung ist man hier meilenweit entfernt. Gleichwohl bleibt sie auch hier das erstrebenswerte Ziel.

Die Diskussion um eine qualitative Weiterentwicklung der Betreuung hin zu einem personenzentrierten Ansatz dürfte hingegen vor allem für die Menschen und Einrichtungen von hohem Interesse sein, die eine „gute" Pflege zu realisieren bemüht und offen für eine kontinuierliche Optimierung sind.

Auf dem Hintergrund eines Verständnisses, das im Menschen mit Demenz ein um sein Personsein ringendes Wesen sieht und als zentrale Aufgabe von Pflege die Stärkung und Unterstützung dieses Personseins sieht, erhalten die von Kitwood beschriebenen und auf den ersten Blick so banal anmutenden positiven und nicht-personfördernden Interaktionen plötzlich eine andere Bedeutung.

Sofern die Interaktionsform „Spielen" nur als das Anbieten und Durchführen von Spielaktivitäten in einer Einrichtung verstanden wird, dürfte sie mehr oder weniger selbstverständlich sein. Doch im Kontext personenzentrierter Pflege ist damit vorrangig etwas anderes gemeint: Kann ich als Betreuungsperson in der Begegnung mit dem Menschen mit Demenz einfach spielerisch, das heißt: nicht-funktional, sein? Kann ich auf Situationen spontan und flexibel reagieren, einfach als Person nur präsent sein, ohne Gedanken an Aktivitäten, Pflegeziele oder zu erledigende Aufgaben? Erfahrungen aus der Praxis zeigen, dass dies eine der schwierigsten Haltungen ist, die gerade beruflich-pflegerisch sozialisierten Menschen große Mühe bereitet.

Einige der häufigsten Interaktionsformen, die bei der Durchführung von Dementia Care Mapping in Einrichtungen mit eher bewohnerfreundlicher Pflege beobachtet werden können, sind das „Überholen", das „Ignorieren" und das „Unterbrechen". Mit Überholen ist gemeint, dass die Betreuungskraft in ihren Aktivitäten und in ihrer Interaktion mit dem Gegenüber zu schnell ist, sich nicht auf das Tempo des anderen einlässt. Oder auch, dass sie in bester Absicht ihrem Gegenüber – einem Menschen mit Störungen im kognitiven Bereich – so viele gut gemeinte Alternativen offeriert, dass dieser ungewollt in eine Überforderungssituation gerät, in der er schlichtweg nicht mehr folgen kann.

Mit Ignorieren ist nicht unbedingt gemeint, dass eine Person völlig unbeachtet bleibt und niemand auf sie eingeht. Doch wie oft geschieht es in der Praxis, dass zwei Pflegekräfte oder auch Angehörige sich im Beisein eines Menschen mit Demenz über „ihre" Dinge oder gar über Angelegenheiten unterhalten, die ihn betreffen – jedoch ohne ihn einzubeziehen!
Und wie schnell geschieht es, dass eine Pflegekraft einen verwirrten Menschen, der intensiv in eine Aktivität oder Handlung vertieft ist – sei es das genüssliche Verteilen von Butter auf dem Tisch oder das stereotype Zurren an der Tischdecke – unterbricht. Ob der Grund für dieses Unterbrechen die Sorge um den Menschen mit Demenz oder auch das spezifische Ordnungsverständnis der Pflegeperson sein mag:
In jedem Fall wird der Betroffene gegen seinen Willen von einer anderen Person in einer Tätigkeit unterbrochen, die ihm vielleicht in diesem Moment viel bedeutet oder gar Wohlbefinden erzeugt.

Die genannten Beispiele dokumentieren kein bösartiges Verhalten von Betreuungspersonen und sie haben in ihrer Konsequenz für den Menschen mit Demenz keine existentiell bedrohlichen Konsequenzen. Aus diesem Grunde werden sie von den wenigsten Menschen auch als „schlimm" betrachtet oder als Problem wahrgenommen. Und dennoch werden diese Verhaltensweisen im Kontext personenzentrierter Pflege problematisiert.

Wer von den sogenannten ‚normalen' Menschen empfände es als angenehm, wenn sein Gegenüber oder Gesprächspartner hektisch auf ihn einreden, dabei gehetzt herumlaufen und noch sieben Fragen in einem ohnehin unverständlichen Dialekt gleichzeitig stellen würde?

Wer würde sich nicht irritiert oder missachtet fühlen, wenn er in einem Lokal zwischen zwei Begleitern säße, die sich intensiv über ihre gemeinsamen Erlebnisse austauschen würden, ohne ihn weiter zu beachten? Oder die gar, ebenfalls ohne ihn einzubeziehen, über Dinge sprächen, die mit seiner Person zu tun hätten?
Was würde derjenige empfinden, der konzentriert einer Mozart-Sinfonie lauscht, wenn plötzlich eine andere Person lärmend in den Raum käme, die Musik unterbräche und ihm mitteilen würde, dass die Musik störe und daher sofort abgestellt würde?

Wer in dem Menschen mit Demenz vor allem den Kranken sieht, der aufgrund seiner Beeinträchtigungen und Abbauprozesse wenig oder nichts mehr von der vermeintlich gültigen Welt realisiert, der wird und kann hierin kein tatsächlich zu problematisierendes Verhalten erkennen.
Wenn der „Demenzkranke" ohnehin nichts mehr „mitbekommt", dann wird es ihn auch nicht stören, wenn sich andere Personen in seinem Beisein über seinen Kopf hinweg unterhalten und ihn ignorieren.
Wenn er aufgrund seiner Krankheit ohnehin nicht mehr beurteilen kann, was gut, sinnvoll und angebracht für ihn und für seine Umwelt ist, kann man ihn im Falle so eingeschätzter unpassender Situationen und Verhaltensweisen auch korrigieren und unterbrechen.

Wenn ich in dem sogenannten Demenzkranken – wie es die personenzentrierte Pflege tut – jedoch einen Menschen sehe, der verzweifelt um sein Personsein ringt und der im Prinzip die selben Bedürfnisse wie Menschen ohne Demenz hat, ist es angebracht, ihm auch in den geschilderten Situationen anerkennend und wertschätzend gegenüberzutreten und ihn als Person zu würdigen. Über seinen Kopf ignorierend hinwegzureden, ihn zu überholen oder ihn zu unterbrechen stellen allerdings keine personenfördernden, den anderen als Person anerkennenden Interaktionsformen dar und sollten kritisch reflektiert werden.

In der Praxis hat sich das Beobachtungs- und Qualitätssicherungsverfahren Dementia Care Mapping (vgl. Müller-Hergl 1998, KDA 2001) als geeignetes Mittel erwiesen, um in entwicklungsorientierten Teams positive Interaktionen im Sinne der personenzentrierten Pflege und auch nicht-personenfördernde Verhaltensformen sensibel zu beleuchten, mit dem Ziel, die ersteren zu stärken und die zuletzt genannten kritisch zu hinterfragen und zu verändern. Durch das spiegelnde Feed-back des Beobachters (Mappers) können oftmals nicht bewusst wahrgenommene Interaktionen erkannt und problematisiert werden.

Der englische Terminus Care wird in Deutschland fast immer mit Pflege im herkömmlichen und engeren Sinne gleichgesetzt. Jedoch ist er weitergehend angelegt und beinhaltet alle Formen der Betreuung, der Pflege der Sorge und des sich Kümmerns um einen Menschen. Aus diesem Grunde ist er besser als der Begriff Pflege

geeignet, das Ziel personenzentrierter Betreuung zum Ausdruck zu bringen. Noch deutlicher vermag dies ein anderes Wort zu leisten: Begleiten.
Die Betreuungsperson, sei es ein beruflicher Helfer oder ein Angehöriger, versteht sich hier als Begleiter des Menschen mit Demenz in dessen konkreter Lebenssituation und im Alltagsleben. Als Begleiter gibt er Halt, Orientierung und Trost. Er ermöglicht dem anderen immer wieder, Erfahrungen von Identität zu machen und sich als Person erfahren zu können. In einem solchen Verständnis stehen nicht länger die „klassischen" Pflegeinhalte – die Befriedigung körperlicher Grundbedürfnisse, das Schaffen einer sicheren Umgebung, die Linderung von Pflegebedürftigkeit – im Vordergrund. Der Begleiter ist kontinuierlich bemüht, Brücken in die Welt des Menschen mit Demenz zu bauen. „Kreative, körper- und sinnesbezogene Kommunikations- und Interaktionsformen sind die wichtigsten Bausteine dieser Brücken. Singen, Lachen, Gestalten, Tanzen, Streicheln, Essen zelebrieren und Feste feiern sind nicht gelegentliches Beiwerk von Pflege, sondern zentrale Interaktions- und Handlungsformen" (Erklärung: Für eine Neue Kultur in der Begleitung von Menschen mit Demenz 2004).

Für viele beruflich Pflegende ist es oft schwierig, eine gedankliche Brücke zwischen den Anforderungen des personenzentrierten Betreuungsansatzes und den Begrifflichkeiten sowie den strukturellen Rahmenbedingungen, in denen sich beruflich erbrachte Pflege bewegt, zu errichten. Die Reduzierung von Pflege auf primär körperbezogene Verrichtungen, wie sie im SGB XI und in den abrechnungsrelevanten Leistungsmodulen zum Ausdruck kommt, scheint zu der Forderung nach flexibler und offener Begegnung mit dem Menschen mit Demenz in krassem Widerspruch zu stehen. Mit Sicherheit stellen diese Rahmenbedingungen ein erhebliches Problem dar. Doch demonstrieren zahlreiche innovative Einrichtungen im stationären und im ambulanten Bereich, dass auch unter eher restriktiven und starren Rahmenbedingungen flexible Gestaltungsspielräume existieren und personenzentrierte Betreuungskonzepte möglich sind. Letztendlich haben weder Hygiene- und Brandschutzbestimmungen noch Leistungsmodule und MDK-Vorgaben veränderungsbereite Teams und Leitungskräfte daran hindern können, in ihrem Wirkungsbereich mit der Entwicklung einer neuen Kultur der Begleitung von Menschen mit Demenz zu beginnen.
Dem oft zu hörenden Argument, dass Veränderungen zwar gewünscht, in der Praxis aufgrund widriger Umstände jedoch nicht möglich seien, kann leicht begegnet werden: indem diejenigen, die solche Zweifel hegen, sich die existierenden Gegenbeispiele anschauen und sich von den Mitarbeitern und Geschäftsführungen über ihre Erfahrungen berichten zu lassen.

Lohnenswert ist sicherlich auch, im beruflichen Pflegehandeln bekannte Begrifflichkeiten und Arbeitssysteme mit den Maximen und Handlungsanforderungen des personenzentrierten Ansatzes in Beziehung zu setzen. Wer in einer Einrichtung tätig ist, die ihre Arbeit nach dem AEDL-Modell von Krohwinkel ausrichtet, muss beispielsweise eine Verständnisbrücke zwischen den positiven Interaktionsformen nach

Kitwood und den bei Krohwinkel beschriebenen AEDLs schaffen, ohne beides gleichsetzen zu wollen.

In einigen Einrichtungen hat man damit begonnen, diese Übersetzungsarbeit zu leisten, indem man die AEDLs für die Personengruppe Menschen mit Demenz ausdifferenziert und mit den Kitwoodschen Interaktionsformen unterlegt hat (vgl. Seniorenstiftung Prenzlauer Berg, 2003).

Hierdurch soll das Verständnis für den personenzentrierten Ansatz erleichtert und verhindert werden, dass Übersetzungshindernisse in einer von speziellen Begrifflichkeiten und Vorgaben geprägten Praxis auftreten.

„Auf der Grundlage des person-zentrierten Ansatzes besteht die Möglichkeit, die Lebens- und Gefühlswelt von Menschen mit Hilfe der Aktivitäten und der existenziellen Erfahrungen des Lebens zu erfassen und zu akzeptieren. Menschen mit Demenz ... können somit besser verstanden und akzeptiert werden" (Seniorenstiftung Prenzlauer Berg, a.a.O., S. 21).

Gleichwohl bleibt zu beachten, dass das Konzept der personenzentrierten Pflege kein Pflegemodell klassischer Art darstellt und sich auch nicht allein auf beruflich erbrachte Pflege bezieht.

Die Begleiter

Wenn eine neue Kultur und ein personenzentrierter Umgang mit verwirrten alten Menschen sich als Begleitung dieser Menschen versteht, dann bedarf es dazu auch kompetenter Begleiterinnen[4]. Personenzentrierte Pflege kann nicht von Menschen geleistet werden, die im klassischen, dem für die alte Kultur der Demenzpflege charakteristischen biologisch-medizinischen Bild gefangen sind. Und auch nicht von denjenigen, die unkritisch die reale Praxis kurzerhand zur personenzentrierten Pflege erklären ohne genauer hinzuschauen.

Der britische Demenzexperte Ian Morton äußert zu Recht seine Beunruhigung über eine zu beobachtende Tendenz in Deutschland, alle möglichen positiven Entwicklungen in der Demenzpflege als personenzentriert auszuweisen, „um nicht in den Verdacht zu geraten, man sei altmodisch oder würde die menschliche Seite der Pflege vernachlässigen" (Morton, 1999, S.17).

Um zu personenzentrierter Pflege und einer neuen Kultur des Umgang zu kommen, sind neugierige, offene und veränderungsbereite Menschen gefragt, die breit sind, Gewohntes in Frage zu stellen, sich immer wieder selbst kritisch zu betrachten und Neues anzueignen.

---

4 Da in der Pflege und Betreuung überwiegend Frauen tätig sind, wird nur die weibliche Form verwendet. Gleichwohl sind natürlich alle männlichen Pflege- und Betreuungskräfte ebenfalls gemeint.

Vieles von dem, was man in Ausbildung oder Praxis gelernt hat, verliert seine Gültigkeit. Neue Kompetenzen und Fähigkeiten werden benötigt, die der aktiven Auseinandersetzung mit gewohnten Denk- und Handlungsroutinen bedürfen.

Dabei müssen sich nicht nur die Pflegenden ändern, sondern auch die Formen und Inhalte in Aus-, Fort- und Weiterbildung. Innovative Modelle und Praxiserfahrungen zeigen hier gangbare Wege auf (vgl. hierzu Wißmann, 2004©).

Wenn die Menschen mit Demenz Begleiterinnen brauchen, sind damit nicht nur berufliche Helferinnen gemeint. Eine neue Kultur und personenzentrierte Pflege kann nur gelingen, wenn alle Beteiligten an diesem Ziel arbeiten. Das andere Bild von der Demenz, dem hier das Wort geredet wird, das Verständnis von Pflege als Begleitung im Leben und schließlich auch die neuen Kompetenzen, die es hierzu bedarf, dies alles betrifft alle Menschen, die mit verwirrten Älteren zusammenleben und -wirken.

Auch dies ist weniger selbstverständlich, als man auf den ersten Blick vermuten mag. Zwar wird auf Veranstaltungen, in Referaten, in Fachbüchern und in Einrichtungskonzepten stets eine Lanze für die Angehörigenarbeit als Teil einer neuen Pflegekultur gebrochen, doch schwingt hierbei versteckt fast immer ein Verständnis von Angehörigenarbeit als Arbeit professioneller Helferinnen oder Institutionen mit Angehörigen mit. Aus der Sicht beruflicher Hilfe sollen Angehörige in Versorgungssettings einbezogen werden. Im Rahmen einer neuen Kultur der Demenzpflege reicht dies jedoch nicht aus. Hier ist das Ziel keine Angehörigenarbeit im oben genannten Verständnis, sondern die Kooperation von Angehörigen und beruflichen Helferinnen. Kooperation meint jedoch mehr als klassische Angehörigenarbeit:
„Sie arbeiten auf der Basis eines gemeinsamen Grundverständnisses ‚auf gleicher Augenhöhe' zusammen. Weder Angehörige von Menschen mit Demenz noch berufliche Helfer sind nachrangige Hilfskräfte der jeweils anderen. „Kooperation" beinhaltet ein auf Gleichberechtigung und Partnerschaft basierendes Bündnis zwischen familiär und beruflich Bereuenden" (Erklärung zur Neuen Kultur in der Begleitung von Menschen mit Demenz, 2004).

Wie schwer ein solches Verständnis auch praktisch umzusetzen ist, zeigen viele Erfahrungen. So löst es meistens immer noch Irritationen aus, wenn in Fortbildungsmaßnahmen Angehörige gleichberechtigt mit beruflichen Helferinnen sitzen. Doch existieren auf der anderen Seite zahlreiche ermutigende Beispiele glückender Kooperation.

Nicht-hierarchische Kooperation zwischen den Angehörigen verwirrter alter Menschen und den Mitarbeiterinnen in Pflegeheimen und -diensten allein reicht jedoch immer noch nicht aus, um der Erkenntnis, dass eine personenzentrierte Pflege nur als Zusammenwirken aller Beteiligten wirksam werden kann, gerecht zu werden.

Auch die im Hilfesystem strukturell angelegte hierarchische Unterscheidung zwischen examinierten Pflegekräften und sogenannten nicht-examinierten, ungelernten oder Hilfskräften wird obsolet. In ambulanten Wohngemeinschaft für Menschen mit Demenz gilt in der Regel das Prinzip, dass alle alles tun müssen. Für viele examinierte Pflegekräfte zumindest am Anfang eine irritierende Erfahrung und durchaus Stoff für Auseinandersetzungen. Aber auch für ein gemeinsames Wachsen und Reifen.

Oftmals sind es gerade die Mitarbeiterinnen ohne pflegerischen Berufsabschluss und Sozialisation, denen es leichter gelingt, sich auf die speziellen Anforderungen an die Begleitung dementer Menschen einzulassen. In vielen Einrichtungen spielen die sogenannten Präsenzkräfte daher auch die Hauptrolle in der Betreuung der Bewohner und wird das Verhältnis von explizit pflegerischen Aufgaben und der Begleitung im Sinne personenzentrierter Pflege neu definiert (vgl. hierzu: Morgenroth, 2004 und Helmrich u.a. , 2004).

Rahmenbedingungen sind veränderbar

Aus der Praxis kennen wir die sogenannten „Killerphrasen": Man wolle ja etwas verändern, aber wegen der Umstände im Allgemeinen, des fehlenden Geldes, der Regelungen des SGB XI, des MDK oder der Struktur der Pflegeeinrichtung ginge das leider nicht. Auch seien die Kolleginnen nicht motivierbar und die Bewohner in der eigenen Einrichtung viel dementer und pflegebedürftiger als anderswo. Mögen in zahlreichen Fällen solche Behauptungen auch nur eine Schutzfunktion darstellen, wäre es leichtfertig, die Bedeutung in der Tat behindernder Faktoren für die Entwicklung einer neuen Kultur der Demenzpflege zu ignorieren.

Welches Bild von der Demenz und dem verwirrten alten Menschen man pflegt oder auch korrigiert, ist unabhängig von den genannten beispielhaften Faktoren. Die im personenzentrierten Ansatz enthaltenen Haltungen, zum Beispiel Kontakt immer vor Funktion gehen zu lassen, sich auf das Tempo des anderen einzulassen, ihn dabei zu unterstützen, sich als Person zu erfahren, können auch unter widrigen Umständen gelebt werden. Gleichwohl bedarf die angestrebte neue Kultur spezieller Rahmenbedingungen, unter denen sie sich entwickeln und entfalten kann.

Auf riesigen Betreuungsstationen im Heim kann die Pflegekraft zwar freundlich zu den Bewohnern sein, sie kann sie jedoch nicht gezielt und ausreichend fördern und in ihrem Personsein stärken. Personenzentrierte Pflege ist in ihrer vollen Potenz nur in kleinen, überschaubaren Wohneinheiten möglich. In den zurückliegenden Jahren hat es hier erfreuliche und ermutigende Entwicklungen in Deutschland gegeben. Immer mehr stationäre Einrichtungen haben begonnen, die klassischen Pfade der Versorgung zu verlassen und unter ihrem Dach Wohnformen, wie Hausgemeinschaften oder -gruppen zu realisieren und Funktionspflege durch alltagsorientierte Betreuung in überschaubaren Strukturen zu ersetzen. Die Phantasie, das Engagement und das fachliche Wollen von Mitarbeiterinnen und Geschäftsführungen ermöglichten es, dass trotz restriktiver Rahmenbedingungen – Hygiene-, Bau-, Brandschutz- und andere gern zitierte Vorschriften – neue Wege beschritten werden konnten. Angehörige und engagierte Alteninitiativen machten sich zum Träger einer neuen Wohnform, den ambulant betreuten Wohngemeinschaften für Menschen mit Demenz.

In vielen Einrichtungen wurde die Philosophie der personenzentrierten Pflege nicht nur als Schlagwort übernommen, sondern konzeptionell aufgegriffen und prozesshaft umgesetzt[5].

Weitere strukturelle Rahmenbedingungen müssen geschaffen werden: Wer neue Sichtweisen und Kompetenzen von Menschen fordert, ist auch verpflichtet, Möglichkeiten für deren Entwicklung zu schaffen. Nicht nur kontinuierliche, sondern in ihrem Wesen und in ihrer Form den spezifischen Anforderungen personenzentrierter Pflege angepasste Qualifizierungs- und Lernsettings müssen dazu vorhanden sein (vgl. hierzu: Wißmann, a.a.O., 2004).

Personenzentierte Pflege stellt hohe Anforderungen an beruflich und familiär Betreuende. Nicht allein der Mensch mit Demenz, sondern auch die Begleiterinnen bedürfen daher der Zuwendung. Ohne kontinuierliche Maßnahmen zur „Selbstpflege der Pflegenden" wird eine dem älteren Menschen gerecht werdende Betreuung daher auf längere Zeit nicht leistbar sein. Dies bedeutet nicht allein einen Appell an Pflegekräfte und Angehörige, auch ihr Wohlbefinden stärker zu berücksichtigen. Vielmehr sind vor allem die Träger und Geschäftsführungen von Pflege- und anderen Einrichtungen gefordert, auf betrieblicher Ebene Maßnahmen der Pflege der Pflegenden sicherzustellen. Letztendlich gehören diese ebenso in das Einrichtungskonzept, wie Ausführungen zur Pflege und Betreuung der Bewohnerinnen. Auch hier gilt: Es existieren einzelne Modelle und Praxiserfahrungen, die Interessierten als Quelle für Initiativen im eigenen Wirkungsbereich dienen können (Neues Soziales Wissen, 2003).

Die Rahmenbedingungen, die eine veränderte Praxis in der Betreuung von Menschen mit Demenz langfristig benötigt, entstehen nicht aus sich heraus oder weil kluge Sozialpolitiker sie verordnen. Sie können sich nur in einem langen Prozess entwickeln. Dieser Prozess muss von den Menschen und Einrichtungen gespeist werden, die bereit sind, die Sackgassen, in die die alte Kultur der Demenzpflege uns geführt hat, zu verlassen und neue Wege zu beschreiten.

---

5 Als zwei von zahlreichen Beispielen seien hier das Pflege-, Betreuungs- und Organisationskonzept des Heidehofs (Stiftung Schönholzer Heide,2002) sowie der Seniorenstiftung Prenzlauer Berg (a.a.O) genannt.

Hilfreiche Schritte

Eine neue Kultur in der Sichtweise und in der Begleitung von Menschen mit Demenz bedeutet in ihrer Konsequenz ein radikales Umdenken. Sie kann sich nur Schritt für Schritt als von vielen vorangetriebener Prozess entwickeln. Kitwood prognostiziert, „dass die ersten Stadien wahrscheinlich aus einer allmählichen inneren Umwandlung einiger der gegenwärtig vorhandenen Strukturen bestehen werden, bis diese Strukturen schließlich auf eine radikal verschiedene Weise funktionieren" (Kitwood, a.a.o, S. 202).

Welche Schritte können hilfreich sein, um diesen Prozess voranzutreiben?

Viele Menschen, die bereits aktiv an diesem Prozess beteiligt sind, kennen die Potenz und die Auswirkungen einer auf einem neuen Demenzverständnis basierenden personenzentrierten Pflege aus tagtäglicher Erfahrung. Wer sieht, wie Menschen mit Demenz in Wohn- und Hausgemeinschaften mit personenzentrierter Philosophie aufblühen, als Personen agieren und ein Stück Lebensqualität erfahren, den muss man nicht mehr vom ganzheitlichen Demenzmodell, der Rolle des sozialpsychologischen Umfeldes oder der Möglichkeit der Remenz überzeugen.

Was für den Eingeweihten augenscheinliche Realität ist, könnte jedoch durch empirische Langzeit- und Vergleichsstudien auf breiterer Basis nachgewiesen und dokumentiert werden. Auch wenn man nicht glaubt, dass die tief in der Gesellschaft verwurzelte biologisch-medizinisch dominierte Sichtweise mit einer Handvoll Studien demontierbar wäre, könnten empirische Befunde und Forschungsergebnisse potenziell wichtige Argumentationshilfen darstellen. Die altbekannte Erkenntnis, dass es nicht reicht, Gutes zu tun, sondern dass man auch darüber sprechen muss, sollte ihren Niederschlag in einem von der Praxis ausgehenden und forcierten Evaluationsschub finden.

Wer durch entsprechende strukturelle Rahmenbedingungen und Arbeitsinstrumente auf defizitbezogene Sichtweisen orientiert wird, hat es schwer, kompetenzgeleitetes Denken zu entwickeln. Die Entwicklung ressourcenorientierter Assessmentverfahren und die Auseinandersetzung mit diesen in Theorie und Fortbildung, vor allem aber in der Praxis, kann mit dazu beitragen, eine allmähliche Aufweichung des biologisch-medizinischen Defizitmodells der Demenz einzuleiten. In einzelnen Fortbildungseinrichtungen kann man heute bereits solche in der bundesdeutschen Pflegelandschaft noch recht unbekannten Instrumente wie CLIPPER, Carnapp-D und REPDS kennenlernen[6].

6 Vgl. www.meinwerk.de und www.via-fortbildung.de

Eine der Hauptaufgaben, die nur von den Pflegenden selbst zu leisten ist, besteht in der sensiblen und kritischen Betrachtung der eigenen Praxis. Die immer wieder neu zu stellende Frage lautet: Wo stehen wir und wo können wir uns weiter entwickeln? Nur mit einer solch selbstreflexiven Haltung wird Fortschritt möglich sein.

Seitdem Christian Müller-Hergl das an der Universität von Bradford von Tom Kitwood und Mitarbeitern entwickelte Dementia Care Mapping (DCM) in Deutschland eingeführt hat, konnten bereits zahlreiche Erfahrungen mit diesem Instrument in Pflegeheimen, in Tagespflegeeinrichtungen und in ambulanten Wohngemeinschaften für Menschen mit Demenz gewonnen und ausgewertet werden. Als Qualitätssicherungs- und Beobachtungsverfahren erlaubt es, das Wohlbefinden von Menschen mit Demenz sowie die Qualität der Interaktion zwischen Bewohnern und Helferinnen einzuschätzen. Dies tut es nicht wertfrei: Es basiert auf dem Konzept der positiven Personenarbeit und will dazu beitragen, die Betreuung und den Umgang mit dementen Menschen hin zu personenzentrierter Begleitung zu entwickeln. Als Instrument prozessorientierter Qualitätsentwicklung stellt es eine wichtige Unterstützung für Teams und Einrichtungen dar, die sich auf den Weg zu einer neuen Kultur der Demenzpflege gemacht haben oder dorthin aufbrechen möchten. Es ist effektiv und hilfreich

- „zur Sensibilisierung
- für eine wachsende Aufmerksamkeit
- für die Schaffung eines Bewusstseins für Verantwortlichkeit und Verpflichtung sowie
- für die Zunahme praktischer Fertigkeiten von freiwilligen und hauptamtlichen Mitarbeitern, aber auch von Angehörigen"
(KDA-Qualitätshandbuch, a.a.O.,1/120).

Teams lernen durch die DCM-Beobachtungen ihr eigenes Tun besser einzuschätzen und Entwicklungspotenziale zu erkennen. Aus diesem Grunde stellt das Verfahren in einigen Fortbildungskonzepten einen wichtigen Baustein dar (vgl. hierzu: Wißmann, a.a.O., 2004).

Nichts kann Menschen mehr beflügeln, nichts Zweifel an der Unmöglichkeit von Veränderungen besser auflösen, als das reale und der Anschauung und Überprüfung zugängliche Beispiel gelungener Praxis. Davon existieren bereits viele in Deutschland. Immer wieder kann man erleben, dass Menschen nur deshalb in Ohnmacht verharren, weil sie im beengten Rahmen ihrer Erfahrungswelt oder ihres engen beruflichen Umfeldes bleiben und das, was sie dort erleben und sehen, mit der allgemein gültigen Realität gleichsetzen. Hier müssen und hier können vermehrt Möglichkeiten gesucht werden, in Austausch mit anderen zu treten. Positive Modelle und Einrichtungen, die neue Wege in der Begleitung von Menschen mit Demenz gehen, können besucht und angeschaut werden. Im Austausch mit Kolleginnen und Kollegen können Erfahrungen reflektiert und Impulse aufgenommen werden.

Im Umgang mit verwirrten Älteren werden tagtäglich von vielen tausend Menschen neue Erfahrungen gesammelt. Hier steht ein potenziell riesiger Schatz zur Verfügung, dessen Einzelteile jedoch zusammengeführt werden müssen und den es zu bergen gilt. Eine neue Kultur der Demenzpflege ist gut beraten, auch neue Formen des Erfahrungsaustausches und des Diskurses zu entwickeln und dabei das Wissen der Praktiker in den Mittelpunkt zu stellen. Noch mehr Demenzbücher mit den üblichen Informationen über Diagnostik, Prävalenz und dem, was man sich unter „Behandlung" vorstellt, sind verzichtbar. Stattdessen wäre es eine lohnende Aufgabe, das Erfahrungswissen der familiär und beruflich Pflegenden systematisch zu erschließen und für die Praxis aufzubereiten. Die vielen Kongresse und Fachtagungen, auf denen von einer Schar (fast) immer gleicher Referenten das immer Gleiche und sattsam Bekannte zum Thema Demenz verkündet wird, könnten zugunsten von Veranstaltungsformen reduziert werden, bei denen von der Form und vom Inhalt her innovative Wege erprobt werden und die Entwicklung neuer Perspektiven im Vordergrund steht. Solche Veranstaltungen könnten zu einem wichtigen Baustein für den Aufbau eines bundesweiten Netzwerks der Neuen Kultur werden, das sich nicht primär als Plattform für „Fachleute" im üblichen Verständnis, sondern als praxisorientiertes Entwicklungsforum begreift.

Und schließlich: Das Beispiel des Wolfs zeigt, welche große Macht gesellschaftlich akzeptierte Bilder ausüben können, mögen sie auch noch so falsch sein. Die vorherigen Ausführungen haben gezeigt, dass ein nach wie vor sehr stark organisch-medizinisch ausgerichtetes Defizitbild der Demenz und der Menschen mit Demenz in der Gesellschaft wirksam ist. Dieses Bild stellt ein Hindernis auf dem Weg zu einer neuen Sichtweise und Kultur in der Demenzpflege dar. Aus diesem Grund sollten alle, die Veränderungen anstreben, dieses Bild nicht länger stillschweigend hinnehmen, sondern ihm überall dort entgegentreten, wo es sich artikuliert: in der Wissenschaft und in der Lehre, in der Aus- und in der Fortbildung, in den Medien und auf Fachtagungen, in den vielen Gesprächen und Diskussionen im Alltag und in der Praxis.

Wir dürfen den Wolf nicht vergessen!

Literatur:

AK Case Management Demenz/BDA Berufsverband der Allgemeinärzte (Hrsg.):
Manual Case Management Demenz
Emsdetten, 2000

Jutta Becker
Die Wegwerfwindel auf der Wäscheleine. Die Handlungslogik dementer alter Menschen verstehen lernen, Darmstadt, 1995

Franziska Beckmann
Das vergessene Leiden. Immer mehr Menschen erkranken an Alzheimer. Gute medizinische Hilfe bekommen sie selten.
In: Berliner Zeitung, 23.09.2003

Naomi Feil
Validation. Ein Weg zum Verständnis verwirrter alter Menschen, München-Basel, 1999

Michaela Helmrich / Brigitte Duwe-Wähler / Sabine Felder / Daniela Oertel
Die Präsenzkraft in der Betreuung
In: Peter Wißmann: Hrsg.: Werkstatt Demenz, Hannover, 2004

Tom Kitwood
Demenz. Der person-zentrierte Ansatz im Umgang mit verwirrten Menschen.
Bern – Göttingen – Toronto – Seattle, 2000

Kuratorium Deutsche Altershilfe (KDA)
Qualitätshandbuch Leben mit Demenz
Köln 2001

Alexander Kurz / Janine Diehl
Therapie der Alzheimer Krankheit. Kommt der Durchbruch? Wann?
In: Alzheimer-Info, 3/2003, S. 14 – 16

Elke Morgenroth
Wohngruppenhaus = Ein Praxisbericht
In: Peter Wißmann: Hrsg.: Werkstatt Demenz, Hannover, 2004

Ian Morton
Die Würde wahren. Personenzentrierte Ansätze in der Betreuung von Menschen mit Demenz
Stuttgart, 2002

Christian Müller-Hergl
De-menz und Re-menz: Positive Personenarbeit und Dementia Care Mapping
In: Geriatrie Praxis, 6/98, S. 18 - 23

Neues Soziales Wissen (Hrsg.):
Modellprojekt Pflege der Profis
Augsburg, 2003

Paul Lempp Stiftung (Hrsg.):
Demenz: Verstehen kommt von Beobachten. Abbildung des Wohlbefindens von demenziell Erkrankten mit der Methode Dementia Care Mapping (DCM), Stuttgart, 2001

Jennie Powell
Hilfen zur Kommunikation bei Demenz
Köln, 2002

Senatsverwaltung für Gesundheit, Soziales und Verbraucherschutz Berlin (SenGesSozV) / AG der Pflegekassenverbände
Konzeptionelle und inhaltliche Anforderungen an die Betreuung und Pflege demenziell erkrankter pflegebedürftiger Menschen in vollstationären Pflegeeinrichtungen (Rahmenkonzeption)
Berlin, 2002

Seniorenstiftung Prenzlauer Berg
Konzept für die Betreuung und Pflege von Menschen mit Demenz
Berlin, 2003

Stiftung Schönholzer Heide
Pflege- und Betreuungskonzept
Berlin, 2002

Peter Wißmann (Interview)
„Wir müssen Brücken zu ihnen bauen"
In: Info3.Anthroposophie heute 1 / 04 , S. 49-54

Peter Wißmann
Lernbegleitung statt Fortbildung
In: Peter Wißmann (Hrsg.): Werkstatt Demenz, Hannover, 2004

www.alzheimer-forum.de/2003-09-12, S. 1
www.alzheimer-forum.de/2003-07-24 , S. 1

Erklärung:
Für eine „Neue Kultur" in der Begleitung von Menschen mit Demenz
In: Peter Wißmann (Hrsg.) Werkstatt Demenz
Hannover, 2004

BUCH 1   NEUE KULTUR IN DER BEGLEITUNG

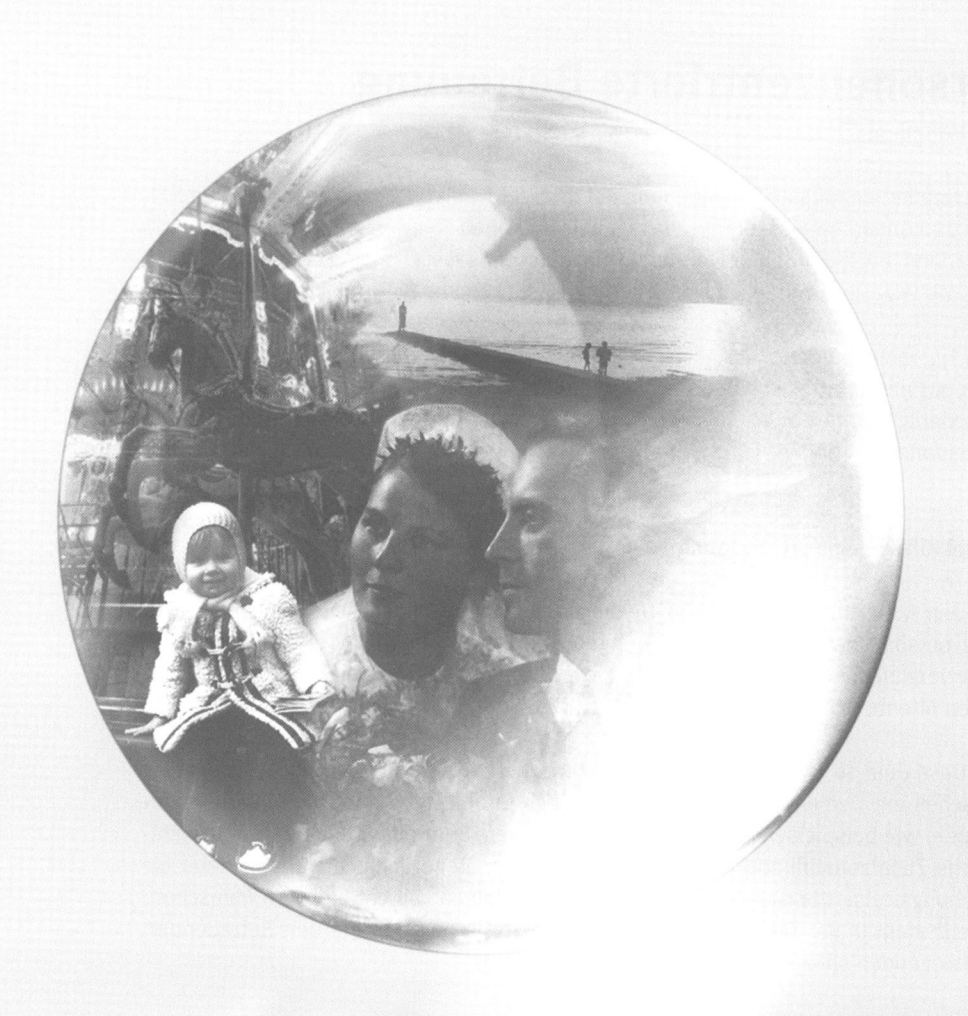

Personenzentrierte Betreuung

Peter Wißmann

BUCH 1 NEUE KULTUR IN DER BEGLEITUNG

Personenzentrierte Betreuung

Peter Wißmann

> „Neu lernen musste ich vor allem, mit dem zeitweiligen Chaos gelassen umgehen zu können. Ja, vor allem Gelassenheit und auch Toleranz musste ich lernen. Und dann, mich auf den Bewohner so einzulassen, dass ich auch verstehe, was er von mir will. Die können sich ja nicht so ausdrücken wie Sie und ich".
>
> „Tja, mein pflegerisches Fachwissen war auf einmal gar nicht mehr so wichtig. Das hat mir anfangs schon zu schaffen gemacht. Dafür war es aber ganz schön schwierig, hier in der Wohngruppe den ganzen Tag mit den Bewohnern so dicht aufeinander zu hocken. Das war schon etwas anderes als früher im Heim."

Pflegekräfte in einer Fortbildung

„Ein Mensch, der der Pflege Demenzkranker gewachsen sein will, muss eine Reihe persönlicher Fähigkeiten mitbringen, die in der Pflege anderer Klientelen in kaum vergleichbarer Weise abverlangt werden", heißt es in einer Expertise zum Vierten Altenbericht der Bundesregierung (DZA, S. 258).

Dass dem so ist, haben zahlreiche Menschen, die beruflich oder auch familiär Menschen mit Demenz betreuen, gespürt. Auch Erfahrungen mit anderen Personengruppen, wie beispielsweise depressiven Menschen, oder allgemeine gerontopsychiatrische Zusatzqualifikationen erweisen sich in der Regel nicht als ausreichend für beziehungsweise übertragbar auf die Arbeit mit demenziell veränderten Menschen. Demenz stellt in der Tat eine besondere Herausforderung dar, die den Betreuenden und Pflegenden spezifische Kompetenzen abverlangt.

Unter Kompetenz versteht der Duden Sachverstand, Fähigkeiten und Zuständigkeit für eine Angelegenheit (PC-Bibliothek, 2001). Wenn man die Zuständigkeitsfrage vorerst einmal beiseite lässt, könnte die Duden-Definition mit gängigen Kompetenzbegriffen im Umfeld der Pflege auf folgende Weise in Beziehung gebracht werden:

Der Sachverstand würde in diesem Fall diejenigen Kenntnisse und Fähigkeiten beinhalten, die der fachlichen und der methodischen Kompetenz zugeordnet werden. Beispiele sind das allgemeine Wissen über Demenz und über diagnostische Möglichkeiten oder methodische Fertigkeiten wie Pflegeplanung und Biografiearbeit. Die im Duden genannten Fähigkeiten entsprächen dann den sozialen und persönlichen Kompetenzen, für die aktives Zuhören, Offenheit und Empathie als Beispiele dienen können.

Das Zitat aus der Altenbericht-Expertise weist deutlich darauf hin, wo die speziellen Herausforderungen für die Kompetenzfrage liegen: Es sind nicht die fachlich-methodischen, sondern vor allem persönliche Fähigkeiten, die bei Menschen mit Demenz in besonderer Weise gefordert sind. Zum selben Ergebnis kommen auch die Teilnehmer der „Werkstatt Demenz", wenn sie in einem Anforderungsprofil für Betreuende von Menschen mit Demenz die personalen Kompetenzen am stärksten gewichten und ihnen essentielle Bedeutung zusprechen (www.stiftung-schoenholzerheide.de).

Vor allem sind es aber immer wieder Erfahrungen in und aus der Praxis, die diese Feststellung belegen. Fachkräfte mit oftmals langjähriger Berufserfahrung – auch in der Gerontopsychiatrie – und hohem, durch zahlreiche Fort- und Weiterbildungen fortgeschriebenem Fachwissen müssen nicht selten die Erfahrung machen, dass ihr bisheriges professionelles Können bei Menschen mit Demenz nicht ausreicht oder richtig zu greifen vermag.

Gleichzeitig gibt es aber auch immer wieder die andere verblüffende Erfahrung: Da ist es dann plötzlich die sogenannte ungelernte oder nicht-examinierte Betreuungsperson, die ohne Mühe einen positiven Zugang zu den demenziell veränderten Menschen findet, eine hohe Beziehungsdichte herstellt, positive Interaktionen zu initiieren in der Lage ist und selbst dabei Freude und Zufriedenheit empfindet. Oder auch die gelernte Pflegefachkraft, die in der Begegnung mit den Menschen mit Demenz endlich ein Terrain gefunden hat, in dem sie ihre ursprünglichen Motive für eine pflegerische Tätigkeit nicht länger technisch-routinierten Pflegeabläufen unterordnen muss, sondern ausleben kann.

Will man also ernsthaft über eine Verbesserung der Betreuung von Menschen mit Demenz im Allgemeinen und über eine angemessene Qualifizierung der in diesem Feld tätigen Helfergruppen sprechen, darf diese Debatte nicht in der zumeist nur additiven und primär von berufsspezifischen Interessen geleiteten, insgesamt jedoch fruchtlosen Weise geführt werden.

Unter additiv wird der reflexartige Ruf nach immer mehr Fort- und Weiterbildung zum Thema Demenz oder ein Mehr an Unterrichtsstunden im Rahmen von Ausbildung verstanden. Solange der qualitative Aspekt – also: um welche Kompetenzen geht es und wie können diese erlernt werden? – nicht beantwortet wird, werden auch noch mehr Seminartage nicht zum erhofften Ergebnis führen. Gleichwohl sind sie natürlich sinnvoll und dringend erforderlich.

Debatten, ob nur examinierte Pflegekräfte die „richtige", sprich: fachgerechte Be-treuung von Menschen mit Demenz leisten können oder ob gerade durch keine entsprechende Ausbildung vorbelastete Menschen – die sogenannten Nicht-Examinier-ten, Pflegehelfer oder Präsenzkräfte – in besonderer Weise dafür qualifiziert sind, sind in keiner Weise hilfreich, wenn sie allein oder überwiegend aus professions- und gruppenegoistischer Motivation heraus geführt werden.

Thomas Klie argumentiert in eine ähnliche Richtung, wenn er im Rahmen der Diskussion über Cantou- und Hausgemeinschaftsmodelle ein berufsbedingtes Professionsverständnis als nur bedingt hilfreich, eher jedoch als gefährdend für solche Ansätze bezeichnet (zitiert nach Jenrich, 2000).

Personenzentrierte Begleitung von Menschen mit Demenz ist nur als berufsgruppenübergreifender wellfare-mix zu denken, in dem unterschiedliche Personengruppen, und hierzu zählen auch die Angehörigen und nicht-beruflichen Helfer, ihren Platz haben und zusammenwirken.

Wenn also der Frage nachgegangen werden soll, welche Kompetenzen benötigt werden, um Menschen mit Demenz qualifiziert im Sinne eines personenzentrierten Umgangs zu begleiten, dann bezieht sich dies vor allem auf allgemeine Basiskompetenzen, die von all denen benötigt werden, die mit demenziell veränderten Menschen interagieren: von der Krankenschwester im Krankenhaus, der Altenpflegerin im Heim, der Präsenzkraft in einer ambulanten Wohngemeinschaft und schließlich auch von der Angehörigen, die ihre verwirrte alte Mutter zu Hause betreut. Und man muss es noch weitertreiben: Auch das Management, die Verwaltung, die Empfangsdame, der Koch und die Putzfrau der Einrichtung benötigen diese Kompetenzen, denn auch sie interagieren und leisten einen Beitrag zum „Gesamtklima" und Stil der Einrichtung.

Diese Basiskompetenzen, bei denen es sich vor allem um soziale und personale Kompetenzen handelt, stellen die eigentliche Herausforderung dar und werden in der Regel nicht im Rahmen einschlägiger Fachberufsausbildungen erworben. Es gibt Menschen, die über einige dieser Kompetenzen quasi aus sich heraus verfügen, andere müssen sich diese jedoch neu aneignen, trotz zum Teil langjähriger beruflicher Erfahrungen. Nicht alle können dies aber. Der Auffassung, dass im Prinzip jeder Mensch bzw. jede Pflegekraft alle für spezielle Arbeitsfelder und -aufgaben notwendigen Kompetenzen und Fertigkeiten erlernen kann, soll an dieser Stelle widersprochen werden.

Gerade einige der im Bereich der Demenzbetreuung unabdingbaren personenbezogenen Fähigkeiten können der Persönlichkeitsstruktur manch eines Menschen derart zuwiderlaufen, dass eine Aneignung und Übernahme ausgeschlossen ist. Eine ernste Selbstprüfung, ob personenzentrierte Pflege beziehungsweise eine Begleitung von Menschen mit Demenz tatsächlich der eigenen Persönlichkeit entspricht, oder ob die individuellen Fähigkeiten und Stärken eher in anderen Arbeitsbereichen und bei anderen Personengruppen auf fruchtbaren Boden fallen, ist für alle Beteiligten hilfreich. Die Lebensqualität und das Wohlbefinden von Menschen mit Demenz hängt von Personen ab, die mit Herz und Seele Begleiter sein wollen und können. Und schließlich geht es auch um die Lebensqualität und das Wohlbefinden der Betreuenden. Sie sollen aus ihrer Tätigkeit Zufriedenheit, Freude und Kraft ziehen können. Dies ist im

Rahmen personenzentrierter Pflege möglich: doch nur für diejenigen, die hier den Ort gefunden haben, an dem sie ihre spezifische personale und pflegerische Kompetenz ausleben können.

Die nachfolgend dargestellten Basiskompetenzen benötigt jede Person in der Pflege von Menschen mit Demenz. Darüber hinaus gibt es noch berufs- und funktionsspezifische Fähigkeiten und Kenntnisse, die in die Praxis eingebracht werden. So muss die Präsenzkraft in einer Hausgemeinschaft neben anderen z.B. auch über gute Fähigkeiten im Bereich der Hauswirtschaft verfügen und die Pflegekraft, die in einer Einrichtung für die behandlungspflegerische Versorgung der Bewohner zuständig ist, über die hierzu erforderlichen Fachkenntnisse. Hinzu kommen Anforderungen, die sich aus der Zusammenarbeit von Menschen mit unterschiedlichem beruflichen und qualifikatorischen Hintergrund ergeben.

Welche dieser Spezialkenntnisse an welcher Stelle in welchem Umfang erforderlich sind und welche Schlussfolgerungen daraus in Bezug auf die Personalbesetzung zu ziehen sind, dies ist dann eine Frage des betrieblichen Managements.

Grundlagen des Kompetenzprofils

Wurde an anderer Stelle kritisiert, dass die Frage nach den Kompetenzen im Bereich der Pflege verwirrter alter Menschen nur allzu oft aus einer eingeengten berufsbezogenen Perspektive betrachtet wird, muss an dieser Stelle klargelegt werden, worauf das im Folgenden zu entwickelnde Kompetenzprofil basiert.

- Pflege- und Betreuungskräfte, die mit Menschen mit Demenz arbeiten und Umgang pflegen, machen tagtäglich Erfahrungen. Sie spüren und erleben, welche Umgangsweisen und Handlungen „ankommen" und welche eher schädlich sind. Sie erfahren, welche ihrer beruflich erworbenen Fertigkeiten brauchbar oder nutzlos sind. Gerade, wenn sie Neueinsteiger in der Betreuung von Menschen mit Demenz sind, wird ihnen schnell deutlich, was ihnen für ihre neue Tätigkeit vielleicht fehlt und was sie sich aneignen müssten. Sie spüren, ob ihr persönliches Selbstverständnis als berufliche Pflegekraft mit den Anforderungen, die nun an sie gestellt werden, kompatibel ist. Natürlich kann auf all diese Erfahrungen unterschiedlich reagiert werden. Während die einen vielleicht Schutz hinter der klassischen, auf einem biologisch-medizinischen Demenzbild ruhenden Funktionspflege suchen und aus ihren Erfahrungen keine Konsequenzen ziehen bzw. diese erst gar nicht an sich herankommen lassen müssen, verlassen andere den Bereich der Demenzpflege und lösen das Problem für sich auf diese Weise. Zahlreiche andere Menschen reflektieren jedoch ihre Erfahrungen und sind – fast immer auch mit Erfolg – bestrebt, hieraus sowohl persönliche Konsequenzen im Sinne aktiver Kompetenz-

(weiter)entwicklung zu ziehen, als auch diese Erfahrungen zu „veröffentlichen". Dies meint nicht unbedingt, dass sie Fachartikel publizieren, aber dennoch ihre Erfahrungen der Aufbereitung durch andere zur Verfügung stellen. So basieren die folgenden Ausführungen ebenfalls zu einem großen Teil auf Interviews mit Pflegekräften, Erfahrungen aus Fortbildungen und aus Arbeitsbesprechungen in ambulanten und stationären Einrichtungen sowie auf Gesprächen mit Leitungskräften und Pflegenden zahlreicher Einrichtungen der Demenzpflege: und selbstverständlich auch auf einschlägigen Fachpublikationen und -beiträgen.

- Offensichtliche Missstände in der Betreuung von Menschen mit Demenz haben in den zurückliegenden Jahren verstärkt zur Erprobung und Etablierung neuer Wohn- und Betreuungssettings geführt. Beispiele hierfür sind die stationären Haus- und die ambulant organisierten Wohngemeinschaften (Klie, 2002/Thimm, 2003). Doch handelt es sich hierbei nicht nur um neue organisatorische Formen der Betreuung. Segregative[1], also speziell auf Menschen mit Demenz ausgerichtete Wohn- und Betreuungseinheiten in Heimen und ambulante Lösungen bedingen auch einen sogenannten Paradigmenwechsel[2]: Nicht Pflege und Versorgung, sondern Wohnen und Alltag sollen im Mittelpunkt stehen. Was sich auf den ersten Blick harmlos anhört, birgt enormen Zündstoff in sich. Manch über viele Jahre gut funktionierendes Arbeitsteam einer stationären Pflegeeinrichtung mit großen und gemischten Abteilungen stand nach der Einrichtung einer segregativen Wohngruppe für Bewohner mit Demenz schon fassungslos vor der neuen und als vollkommen anders empfundenen Aufgabe: Was sollen wir denn jetzt bloß tun? Vieles von dem in der Berufsausbildung erlernten, jahrelang angewandten und als praxistauglich befundenem Wissen und Können erweist sich in einer solchen Situation oftmals als nutzlos. Neue Fähigkeiten, neue Kompetenzen und ein neues Denken stehen auf der Tagesordnung.

Auch wenn die Arbeit in kleinen, überschaubaren und am Prinzip der Alltagsnormalität orientierten Wohn- und Betreuungseinheiten heute noch keineswegs Realität für alle beruflich Pflegenden ist, geht der Trend glücklicherweise immer stärker in diese Richtung, step by step. Und es soll auch klar gesagt werden: Bedürfnisgerechte und personenzentrierte Pflege von Menschen mit Demenz lässt sich letztendlich nicht in stationären Großversorgungseinheiten realisieren! Dies bedeutet jedoch nicht, dass in „klassischen" Einrichtungen für ältere Menschen keine Entwicklungsmöglichkeit existiert. Auch hier sind, trotz objektiv behindernder Rahmenbedingungen, neue Sichtweisen und

---

1 Segregation: Trennung von Personen mit gleichen Merkmalen
2 Paradigma: Beispiel, Muster

Kompetenzen der Pflegenden vonnöten. Und auch aus den traditionellen Einrichtungen der Demenzpflege heraus müssen von innovativ denkenden Menschen Impulse zur Veränderung des Bestehenden entwickelt werden.

- Wenn von der Pflege oder der Betreuung sogenannter „demenzkranker Menschen" die Rede ist, wird noch keine Aussage über die Inhalte und die Qualität dieser Pflege getroffen. Geht es um Pflege im Verständnis der „alten Kultur", bei der die Sorge um die Sicherheit und das leibliche Wohlbefinden des einer tückischen und unaufhaltsam voranschreitenden Krankheit anheim gefallenen „Patienten" im Vordergrund steht? Oder geht es um ein Pflegeverständnis, das eher mit dem Begriff der Begleitung bezeichnet werden könnte und das auf einem gänzlich anderen Bild von der nun nicht mehr als „Patient", sondern als „Mensch mit Demenz" begriffenen Person ausgeht? Kompetenzen, die gegebenenfalls für ein klassisches Demenz- und Pflegeverständnis erforderlich sind, interessieren in diesem Zusammenhang nicht. Im Weiteren soll es einzig und allein um diejenigen Kompetenzen gehen, die von Betreuenden benötigt werden, die neue Wege im Verständnis des personenzentrierten Ansatzes zu gehen bereit sind. Oder anders ausgedrückt: Personenzentrierte Begleitung im Sinne einer Neuen Kultur der Demenzpflege wird nur von Menschen geleistet, die sich durch die nachfolgend erläuterten Kompetenzen auszeichnen.

Personenzentrierte Pflege und Neue Kultur basieren auf einigen zentralen Aussagen und Zielsetzungen:
Demenz darf nicht allein als eine Krankheit betrachtet werden, die von Abbau, Kompetenzverlust und Defiziten gekennzeichnet ist. Statt den Fokus einseitig auf den Krankheitsaspekt zu richten, muss der Mensch bzw. das Menschsein in den Vordergrund gerückt werden. Dies bedeutet: Der Pathologisierung der Demenz wird entgegengetreten. Trotz Demenz sind Wohlbefinden und Lebensqualität möglich. Der Mensch mit Demenz , betrachtet man ihn einmal nicht ausschließlich als defizitbehafteten Kranken, unterscheidet sich in vielen Dingen gar nicht so sehr von den sogenannten „normalen" Menschen. Auch er hat eine Reihe von Bedürfnissen, die alle Menschen kennen, so das Bedürfnis nach Anerkennung, nach Identität, nach Einbezogensein oder nach sinnvoller Beschäftigung. Eines unterscheidet ihn jedoch erheblich von den Menschen ohne Demenz: Im Gegensatz zu ihnen kann er diese Bedürfnisse nicht eigenständig, aus sich heraus realisieren. Stets bedarf er der Unterstützung einer anderen Person. Kitwood (2000, S. 123) hat für diesen Umstand den Begriff der „primären Bindung" eingeführt. Im Gegensatz zur offiziellen Lehrmeinung, die immer noch von einem Auslöschen der Person bzw. der Persönlichkeit im Verlauf einer Demenz ausgeht, formuliert der personenzentrierte Betreuungsansatz die These, dass auch ein Mensch mit Demenz sein Personsein potenziell behält. Jedoch: Die Möglichkeit, sich als Person zu erfahren, hängt von den Impulsen

ab, die ihm seine Umwelt, die Menschen in seiner Umgebung, geben. Ohne entsprechende Impulse kann er auch die Erfahrung des Personseins verlieren. Dies hat weitreichende Konsequenzen für die Pflege und Betreuung: Ihre Aufgabe ist in erster Linie die Unterstützung des Menschen mit Demenz in seinem Ringen um Personsein. Hierzu dienen die von Kitwood als Personsein fördernd bezeichneten positiven Interaktionsformen.

> **Positive Interaktionen (nach Kitwood)**
> - Anerkennen
> - Miteinbeziehen (Verhandeln)
> - Gemeinsam etwas tun (Zusammenarbeiten)
> - Spielerisch sein (Spielen)
> - Stimulieren (Timalation)
> - Feiern
> - Entspannen
> - Validation
> - Erleichtern
> - Schöpferisch sein
> - Halten
> - Geben
>
> Hier wird der Pflege und Betreuung eine hohe Verantwortung zugesprochen.

Kompetenzen in der Neuen Kultur der Demenzpflege

Anfängergeist, Flexibilität und Nicht-Funktionalität

Jeder Mensch ist bestrebt, sich sowohl im privaten als auch im beruflichen Leben von einem Anfangszustand, in dem man als noch nicht vollständig anerkannt (z. B. als erwachsen oder „reif") gilt, fortzuentwickeln. Das Kind möchte erwachsen werden und über all die Kenntnisse und Fähigkeiten verfügen, die den vollwertigen Erwachsenen von dem noch als unfertig betrachteten Kind unterscheiden. Wer in seinem erlernten Beruf nach vielen Jahren immer noch als Anfänger bezeichnet würde, wäre mit Sicherheit tief beleidigt. Anfänger will man allenfalls über einen begrenzten Zeitraum sein, die meisterhafte Beherrschung seines Metiers ist jedoch das eigentliche Ziel. Die Beherrschung effektiver Arbeitstechniken und -methoden schafft Sicherheit und begründet diese Meisterschaft. Dies gilt für alle Berufe und Arbeits-felder. In der Begleitung von Menschen mit Demenz gilt es jedoch, Abschied von solchen Vorstellungen zu nehmen.

Menschen mit Demenz leben und bewegen sich in ihrer eigenen, den sogenannten normalen Menschen nicht leicht ergründbaren, manchen Personen sogar gänzlich verschlossenen Welt. Ihr Handeln, ihre Gefühlsregungen und ihre Reaktionen richten sich nicht nach den Regeln der vertrauten Logik und zum Leidwesen zahlreicher Profis auch nur selten nach den vielen Kategorisierungsmodellen, die von klugen Köpfen ausgedacht und eifrig gelehrt werden.

Wer daher unter Professionalität vor allem ein aus vermeintlichen ‚fachlichen' Gewissheiten, Klassifizierungsschemata und Standards bestehendes Kompetenzgerüst versteht, wird in der Praxis kläglich scheitern. Die Kompetenz, die hier stattdessen gefordert ist, ist eine gänzlich andere. „Zen-Geist ist Anfängergeist" lautet ein bekannter Leitspruch des ZEN-Gelehrten Shunryu Suzuki (2000). Mit ihm wird ausgesagt, dass der Geist des Menschen so beschaffen sein sollte, dass er stets offen und aufnahmebereit für Neues und Unerwartetes ist. Das Gegenteil dieses Anfängergeistes ist derjenige, der mit unumstößlichen Gewissheiten und festen Wahrheiten so angefüllt ist, dass alle Dinge, die hierin nicht enthalten sind oder sogar widersprechen, keinen Eingang und keine Beachtung finden.

Einen Zugang zum Menschen mit Demenz kann jedoch nur derjenige finden, der sich einen Anfängergeist zu eigen macht und ihn pflegt. Dies bedeutet, auf die vermeintliche Sicherheit mancher fachlich-methodischer Gewissheiten verzichten zu können und eine permanente Offenheit für den Augenblick und die konkrete, sich stets wandelnde und unkalkulierbare Situation an den Tag zu legen.
Dies ist alles andere als einfach. Auf einem diffusen Terrain wird der Mensch stets versuchen, sich Orientierung zu verschaffen und hierfür entsprechende Einordnungssysteme und Techniken zu entwickeln. Diese schaffen Struktur, geben Sicherheit und lindern die Angst, sich zu verlieren. Gerade auch auf dem Feld der Demenz, das so fremdartig und angstmachend sein kann, ist dies gut zu verstehen. Vor diesem Hintergrund erklärt sich, dass Pflege- und Betreuungskräfte, zum Beispiel in Fortbildungen, immer wieder nach Klassifizierungssystemen verlangen, die in das nebulöse Phänomen Demenz Struktur bringen und klare Handlungsanweisungen anbieten sollen. Und derartige Klassifizierungssysteme werden auch zuhauf bereit gestellt, zum Beispiel in Form von Demenzstadieneinteilungen. Derartige Systeme machen das Unverständliche scheinbar überschaubar und bieten Sicherheit und Orientierung. Oder bieten sie vor allem Schubladen, die den Blick auf den konkreten Menschen mit Demenz und auf die spezielle Situation verstellen? Auch wenn Strukturhilfen nicht generell und für alle Situationen verdammt werden können, bergen sie erhebliche Gefahren.

Der Versuch, wichtige Erfahrungen, Beobachtungen und Untersuchungsergebnisse zu verallgemeinern, ist für alle Fach- und Wissenschaftsdisziplinen, also auch für die Pflege(wissenschaft), unerlässlich. Wenn diese Systeme jedoch den Charakter unerschütterlicher Wahrheiten erlangen, wird es gefährlich. Die Gefahr des Missbrauchs liegt auf der Hand. In der Praxis werden entsprechende Klassifizierungssysteme dann zu Krücken, mit denen nicht nur der Benutzer (hier: der Pflegende) sicheren Halt sucht, sondern oftmals leider auch die Chancen, die in einer unvoreingenommenen Betrachtung von Personen und Situationen liegen, erschlagen werden. Auf den Versuch, Brücken zum Menschen mit Demenz zu bauen, wird verzichtet.

Die Einzigartigkeit, die auch jeden Menschen mit Demenz prägt, wird negiert, wenn er nur als Dementer in einem bestimmten Stadium eines bestimmten Stadienmodells betrachtet wird. Jede dieser Stadieneinteilungen trifft klare Aussagen zum Verhalten, zum Erleben und zu den sogenannten Krankheitssymptomen des kategorisierten Dementen und verleitet dazu, sich ausschließlich an diesen bequemen Vorgaben zu orientieren.

Ähnlich verhält es sich mit dem Eingehen auf Situationen und dem Agieren im Alltag. Dass eine gut durchorganisierte Einrichtung mit ihren festen Zeiten und Plänen für Essen, Beschäftigung (Musik immer donnerstags zwischen 10:00 und 11:00 Uhr, Bewegungsübungen montags von 9:30 bis 10:30 Uhr!) und Ruhen den Bedürfnissen von Menschen (ob nun mit oder ohne Demenz) gerecht wird, glaubt vermutlich kaum noch jemand ernsthaft. Die in der Pflegewelt allgemein als zentral betrachtete Tagesstrukturierung wird von Muthesius und Ganß (2004) zu Recht kritisch hinterfragt. Geht es hier nicht um das Bedürfnis der Pflegenden oder der Institutionen nach Strukturierung?

Ist das eine also eine sich nicht hinter klugen Gewissheiten versteckende, sondern suchende Grundhaltung, die von Offenheit und Anfängergeist geprägt ist, ist das andere die Fähigkeit, unstrukturierte Situationen auszuhalten und sich in ihnen zu bewegen, die eine personenzentrierte Pflegekompetenz auszeichnet.
Bei MitarbeiterInnen, die nach jahrelanger „normaler" Berufspraxis plötzlich in einer stationären oder ambulanten Wohngruppe für Menschen mit Demenz arbeiten sollen, kann man sehr oft das Phänomen beobachten, dass sie – ohne dass hierzu eine Notwendigkeit bestünde – möglichst viel Struktur in den Alltag zu bringen versucht sind. Aufstehen, Mahlzeiten vorbereiten und einnehmen, Wäsche waschen und andere Haushaltstätigkeiten sollen nach Möglichkeit zeitlich eingeordnet stattfinden. Aktivitäten und Beschäftigung – vom alte Zeitungen anschauen bis zum Singen – ebenfalls und zudem als Gruppenaktivität. Dies entspricht schließlich auch dem Erlernten und Bewährten.

Was oft verspielt wird, sind die Chancen, die in konkreten kleinen Alltagssituationen liegen, die erfasst sowie spontan und flexibel aufgegriffen werden können. Aus einer konkreten Situation heraus mit einer Bewohnerin anfangen zu tanzen (Tanzen muss nicht nur beim Tanzcafé stattfinden!), mit zwei anderen zu singen (niemand muss auf die Musiktherapeutin und ihre Gitarre warten), einen witzigen Dialog über das Heiraten spontan zu einer verrückten Verkleidungsaktion weiterentwickeln (was ganz leicht möglich ist, wenn in der Einrichtung für solche Zwecke eine Verkleidungskiste vorhanden ist) oder aus einem anderen kurzen Gespräch über den Obstgarten in Mutters Garten eine Backaktion zu starten – dies alles sind Beispiele für spontanes und flexibles Agieren, das im unstrukturierten Raum stattfindet. Gefordert ist eine frei bewegliche Aufmerksamkeit, die ihr Augenmerk auf das Hier und Jetzt, die konkrete

Situation, Stimmung und Begebenheit richtet, und auf die trügerische Sicherheit fester Strukturen und stets planbarer Aktionen verzichtet. Was der konkrete Tag bringen wird, das kann ich weder am Tag zuvor, noch am Morgen desselben genau wissen. Natürlich muss (und kann sicherlich auch) nicht generell auf geplante Aktivitäten verzichtet werden, die praktisch angewendete Grundhaltung der frei beweglichen Aufmerksamkeit stellt aber ein Kernstück jedweder personenzentrierter Pflege dar.

In engem Zusammenhang mit ihr steht die grundlegende Kompetenz des Nicht-Funktional-Sein-Könnens, für viele Menschen eine der schwierigsten Fähigkeiten. Von der Leiterin einer Einrichtung mit Wohngruppen für Menschen wurde geschildert, dass man sich in den ersten Jahren immer wieder von Pflegekräften trennen musste, weil diese sich nicht in der Lage sahen, das Prinzip der Alltagsnormalität zu leben. Einfach abends entspannt mit den Bewohnern bei einem Glas Rotwein zusammenzusitzen und nichts zu tun, war ihnen nicht möglich. Stets wollten sie diese „unproduktive" Zeit lieber für das Abarbeiten vermeintlich wichtigerer Aufgaben oder die Realisierung definierter Pflegeziele nutzen. Nicht-funktional sein zu können, nicht immer spezielle Ziele mit einer Tätigkeit, einem Gespräch, einem Spiel oder eben auch mit dem Sitzen bei einem Glas Rotwein zu verbinden, ist aber Voraussetzung für eine Betreuung von Menschen, die diese eben als Menschen (und nicht als Patienten) wertschätzen will und die sich als Begleitung im Lebensalltag begreift.

Empathie, Neugier und Toleranz

Dass Empathie, also Einfühlungsvermögen gegenüber Menschen in einer so besonderen Lebenslage wie der Demenz, unverzichtbare Voraussetzung für jede Person ist, die beruflich oder familiär mit diesen in Kontakt steht, wird als selbstverständlich vorausgesetzt. Um mich in eine Person hineinfühlen nicht allein zu können, sondern auch zu wollen, benötige ich jedoch mehr als nur die sich aus meiner Funktion automatisch ergebende Aufgabe, diesen Menschen zu pflegen und zu betreuen. Im Expertenbericht zum Altenbericht der Bundesregierung wird davon gesprochen, dass es vorteilhaft sei, eine Neugier auf Menschen zu haben, die ganz anders denken und fühlen und deren Erleben jedoch nur in Grenzen erschlossen werden kann (DZA, 2002, S. 259).

Der Begriff „vorteilhaft" erscheint jedoch etwas untertrieben zu sein. Ohne Neugier auf Menschen mit Demenz und deren Erleben wird es kaum möglich sein, eine wirkliche Brücke zu ihnen zu bauen. In diesem Sinne ist die Neugier daher bei allen Betreuenden und Pflegenden unverzichtbar. Und wer erst einmal gelernt hat, in dem verwirrten älteren Menschen nicht nur einen defizitbehafteten Patienten zu sehen und versucht, empathisch in dessen Welt einzutauchen, dessen Neugier wird durch viele interessante und beglückende Erfahrungen belohnt werden.

Was sich hinter dem Verhalten und den Reaktionen eines Menschen mit Demenz verbirgt, erschließt sich uns nicht durch logische Argumentation und verbale Interaktion. So wie wir nicht vor einem Bild stehen und versuchen, es wissenschaftlich zu analysieren, sondern es intuitiv zu erfassen, müssen wir auch hier über Einfühlung hinter den Sinn kommen. Oevermann(1978) hat hierfür den Begriff des „hermeneutischen Fallverstehens" geprägt. Ignoriert man einmal das Wort „Fall" – denn es sollte nicht um das Verstehen von „Fällen" gehen, sondern um das von Menschen – dann ist damit eine weitere wichtige Kompetenz im Rahmen personenzentrierter Pflege benannt.

Doch neugierig auf den anderen zu sein und zu versuchen, mich ihm empathisch zu nähren, wird nicht ausreichen, wenn nicht auch eine „hoch entwickelte moralische Haltung, die von maximaler Toleranz für Menschen getragen ist, deren Wertvorstellungen und Lebensgewohnheiten den eigenen konträr entgegengesetzt sein können" (DZA, a.a.O., S. 259) hinzukommt. Gerade Menschen mit Demenz werden unsere Toleranz immer wieder hart auf die Probe stellen. Deutlich wird hier auch, dass die für den beruflichen Kontext der Pflege benötigten Kompetenzen wie eine maximale Toleranz allgemeine personale Kompetenzen darstellen, und eine Trennung zwischen mir als Privat- und als beruflich tätiger Person nicht möglich ist.
So wird die Pflegekraft, die auf der Heimfahrt von ihrem Dienst in einer Wohngruppe für Menschen mit Demenz über die flegelhafte Jugend und die stinkenden Punker in der U-Bahn verächtlich herzieht, kaum Toleranz für ihre Bewohner aufbringen, wenn diese sich bekleckern, unangenehm riechen oder frische Blumen zerrupfen.

Körperkompetenz und Kreativität

Pflege ist Körperarbeit. Dies wird jeder bestätigen, der seinen Körper durch zum Teil langjährige Arbeit – Grundpflege, Waschen, Heben – hart strapaziert oder gar ruiniert hat. Doch Pflege im Rahmen der Betreuung von Menschen mit Demenz ist vor allem in einem anderen Zusammenhang als Körperarbeit zu verstehen. Wo verbale Kommunikationsformen an Bedeutung verlieren, werden andere, nämlich körperbezogene Zugänge und Interaktionsformen unerlässlich:

„Pflege ist leibliche Arbeit, der eigene Körper wichtiges Instrument und Kommunikationsmittel. In der Regel haben Pflegende in ihrer Ausbildung keine Selbsterfahrung in (therapeutischer) Körperarbeit gewonnen und sind damit auf elementarer Ebene (körperbezogene Schlüsselkompetenzen) nicht auf die Arbeit mit Menschen mit Demenz vorbereitet" (Müller-Hergl, 2001, S. 122).

Man könnte fortfahren: Und sie werden auch in ihrer Berufspraxis nur selten in diesen Dingen qualifiziert. Obwohl die Erkenntnis, dass Menschen mit Demenz nicht primär, und oft auch gar nicht mehr, auf der Ebene der Sprache zu erreichen und zu verstehen sind, alles andere als neu ist, wird das von Müller-Hergl zitierte wichtige Instrument „Körper" nur sehr ungenügend eingesetzt.

Zur Körperkompetenz gehört auch der Umgang mit Mimik und Gestik, mit Körpersprache in all ihren Formen. Ich muss sowohl in der Lage sein, Mimik, Gestik und Tonfall des Menschen mit Demenz zu erfassen und zu interpretieren, als auch meine eigene Körpersprache gezielt einzusetzen. Sehr oft ist in Einrichtungen zu beobachten, dass man sich um eine freundliche Kommunikation mit den Bewohnern bemüht, diese aber zu verballastig ist und nicht mit der Körpersprache der Pflegekräfte harmoniert. Oder dass Bewohner, deren verbale Kommunikationsfähigkeiten erloschen sind und die auch in ihren sonstigen Körperfunktionen stark eingeschränkt sind, Gefahr laufen, sozial zu verkümmern.

Nonverbale und vorsprachliche Kommunikationsformen müssen von den Betreuenden beherrscht und gezielt eingesetzt werden können, weil ansonsten der Brückenbau zu einem großen Teil der Menschen mit Demenz gar nicht mehr möglich sein wird. Auch hier gilt, dass spezielle Kenntnisse und Fähigkeiten nicht Angelegenheit von Spezialisten bleiben dürfen, sondern in das Grundrepertoire pflegerischen Könnens und in die Alltagsvollzüge in Einrichtungen und Wohngruppen Einzug halten müssen. Basale Stimulation – um nur ein Beispiel zu nennen – ist dann keine spezialisierte Dienstleistung für einzelne Bewohner, sondern zahlreichen Tätigkeiten zugrundeliegendes Prinzip: So wird beispielsweise das Essen nicht länger als obligatorische Nahrungsaufnahme, sondern als basale Stimulation begriffen und gestaltet (Biedermann, 2003).

Der Körper wird schließlich nicht mehr als die dem Geist nur dienende stoffliche Hülle betrachtet, sondern in seinen in unserem Kulturkreis systematisch vernachlässigten Potenzialen und Ressourcen als Medium der Kommunikation und Interaktion, des Fühlens und Erlebens erkannt und gewürdigt.

Kreativität, ebenfalls eine Kernkompetenz der personenzentrierten Pflege, kann zum einen im Zusammenhang mit Phantasie als notwendige Voraussetzung beim stets geforderten experimentellen Lösen von Problemen betrachtet werden (DZA a.a.O. S. 259 / Borutta, 2000, S. 151-152). Diese Form der Kreativität wird in der Tat benötigt, weil nicht berechen- und planbaren Verhaltensweisen und Problemen nicht mit standardisierten Reaktionen begegnet werden kann.

Im Kontext dieses Buches ist jedoch auch damit gemeint, dass ich als Pflegender die kreativen, also schöpferischen Potenziale bei dem Menschen mit Demenz erkennen und als Zugangsweg und Form der Kommunikation und Interaktion nutzen kann.

Bei Dementia Care Mapping-Auswertungen in Einrichtungen der Demenzbetreuung fällt oft das Fehlen oder die nur sehr geringe Ausprägung der Verhaltenskategorie E (=Selbstausdruck und Kreativität) auf. Es geschieht zuwenig Kreatives.

Von Pflegenden wird oft Kritik an den klassischen Kreativangeboten in den Einrichtungen geübt. In der Tat ist zu bezweifeln, ob das Malen mit Windows-Colours oder Papierbastelarbeiten für ältere und demente Menschen biografisch untersetzte und hohes Wohlbefinden erzeugende Aktivitäten darstellen. Für alle mit Musik zusammenhängenden Aktivitäten trifft dies jedoch fast immer zu.

Dass auch Menschen mit Demenz zu kreativen Ausdrucksmöglichkeiten in der Lage und auch bereit sind, zeigen zahlreiche Beispiele (vgl. Ganß, 2004/ Stein, 2004).

Die Frage ist jedoch, was unter einer kreativen Aktivität verstanden werden soll. Ein Beispiel aus der Praxis:

Während eines Seminars über kreative Zugangswege zu Menschen mit Demenz schilderte die Mitarbeiterin einer Wohngemeinschaft, wie sie wenige Tage zuvor mit den Bewohnern in Vorbereitung des Osterfestes entsprechende Dekoration vorbereiten wollte. Vier von acht Bewohnern hatte sie zur anfänglichen Mitwirkung bewegen können. Während eine einzige Person tatsächlich auch Eier ausgeblasen und dann mit Hilfe der Betreuerin bemalt hatte, schauten zwei andere letztendlich nur teilnahmslos zu. Die vierte im Bunde reagierte jedoch völlig anders: Sie zerschlug mit der flachen Hand die Eierschalen und kehrte die Eierschalenstückchen auf dem Tisch zusammen. Die Mitarbeiterin schilderte diese Begebenheit als Beleg für das vergebliche Bemühen, Menschen mit Demenz zu kreativen Aktivitäten zu motivieren. In der anschließenden Diskussion war man sich schnell einig, dass Eier ausblasen und bemalen – abgesehen von der Frage nach den Fertigkeiten, die dies erfordert – in der Tat nicht unbedingt das Bedürfnis der Bewohner treffen mag. Schließlich fragte der Trainer nach, ob sich hinter dem Verhalten der vierten Person vielleicht eine kreative Ausdrucksmöglichkeit verbergen könnte. Obwohl die Mitarbeiterin zugeben musste, dass sich die Bewohnerin bei dieser Aktivität keinesfalls aggressiv oder gelangweilt verhalten hätte, reagierte sie trotz längerer Diskussion vehement ablehnend gegen die Vorstellung, das Zerschlagen von Eierschalen und Zusammenkehren der Schalen könnte in irgendeiner Weise gar keine destruktive, sondern unter Umständen sogar eine kreative Ausdrucksform darstellen.

Hier wird deutlich, wie stark unsere Vorstellungen – in diesem Fall von Kreativität – von den Normen der sogenannten normalen Erlebenswelt geprägt werden. Wollen wir jedoch Zugänge zum Menschen mit Demenz schaffen, benötigen wir größere Phantasie auch im Erkennen und Deuten erst einmal befremdlicher oder eher mit negativen Attributen versehener Ausdrucksformen. Nicht allein das Eierzerschlagen, sondern auch das „Herummanschen" mit Kaffee und Kuchen auf dem Tisch oder das Zerreißen von Papier und Verstreuen der Schnipsel im Raum könnte dann neben anderen möglichen Bedeutungen situationsbezogen auch als kreativer Ausdruck eines Menschen gewertet werden. Dies erfordert von den Betreuenden ein Umdenken und eine sensible Wahrnehmung ähnlicher Situationen.

Jedoch: Mit dem Erkennen allein ist es nicht getan. Schöpferische Aktivitäten sind eine Ressource und potenziell in der Lage, Wohlbefinden, Anerkennung und Identität zu stiften. Kreative Kompetenz der Pflegenden bedeutet daher auch, die Impulse des Menschen mit Demenz wahrzunehmen und unterstützend zu begleiten.

Für manchen mag dies noch eine befremdliche Vorstellung sein, aber nimmt man dies ernst, müssten Pflegekräfte, die mit ihren Bewohnern genüsslich Lebensmittel auf dem Tisch verschmieren oder Zeitungen zerreißen, durchaus keine Einzelerscheinung bleiben.

Humor und Langsamkeit

Öfter als noch vor einigen Jahren, aber immer noch eher unter dem Aspekt „Randthema" wird über Humor in der Pflege gesprochen und geschrieben. Mal wird er lapidar mit einem einzigen Satz als für alle Seiten stressmindernd abgehandelt (DZA, a.a.O., S. 260), mal stellt er gleich ein Pflege- (Bischofsberger, 2001) oder gar ein therapeutisches Konzept dar (Lotze, 2003).

Humorvolle Situationen zu erfassen, sie zuzulassen und selbst auch humorvoll sein zu können, stellt eine wichtige Kompetenz im Rahmen personenzentrierter Pflege dar. Die von Borutta (a.a.O. S. 148) in den bundesdeutschen Altenhilfeeinrichtungen festgestellte stark moralisierte Heiterkeits-Sterilität dürfte im Bereich der Demenzpflege noch einmal eine deutliche Steigerung erfahren. Wer Demenz ausschließlich als grauenvolle Katastrophe und Leid bringendes Übel betrachtet (vgl. hierzu Wißmann, 2004, (a)), wird dem Humor kaum eine Daseinsberechtigung zugestehen können.

Humor gehört jedoch zum menschlichen Leben – und somit auch zum Leben in der Demenz. Eine Situation im Unterricht an einer Pflegeschule: Der Dozent zeigt den Film „Der Tag, der in der Handtasche verschwand", ein Film, der erfahrungsgemäß immer Betroffenheit bei den Zuschauern auslöst. Einige angehende Krankenschwestern müssen bei einzelnen Szenen immer wieder auflachen. Unsichere Blicke wandern zum Dozenten: Darf man bei so einem ernsten Thema lachen? Man darf, der Dozent signalisiert die „Erlaubnis" und es kommt zu einer angeregten Diskussion über Humor und Demenz.

Dieses Beispiel dokumentiert die Schwierigkeit im Umgang mit dem Thema Humor. Wird in dem oben genannten Dokumentarfilm auch vieles gezeigt, was Betroffenheitsgefühle erzeugen muss, gibt es doch auch mehrere Szenen, in denen die verwirrte Protagonistin Schlagfertigkeit und Witz an den Tag legt. Sie ist eben nicht nur verwirrt, orientierungslos, verzweifelt und auf der Suche, sondern sie verfügt auch noch über Ressourcen!

In der Praxis treffen wir immer wieder auf vorder- oder hintergründigen, oft situationsbedingten Humor bei Menschen mit Demenz. Sich auf diesen positiven und lebensbejahenden Impuls und diese Fähigkeit des Menschen einzulassen und sie zu fördern, selbst auch humorvoll sein zu können und Atmosphären zu schaffen, dies stellt keine Rand-, sondern eine wichtige Kompetenz und auch eine Kraftquelle für alle Betreuenden dar. In diesem Verständnis hat Humor etwas mit der Authentizität der Pflegeperson zu tun und nicht mit einem therapeutischen Konzept.

Sich auf das Tempo des anderen einzulassen ist eine Hauptforderung professioneller Pflege – aber nur selten gelebte Realität. Pflegeheime stellen oftmals einem Bahnhof vergleichbare Einrichtungen dar: Während der Regionalzug sich gerade langsam schnaufend auf den Weg macht, braust ein Intercity-Express in rasantem Tempo an ihm vorbei. Die Fahrgäste im Regionalzug haben keine Chance, in dem anderen Zug Menschen in ihren Abteilen zu erkennen und anzuschauen.

Unterschiedliche Tempi zwischen dem Bewohner und der Betreuungskraft führen zu dem selben Ergebnis: Echte Kommunikation wird unmöglich, der Bewohner fühlt sich nicht wertgeschätzt und oft wird ihm durch das hohe Tempo der Pflegekraft auch noch die Möglichkeit genommen, Dinge zu tun, die er eigentlich aus eigener Kraft tun könnte. In der personenzentrierten Pflege wird dies als „Überholen" und „Entmächtigen" bezeichnet.

Menschen mit Demenz haben ihr ganz eigenes, im Vergleich zur sogenannten Normalwelt sehr langsames Tempo. Nicht der Mensch mit Demenz muss sich der betreuenden Person, sondern diese muss sich dem Tempo des dementen Bewohners anpassen. Es muss zu einer generellen Entschleunigung aller Handlungen kommen. Für die Pflegekräfte steht die Entdeckung der Langsamkeit auf der Tagesordnung. Langsames und dem Tempo der Bewohner angepasstes Agieren muss in Fleisch und Blut übergehen. Dies kann dann als notwendige Kompetenz für den beruflichen Alltag begriffen werden, aber auch als eine Fähigkeit, die Pflegende von den Menschen mit Demenz erlernen und in ihr Leben übertragen können. In einer immer stärker auf Schnelligkeit und Oberflächlichkeit getrimmten Umwelt ist dies sicherlich nicht das schlechteste.

Selbstreflexivität

Seine Arbeit und sein Verhalten, seine Interaktionsmuster und seine möglichen Verstrickungen kontinuierlich zu hinterfragen, Kritik zu ertragen und sich selbstkritisch zu beleuchten, dies und noch mehr könnte man mit dem Begriff der Selbstreflexivität benennen. Ohne Zweifel ist diese Kompetenz in der Pflege, ganz besonders jedoch im Umgang mit Menschen mit Demenz, von höchster Bedeutung.

Die Begleitung von Menschen mit Demenz fordert von den BegleiterInnen etwas sehr Schwieriges: Sie müssen sich ganz auf den älteren Menschen einlassen und sich ihm als eine primäre Bindungsperson zur Verfügung stellen. Nicht die erlernte „professionelle Distanz", die in einem Bereich wie der klassischen Psychiatriepflege angezeigt sein mag, ist hier gefragt, sondern die Geborgenheit vermittelnde „warme Sorge" (Buijssen, zitiert nach DZA, a.a.O. S. 259). Als Pflegeperson muss ich mich also auf eine große Nähe zu anderen Personen einlassen können und diese mit Seele, Körper und Kopf leben.

Nicht jeder wird hierzu bereit und in der Lage sein. Doch gerade demjenigen, der die „mütterlich-expressiven" Anteile der Pflege (Müller-Hergl, a.a.O. S 123) zu leisten fähig ist, drohen Gefahren.
Aus emotionaler Nähe kann leicht die Unfähigkeit werden, sich gleichzeitig auch zu distanzieren. Pflegekräfte, die nicht mehr abschalten und sich von den Problemen der betreuten Person nicht mehr lösen können, sind das Ergebnis.

Im emotional dichten Umgang mit anderen Menschen können unbewusst Übertragungsvorgänge stattfinden. Gefühle, auch Schuldgefühle gegenüber den eigenen Eltern mögen dann beispielsweise mein Handeln als Pflegekraft gegenüber einer Person bestimmen, die mich unbewusst an meine eigene Familienangehörige erinnert. Wenn als Kompetenz von den Betreuenden der Verzicht auf Machtausübung gefordert wird (Stiftung Schönholzer Heide, a.a.O.), setzt dies voraus, dass ich auch in der Lage bin, auf die Ausübung von Macht über eine andere Person ausgerichtete Impulse in meinem pflegerischen Tun zu erkennen und zu reflektieren.
Supervision, die im beruflichen Pflegekontext leider immer noch zu oft auf Ablehnung stößt, Selbstreflexion im Team (Intervision) und multiperspektivische Fallarbeit (Hennig, 2004) stellen hilfreiche Mittel dar, mit denen die (selbst)reflektierenden Praktiker/innen ihre schwierige Aufgabe in der Begleitung von Menschen mit Demenz bewältigen und gestalten.

Basiskompetenzen sind Basiskompetenzen. Sie sind die Grundlage allen Tuns. Neben ihnen gibt es weitere Kompetenzen, die erforderlich sind. Wer in der Demenzpflege tätig ist, muss in der Lage sein, in multiprofessionellen Teams zu arbeiten. Auch sind gute Kenntnisse über die Demenz und diagnostische Verfahren erforderlich. Betreuungsansätze wie Validation, Milieutherapie und basale Stimulation sollten nicht nur kennengelernt, sondern auch erlernt werden. Dies alles kann in guten Fort- und Weiterbildungen erfolgen. Doch ohne ein sicheres Basis-Kompetenz-Fundament bleiben spezialisierte Demenzkenntnisse abstraktes Wissen und Validation oder basale Stimulation pure Technik.

Auf dem Weg zur Entprofessionalisierung?

Eine Fachtagung zum Thema Demenz. Die Frage lautet: Was kann und muss professionelle Pflege in der Betreuung demenzkranker Menschen leisten? Es werden Zahlen zur Prävalenz der Demenz und zur Verteilung der unterschiedlichen Demenzformen demonstriert. Standards, Leitlinien und verbesserte Pflegeplanungs- und Dokumentationssysteme für die Demenzpflege werden gefordert, es ist die Rede von Qualitätsmanagement und von Ethikmanagement!
Der Beitrag eines Teilnehmers, in dem von Anfängergeist, Umgang mit Nicht-Wissen, Nicht-Funktional-Sein-Können und Pflegekräften als primären Bindungspersonen die Rede ist, scheint hier nicht hin zu passen. Bei einigen Personen entsteht der Verdacht, was hier gefordert wird, könne den Anfang vom Ende der Professionalisierung beruflicher Pflege und ein Zurück zur klassischen karitativen Pflege bedeuten.

Ist diese Angst vielleicht begründet? In den zurückliegenden Jahren hat die berufliche Pflege große Schritte in Richtung auf ihre verstärkte Professionalisierung unternommen. Kein Mensch kann natürlich ein Interesse daran haben, diesen Prozess zurückzuschrauben.

Jedoch scheint es so, als ob von mancher Seite Professionalität im beruflichen Handeln zunehmend missverstanden wird als Entwicklung von immer neuen Standards, Klassifizierungssystemen, Planungs- und Kontrollinstrumenten. Dieses Denken bewegt sich konform zu dem in unserem Kulturkreis gültigen Wissenschaftsmodell, das glaubt, durch eine immer stärkere Aufschlüsselung und Kategorisierung des jeweiligen Untersuchungsgegenstandes dessen Kern zu erreichen – und es nicht schafft, weil man den Wald vor lauter Bäumen nicht sieht.
Ein Denken, wie es in dem folgenden Zitat zum Ausdruck kommt, entspricht vielleicht einem Professionalitätsverständnis, wie dem beschriebenen, es bleibt aber zu bezweifeln, ob hiermit ein echter Zugang zu den Menschen mit Demenz geschaffen und eine personenzentrierte Pflege erreicht werden kann.

„Er (der Pflegeprozess) bietet als Instrument zur Umsetzung eines Pflegemodells, mit seinem spezifischen Ordnungssystem (ATL, AEDL...) die „Landkarte", mit der sich die Profession Pflege durch die „Landschaft" Mensch bewegt" (Gall/Weber, 2003).

Das Gegenteil eines solchen Professionsverständnisses ist natürlich nicht der Verzicht auf zielorientiertes pflegerisches Handeln, kein unreflektiertes Aus-dem-Bauch-heraus-Handeln.

Doch darf es nicht passieren, dass die Reaktion auf eine schwer verständliche und diffuse Wirklichkeit wie die Demenz in der Errichtung von Sicherheit suggerierenden Denkgefängnissen und dem Verschanzen hinter immer ausgeklügelteren Instrumenten und Werkzeugen besteht, wenn dadurch der Brückenbau zum Menschen mit Demenz erschwert oder verhindert wird.

Nicht die Entprofessionalisierung, sondern die Entwicklung eines anderen Professionalisierungsverständnisses kann hier einen Ausweg aufzeigen. Napiwotzky (1998) formuliert ein solches Professionalisierungsmodell. Pflege definiert hier die Beziehungsarbeit als ihre Kernaufgabe und „mütterliche" Fähigkeiten als ihre Kernkompetenzen. Das Modell orientiert sich dabei keineswegs an dem traditionellen Bild von Mütterlichkeit, das durch selbstlose Aufopferung für andere gekennzeichnet ist. Auch sind die hier beschriebenen mütterlichen Kompetenzen nicht etwa ausschließlich Frauen vorbehalten.
Als die vier grundlegenden mütterlichen Kompetenzen werden das umfassende Wahrnehmen von Lebenszyklen, die Kooperation, die Kommunikation und das Schutz geben beschrieben. Von Napiwotzky als ein allgemeines Modell der Professionalisierung beruflicher Pflege formuliert, bietet es gerade in Bezug zur Begleitung von Menschen mit Demenz wichtige Ansatzpunkte und Übereinstimmungen mit dem Ansatz personenzentrierter Pflege.

Hier wie dort stellt die Beziehungsarbeit die Kernaufgabe dar. Alle anderen Tätigkeiten – von der Grundpflege bis zur Unterstützung beim Essen – sind Ausdruck von Beziehungsarbeit (a.a.O., S. 279). Der Mensch wird nicht auf seine Krankheit reduziert, sondern als Einheit von Geist, Körper und Seele betrachtet, der mit Wertschätzung zu begegnen ist. Die mütterlichen Kompetenzen stellen eine Basis dar, auf deren Grundlage die Pflegekraft sich dem Menschen mit Demenz als primäre Bindungsperson zur Verfügung stellen kann. Vor allem bietet ein solches Verständnis von Pflege den Betreuenden die Legitimation für ein Handeln, das viele von Ihnen heute immer noch als ein Nicht-Handeln oder ein unprofessionelles Handeln missverstehen, so zum Beispiel das mit keinerlei Funktion verbundene Sitzen und Händchenhalten mit Bewohnerinnen einer Einrichtung.
„Sie brauchen nicht das ungute Gefühl zu haben, sich vor der „eigentlichen" Arbeit zu drücken"..."(und es wird deutlich, d.V.) dass die „Selbstverständlichkeiten" oder „Banalitäten" eine ganze Menge Denkvermögen und Kompetenz umfassen" (Napiwotzky, a.a.O. S. 279).
Und um diese „Selbstverständlichkeiten" und „Banalitäten" geht es letztendlich.

> „Was ich von Menschen mit Demenz lernen kann?" Die Pflegekraft überlegt einen Moment und lächelt. „Nun, ich habe durch meine Arbeit hier in der Wohngruppe sehr viel von den Bewohnern gelernt. Ich sehe heute manches, was früher für mich wichtig war, gar nicht mehr als wichtig an. Ich konzentriere mich stärker auf das Heute und den konkreten Moment. Ich genieße mein Leben mehr. Ja, ich kann sagen, mein Leben hat sich durch die Arbeit hier verändert." (Pflegekraft in einer Fortbildungsveranstaltung)

Literatur:

Markus Biedermann
Essen als Basale Stimulation
Hannover, 2003

Iren Bischofsberger
Humor als Pflegekonzept
In: Rolf D. Hirsch/Jens Bruder/Hartmut Radebold (Hrsg.): Heiterkeit und Humor im Alter
Kassel, 2001

Manfred Borutta
Pflege zwischen Schutz und Freiheit. Das Selbstbestimmungsrecht verwirrter alter Menschen
Hannover, 2000

Deutsches Zentrum für Altersfragen (DZA)
Expertisen zum Vierten Altenbericht der Bundesregierung, Band III
Hochaltrigkeit und Demenz als Herausforderung an die Gesundheits- und Pflegeversorgung
Hannover, 2002

Silke Gall/Michael Weber
Demenz – den Pflegeprozess nicht vergessen!
In: Alice-Salomon-Fachhochschule-Berlin Tagungsreader: Fachtagung Begegnungen in einer verrückten Welt
Berlin, 2003, S. 15

Michael Ganß
Das offene Atelier
In: Peter Wißmann (Hrsg.): Werkstatt Demenz, Hannover, 2004

André Hennig
Multiperspektivische Fallarbeit
In: Peter Wißmann (Hrsg.): Werkstatt Demenz, Hannover, 2004

Holger Jenrich
Die Magie der Küche
In: Altenpflege 12/2000

Thomas Klie
Wohngruppen für Menschen mit Demenz
Hannover, 2002

Eckhard Lotze
Humor im therapeutischen Prozess
Bern/Göttingen/Toronto/Seattle, 2003

Christian Müller-Hergl
Personen – Programme – Prozeduren
Perspektiven einer Weiterbildung für Demenzpflege und Gerontopsychiatrie im Praxisverbund
In: Tackenberg/Abt-Zegelin (Hrsg.): Demenz und Pflege
2000, Frankfurt am Main)

Dorothea Muthesius/Michael Ganß
Interventions- und Kommunikationsformen
In: Peter Wißmann (Hrsg.): Werkstatt Demenz, Hannover, 2004

Anne-Dorothea Napiwotzky
Selbstbewusst verantwortlich pflegen – Ein Weg zur Professionalisierung mütterlicher Kompetenzen, 1998, Bern

U. Oevermann
Probleme der Professionalisierung in der berufsmäßigen Anwendung sozialwissenschaftlicher Kompetenz: einige Überlegungen zu Folgeproblemen der Einrichtung berufsorientierter Studiengänge für Soziologen und Politologen, Ms Frankfurt (nach Weidner 1995, 49)

PC-Bibliothek
München, 2001

Wolf Stein
Integrative Therapie
In: Peter Wißmann (Hrsg.): Werkstatt Demenz, Hannover, 2004

Stiftung Schönholzer Heide
www.stiftung-schoenholzer-heide/index10.htm

Shunryu Suzuki
Zen Geist – Anfänger Geist
Berlin, 2000

Katja Thimm
Kommune des Vergessens
In: Der Spiegel, 37/2003, S. 176-182

Peter Wißmann
Die Begleitkultur
In: Peter Wißmann (Hrsg.): Werkstatt Demenz, Hannover, 2004

BUCH 1   NEUE KULTUR IN DER BEGLEITUNG

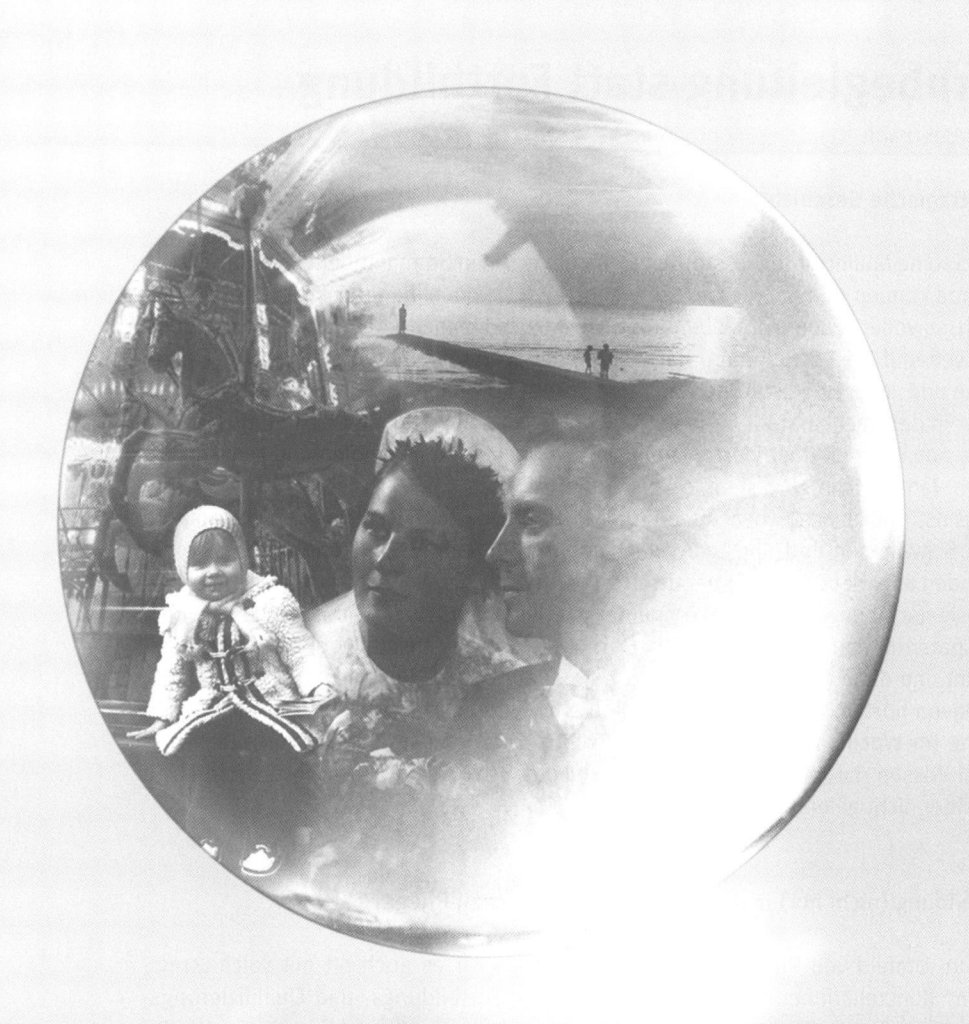

Lernbegleitung statt Fortbildung

Peter Wißmann

BUCH 1   NEUE KULTUR IN DER BEGLEITUNG

Lernbegleitung statt Fortbildung

Peter Wißmann

Eine tragische Geschichte

Sabine Müller ist tot. Gestorben an einem warmen Sommerabend. Ertrunken. Die Freunde können es nicht fassen. Sabine tot – wo sie doch immer so fröhlich, so dynamisch, so voller Lebens- und Abenteuerlust war. Und immer bereit, sich auf Neues einzulassen und Neues zu lernen. Hatte sie in den letzten Monaten nicht immer ausgelassen und voller Begeisterung von ihrem Kurs „Schwimmen" bei einem Fortbildungsträger in der Nachbarstadt berichtet? Obwohl sie es als Kind nie erlernt hatte, wollte sie es nun mit weit über vierzig Lebensjahren doch noch nachholen und schwimmen lernen. Jede Woche ging sie nach der Arbeit noch zu den Vorträgen an dem Fortbildungsinstitut, lauschte den Ausführungen über physiologische Bewegungsabläufe beim Schwimmen und über die verschiedenen Schwimmtechniken und teilte ihren Freunden am abendlichen Stammtisch begeistert ihr neues Wissen mit. Eines abends kam sie nach dem Lehrgang nicht mehr nach Hause zurück. Die Polizei fand sie einen Tag später im nahegelegenen Fluss. Ertrunken. Sabine musste wohl am Ufer ausgerutscht und dann ins Wasser gestürzt sein. Eine tragische Geschichte, befanden alle, die davon hörten. Tragisch, weil es grade eine Person getroffen hatte, die sich doch Woche für Woche so intensiv mit dem Thema Schwimmen auseinandergesetzt und soviel Wissen darüber erworben hatte. Nur das Schwimmen, das Schwimmen hatte sie leider nicht gelernt!

Fortbildung (nicht nur) in der gerontopsychiatrischen Pflege

Im Umfeld von Pflege und Betreuung haben wir es auch oft mit solch „tragischen" Konstellationen zu tun. Das Angebot an Fortbildungs- und Qualifizierungsmaßnahmen ist riesig, immer mehr Anbieter von Lehrgängen und Seminaren offerieren ihre Dienstleistungen.
Dieses stetig wachsende Angebot entspringt einem ebenfalls kontinuierlich ansteigenden Bedarf an Qualifizierung im Feld sozialer und gesundheitlicher Dienstleistungserbringung. Beruflich tätige Helfer/innen – aber auch familiär Helfende und bürgerschaftlich engagierte Menschen – wollen ihr Wissen erweitern, um in ihrem Praxisfeld bestehen zu können. Und sie müssen es auch, um mit den dort relevanten und sich stetig wandelnden Bedingungen Schritt halten zu können. Dies gilt auch für die Träger und die Verantwortlichen in Einrichtungen der Gesundheitsversorgung. Die Qualität der Dienstleistungen und damit auch die Chancen, sich auf dem Pflegemarkt behaupten zu können, hängt entscheidend von der Qualität der „Ressource Mitarbeiter" ab. Dies betrifft nicht allein die Frage nach den Berufsabschlüssen und Qualifi-

kationen, die von den Mitarbeitern in ein Unternehmen mitgebracht werden. Gemeint ist hier vor allem die Möglich- oder auch Unmöglichkeit, sein praxisrelevantes Wissen und Können kontinuierlich weiterzuentwickeln und zu erweitern. Daher muss von Seiten der Träger ein hohes Interesse an kontinuierlicher Fortbildungsarbeit existieren. Oftmals entspringt dieses Interesse aber auch weniger fachlichen Erwägungen, sondern eher der Erfordernis, gesetzlichen und leistungsrechtlichen Vorgaben Genüge tun zu müssen (z.B. Anforderungen an Pflegedienstleitungen).

In jedem Fall aber werden Jahr für Jahr von Einrichtungen und Trägern sowie auch von beruflichen Helfer/innen, die sich individuell weiterqualifizieren möchten, große Geldsummen für Fortbildungsmaßnahmen ausgegeben. Doch weder die Zahl der Fortbildungsangebote und -anbieter noch die der Fortbildungskunden und der aufgewendeten finanziellen Summen ist allein aussagekräftig. Entscheidend ist letztendlich die Wirkung und der reale Nutzen von Fortbildung. Und hier müssen kritische Nachfragen erlaubt sein. Zahlreiche Geschäftsführer fragen sich mit Blick auf ihre Einrichtung, wozu denn die hohen aufgewendeten Finanzmittel für Fortbildungsmaßnahmen nützlich gewesen sein sollen, so gering erscheinen im Einzelfall die sich hieraus ergebenden Veränderungen und Verbesserungen in der Praxis. Viele Mitarbeiter/innen machen immer wieder die Erfahrung, dass sie am Ende eines Seminars das Gefühl haben, in keiner Weise vorangekommen, sondern eher Zeit verschenkt zu haben. Bei manchem führt dies sogar zu einer ausgewiesenen Fortbildungsmüdigkeit und -abneigung. Wenn die Erfahrung gemacht wird, dass eine Pflegekraft bereits drei verschiedene Fortbildungsveranstaltungen zum Thema Validation besucht hat, ihre tägliche Arbeit jedoch keine validierenden Prinzipien aufweist, stellt sich die Frage nach der Qualität der Fortbildung. Gefragt werden muss: Was ist das für eine Art von Fortbildung, wie versteht sie sich und was vermittelt sie in welcher Weise?

Unverkennbar ist, dass Fortbildungskonzepten bewusst oder unbewusst überwiegend ein Lernverständnis zugrunde liegt, das Lernen als kognitiven Akt versteht, in dem es primär um die Informationsaufnahme und -verarbeitung geht. Der Mensch wird hier als eine Art Trichter betrachtet, in den für relevant befundene Informationen – die Seminarinhalte – didaktisch und methodisch professionell aufbereitet eingespeist werden. Die neuen Informationen werden dann in Beziehung zu bereits gespeicherten Daten und Erfahrungen gesetzt, neu abgespeichert und können nun jederzeit abgerufen und in Handlung umgesetzt werden.

„Dem kognitivistischen Modell menschlichen Erkennens und Lernens liegt das Menschenbild eines reflexiven Selbst zugrunde, das – zunehmend unabhängig von äußeren Stimuli und Einflüssen – sein Handeln zielgerichtet und bewusst steuert" (Holoch, 2002, S. 25). Lernen vollzieht sich vor allem sachbezogen und mental durch Deuten, Interpretieren und Begreifen.

Ein Blick auf die meisten Fortbildungsprogramme, hier bezogen auf das Praxisfeld der gerontopsychiatrischen Versorgung und speziell der Demenzpflege, belegt die Vormachtstellung eines solchen kognitiv orientierten Lern- und Lehrverständnisses. Wer sich für die Arbeit mit gerontopsychiatrisch veränderten Menschen „befähigen" möchte, absolviert im Idealfall einen der zumeist zwischen 120 und mehreren Hundert Stunden umfassenden Lehrgänge, wie sie zahlreich angeboten werden. Was ihn hier erwartet, ist zumeist eine von diversen Fachdozenten in wenig aufeinanderbezogenen Weise vollzogene Bearbeitung von Themenkomplexen. So erfährt man ein wenig über biologische und soziale Theorien des Alterns, über die Diagnostik der Demenz und der Depression, über Medikation, über nicht-medikamentöse Therapien[1] und über den Umgang mit Symptomen wie Weglauftendenz und aggressivem Verhalten von dementen Bewohnern. Doch es bleibt fast immer bei der Vermittlung von Wissenstatbeständen, deren Transfer in das Handeln durch die genannten kognitiven Verarbeitungsleistungen erfolgen soll.

Meist bleibt es dabei, dass der Seminarteilnehmer anschließend ungefähr weiß, worum es beispielsweise bei der Validation geht und diese im optimalen Fall sogar auf Nachfrage hin verbal darstellen kann, doch wird er kaum befähigt worden sein, auch validierend zu agieren. Hier kann es ihm leicht gehen wie Sabine Müller.

> Abschlusstag in einem Lehrgang Gerontopsychiatrisches Basiswissen, an dem 25 Pflege- und Betreuungskräfte aus ambulanten und stationären Einrichtungen teilgenommen haben. In 230 Stunden Unterricht sollten sie in die Lage versetzt werden, gerontopsychiatrische Handlungskompetenz insbesondere für die Arbeit mit Menschen mit Demenz zu erwerben. Die Auswertung der Evaluationsbögen aller Seminareinheiten hat erfreuliche Ergebnisse zum Vorschein gebracht. Bis auf wenige Ausnahmen wurden die Seminare als inhaltlich gut eingeschätzt, die Dozenten als kompetent, die Methodik und der Einsatz von Medien als abwechslungsreich. Selbstverständlich würden auch alle Teilnehmer den Lehrgang weiterempfehlen.
>
> Der Lehrgangsleiter bittet die Teilnehmer dennoch, die letzten beiden Seminarstunden mit ihm auch noch eine mündliche Auswertung vorzunehmen und Anregungen für weitere Lehrgänge dieser Art herauszuarbeiten. Nach einem eher stockenden Beginn entwickelt sich rasch eine lebhafte Diskussion. Immer stärker gewinnen plötzlich kritische Töne die Oberhand. Ohne die eigenen Aussagen in den Evaluationsbögen zurückzunehmen, werden nun ganz andere Aspekte thematisiert. Kaum einer der Teilnehmer hat den Eindruck, dass er auf der Handlungsebene tatsächlich kompetenter oder sicherer geworden sei. Der Zuwachs an theoretischem Wissen wird zwar bejaht, der Erfolg oder Nutzen der Maßnahme jedoch individuell an der Frage des (nicht-erfolgten) Praxistransfers

---

1 Bezeichnend für den vorherrschenden sehr stark medizinisch ausgerichteten Blick ist der Terminus „nicht-medikamentöse Therapien", unter dem beispielsweise Validation, basale Stimulation oder Milieutherapie verstanden werden und der bereits durch die Negation „nicht-" deutlich macht, was das eigentlich Wichtige und was das Nachrangige ist. Kein Wunder, dass die „nicht-medikamentösen Therapien" in den Curricula auch stets erst nach der umfassend behandelten Diagnostik und der Medikation/Medikamentenlehre auftauchen.

festgemacht. Eine Teilnehmerin: „Nicht, dass das hier schlecht war, manches konnte man ja wirklich lernen, was man vorher nicht so wusste. Aber irgendwie ...irgendwie müsste das alles ganz anders sein, irgendwie praktischer...irgendwie so, dass ich dann auch wirklich was bei mir im Heim anders machen kann...ich weiß ja auch nicht so genau!"

Eine andere Szene: Über zwanzig Vertreter von Aus-, Fort- und Weiterbildungseinrichtungen sitzen in einer Arbeitsgruppe zusammen. Sie wollen die inhaltliche Ausrichtung von speziellen gerontopsychiatrischen Qualifizierungsmaßnahmen vereinheitlichen und ein gemeinsames Rahmencurriculum erarbeiten. Einer Teilnehmerin geht es zu langsam voran. Sie moniert, dass so viele Leute ihre Zeit damit verschwenden sollen, über ein Curriculum zu diskutieren. Ein solches Curriculum bzw. einen entsprechenden Entwurf könne eine einzelne Fachperson doch schließlich in 15 Minuten am PC zusammenschreiben.

Eine andere Teilnehmerin widerspricht. Sie kritisiert, dass es mit einem Zusammenfügen von Themen, die allgemein als wichtig oder bewährt angesehen werden, nicht getan sei. Zu fragen wäre in der Arbeitsgruppe eben auch, was von den Fortbildungen letztendlich in der Praxis ankäme. Hierzu führt sie eine Untersuchung an, die von ihrem Institut kürzlich bei ehemaligen Teilnehmern der Weiter- und Fortbildungsmaßnahmen durchgeführt worden war. Das Ergebnis gibt Anlass zum Nachdenken: Die Qualität der Maßnahmen und die Qualität der Einrichtung werden sehr hoch bewertet. Eine erschreckend große Gruppe der Teilnehmer gibt jedoch auch an, dass die Maßnahmen auf ihre Arbeit keine konkreten Auswirkungen hatte.

Was nützt Fortbildung, wenn sie die Praxis nicht zu entwickeln und zu verändern hilft?

Die augenscheinliche Unwirksamkeit kognitivistischer Lern- und Lehrkonzepte hat auf wissenschaftlicher Ebene zur Formulierung alternativer Modelle und Projekte geführt. Diese beziehen sich jedoch überwiegend auf die Pflegeausbildung (vgl. hierzu beispielhaft Görres u.a., 2002) und weniger oder gar nicht auf die berufsbegleitende Qualifizierung.
Im Konzept des situierten Lernens finden wir einige zentrale Grundaussagen, die u.E. auch für die Fort- und Weiterbildung im pflegerischen Bereich von Bedeutung sind. Danach befindet sich Wissen nicht primär in den Köpfen von Menschen, sondern ist immer in einen sozialen Kontext eingebunden (situiert). Brauchbares Wissen ist immer eng gebunden an konkrete, reale Situationen. Gelernt werden kann von Experten dann, wenn diese ihr Wissen in oder in enger zeitlicher Nähe zu realen (Problem-)Situationen ihres Bereiches darstellen. Eine wichtige Rolle spielen Geschichten, zum Beispiel Fallgeschichten, denn diese transportieren etwas Allgemeines im Beson-

deren, ohne das Allgemeine so zu abstrahieren, dass es nicht mehr verstanden wird. Bedeutsam für einen gelingenden Wissenstransfer in die Praxis ist die ständige Herausforderung, das Erkannte und das Gekonnte mit den Perspektiven anderer (aus unterschiedlichen Kontexten) in Verbindung zu setzen (Holoch, a.a.O., S. 65-66).

Hier werden Aspekte thematisiert, die auf der Praxisebene berufsbegleitender Fortbildung in innovativen Ansätzen wie dem in diesem Kapitel vorgestellten Qualifizierungsmodell „Brücken bauen zum Menschen mit Demenz" oder der multiperspektivischen Fallarbeit (Hennig, 2004) ihren Niederschlag gefunden haben.

Gerade wenn es darum geht, eine neue Kultur in der Begleitung von Menschen mit Demenz zu entwickeln, auf dem Weg dorthin aktuell noch vorherrschende behindernde Sichtweisen abzulegen und sich spezifische, für eine personenzentrierte Pflege unerlässliche Kompetenzen anzueignen (vgl. Wißmann, 2004, (b)), wird dies nicht gelingen können, ohne dass gleichzeitig auch tradierte und überwiegend unwirksame Formen der Fortbildung und Qualifizierung überwunden würden.

Das Qualifizierungsprogramm „Brücken bauen zum Menschen mit Demenz"

Das Qualifizierungsprogramm „Brücken bauen zum Menschen mit Demenz", das hier beispielhaft für innovative Ansätze praxisbegleitender Fortbildung vorgestellt werden soll, basiert auf der Kritik klassischer Fortbildungskonzepte und greift die Erfahrungen, die in Einrichtungen und in ehemaligen Modellprojekten wie dem Berliner „Heidehof" (Wißmann, 2003) gemacht wurden, konstruktiv auf. Es findet seine praktische Anwendung sowohl in stationären (Pflegeheime, Wohngruppen) als auch in ambulanten Einrichtungen (Wohngemeinschaften)[2].

Dem Konzept liegen die folgenden Aussagen und Annahmen zugrunde:
- Fortbildung, die praxiswirksam sein will, muss auf die Bedürfnisse der jeweiligen Einrichtung und des jeweiligen Teams exakt „zugeschnitten" werden (Qualifizierung nach Maß statt von der Stange).
- Leitbild ist das Konzept der personenzentrierten Betreuung (Kitwood) und das hierin enthaltene Bild von der Demenz und von dem Menschen mit Demenz.
- Wissen ist nichts, was von außen in die Köpfe der Fortbildungsteilnehmer eingepflanzt werden muss. Pflegende tragen ein enormes intuitives Wissen in sich. Dieses gilt es fruchtbar zu machen (vgl. hierzu auch den Ansatz der Mäeutik, van der Kooij, 2003).
- Lehren und Lernen erfolgen induktiv, das heißt: vom Konkreten zum Allgemeinen.

2 Informationen zum Programm unter www.via-fortbildung.de

- Es geht weniger um Wissensvermittlung, sondern mehr um die Arbeit an Haltungen, Sichtweisen, Bildern und die Entwicklung neuer Blickrichtungen und Perspektiven.
- Wenn die Begleitung von Menschen mit Demenz vor allem Beziehungsarbeit ist, kann die eigene Person weder hier noch in der Fortbildung außen vor gelassen werden.
- Fortbildung versteht sich als Lernbegleitung von Menschen, Fortbildner als „Lernermöglicher".
- Fortbildung bedarf der Elemente des „Training on the job".
- Ziel von Fortbildung ist Praxisentwicklung und -veränderung.

Das Qualifizierungsprogramm beinhaltet fünf Module, die als Gesamtpaket (optimale Variante) oder als Kombination einzelner Bausteine zur Anwendung kommen.

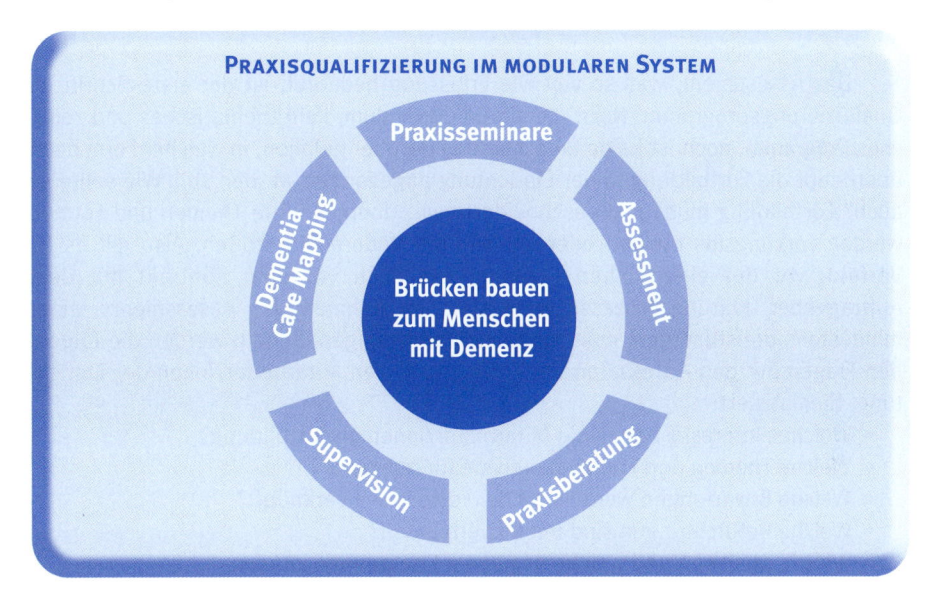

PRAXISQUALIFIZIERUNG IM MODULAREN SYSTEM

- Praxisseminare
- Assessment
- Praxisberatung
- Supervision
- Dementia Care Mapping

Brücken bauen zum Menschen mit Demenz

Assessment

> Ich betrete den kleinen Besprechungsraum, in dem mich schon zwölf Mitarbeiter/innen ein wenig erwartungsvoll und gleichzeitig ein wenig ängstlich erwarten. Der Träger des Pflegeheims ist an uns herangetreten, weil er eine spezielle Station für demente Bewohner einrichten und seine Mitarbeiter/innen für diese Aufgabe schulen lassen möchte. Die erste Viertelstunde, in der ich mich, unseren Träger und unser Konzept vorstelle, verläuft etwas steif. Man weiß noch nicht, was man von dem Ganzen halten soll. Später reden wir über gute und schlechte Erfahrungen mit Fortbildung. Die Atmosphäre wird entspannter, es entwickelt sich eine engagierte Diskussion. Als ich nach drei Stunden die Gruppe verlasse, ist das Eis schon lange gebrochen. Sowohl die Mitarbeiter/innen des Heims als auch ich haben nun eine Vorstellung, wie unsere gemeinsame Fortbildungsarbeit aussehen könnte.

Das Assessment, was so viel wie Erfassung bedeutet, ist der erste Schritt im Qualifizierungsprogramm. Noch steht kein Curriculum, kein thematisches und zeitliches Programm, noch ist keine Entscheidung darüber gefallen, in welcher Form denn überhaupt die Fortbildung in der Einrichtung angegangen werden soll. Wie sollte es auch? Fortbildung muss maßgeschneidert sein. Übergestülpte Themen und Formen werden wirkungslos bleiben oder müssen auf Widerstand stoßen. Also gilt es im Vorfeld, vor der eigentlichen Planung und auch vor dem Kontrakt mit dem Auftraggeber, Klärungsprozesse zu leisten. Im Rahmen des Assessments, einer mindestens dreistündigen, manchmal auch ganztägigen Einheit, werden die folgenden Fragen mit den Adressaten der Fortbildung, den Mitarbeiter/innen der Einrichtung, thematisiert:

- Welches Interesse haben die Mitarbeiter/innen an Fortbildung?
- Welche Themen und Fragen halten sie für relevant?
- Welche Erwartungen werden mit der Fortbildung verknüpft?
- Welche Befürchtungen sind mit ihr verbunden?
- Welche positiven und welche negativen Erfahrungen wurden bisher mit Fortbildung gemacht?
- Was brauchen die einzelnen Mitarbeiter/innen, um lernen zu können?
- Welche Erwartungen hat die Leitung/Geschäftsführung an die Fortbildung? Sind diese Erwartungen mit denen der Mitarbeiter/innen kompatibel? Wie lassen sich eventuell unterschiedliche Erwartungen und Anforderungen „unter einen Hut" bringen?
- Wie sehen die Mitarbeiter/innen ihre Einrichtung, ihre Arbeit und ihre Arbeitssituation?
- Welche beruflichen Voraussetzungen bringen die Mitarbeiter/innen mit? Welche Kompetenzen und speziellen Qualifikationen sind im Team vorhanden?

Das Assessment ist die Basis der eigentlichen Fortbildungsplanung und -gestaltung. Es reicht nicht, die Interessen und Bedürfnisse der eigentlichen „Endabnehmer", der Mitarbeiter/innen, zu erfassen. Zu klären ist auch, was der Auftraggeber, in der Regel der Träger einer einzelnen oder mehrerer Einrichtungen erwartet. Hier können Differenzen existieren. Diese müssen im Vorfeld besprochen und geklärt werden, da ansonsten keine effektive Fortbildung möglich sein wird.

Dementia Care Mapping (DCM)

> Feed-Back-Runde im Team einer Wohngruppe für demenziell veränderte Bewohner in einem Pflegeheim. Eine Woche zuvor habe ich hier ein Dementia Care Mapping durchgeführt. Ziel war es, Anhaltspunkte dafür zu gewinnen, wo das Team in seiner Arbeit steht und wo es Unterstützung in Form von Fortbildung und Qualifizierung benötigt. Die Teammitglieder werten die Ergebnisse meiner Beobachtungen aus. Dass sie gegenüber einzelnen Bewohnern des Öfteren etwas belehrend und pädagogisierend auftreten, dass sehen sie auch so, halten es aber für angebracht und möchten es eigentlich auch nicht ändern. Gleichwohl verabreden sie, sich mit dieser Frage noch einmal intensiver zu befassen. Bestätigen können sie die beobachtete Schwierigkeit, sich auf diejenigen Bewohner adäquat einzulassen, die sich ausschließlich non-verbaler Ausdrucksmöglichkeiten bedienen. Aus den Beobachtungsergebnissen schließen sie weiterhin, dass man sich mehr Gedanken über die Einbeziehung der Bewohner in Alltagstätigkeiten und über kreative Tätigkeiten – Musik, Singen, Gestalten und manches mehr – machen müsse. Schließlich wird auch formuliert, mehr über eine andere, aktivierende und auf die Bewohner stärker eingehende Art der Kommunikation erfahren zu wollen.
>
> Am Ende des Feed-Backs haben sich folgende Fortbildungswünsche herauskristallisiert: Körpersprache verstehen und anwenden, den Alltag als Ressource nutzen, kreative Zugänge zum Menschen mit Demenz und kreative Aktivitäten, Integrative Validation.
>
> Als wenige Wochen zuvor die selben Mitarbeiter befragt wurden, welche Themen sie gerne in zukünftigen Fortbildungsmaßnahmen behandelt sehen würden, hatten sie geantwortet: Das Krankheitsbild Demenz, Pflegedokumentation und Umgang mit Aggressionen.

Dementia Care Mapping stellt eine Methode dar, mit der das Wohlbefinden der Bewohner in Heimen und ambulanten Wohngemeinschaften (und das der Besucher in Tagespflegestätten) sowie die „Pflegequalität" aus der Perspektive personenzentrierter Pflege beobachtet und ausgewertet wird (Müller-Hergl, 2003). Die strukturierte Fremdbeobachtung ermöglicht dem Team der Betreuungskräfte eine Einschätzung darüber, „wo es steht". Anhand der Auswertung von individuellen und gruppenbezogenen Tätigkeit- und Wohlbefindlichkeitsprofilen der Bewohner können Maßnahmen und Veränderungen in der Betreuungspraxis diskutiert und entwickelt werden. Am Ende eines Feed-Backs mit dem Team steht jeweils die Erarbeitung eines konkreten Handlungsplans. Fast immer ergeben sich hierbei auch Konsequenzen für die Fortbildungsplanung.

Daher stellt das DCM im Qualifizierungsprogramm „Brücken bauen zum Menschen mit Demenz" einen eigenständigen Baustein dar, der sowohl Assessmentfunktion (Was wird benötigt?) als auch Evaluationsfunktion (Was hat sich wie entwickelt und verändert?) besitzt.

Eine DCM-Beobachtung und Auswertung ermöglicht wie kein anderes Instrument eine zielgenaue und maßgeschneiderte Ausrichtung von Qualifizierungsmaßnahmen und -prozessen. Sehr oft geschieht das, was im Eingangsbeispiel dargestellt wurde: Während bei einer normalen Abfrage der Fortbildungswünsche die Vorschläge in der Regel im Rahmen konventioneller und bekannter Themen verharren, ergeben sich aus der DCM-Auswertung fast immer für die Mitarbeiter/innen neue, bis dahin noch nicht gedachte Ansatzpunkte (was ja nicht bedeuten muss, die anderen Themen nicht auch aufzugreifen).

„Den Alltag als Ressource nutzen" wäre niemandem der Beteiligten im Vorfeld als Thema für die Fortbildung des Teams eingefallen. Die vom Mapper präsentierten Beobachtungen haben den Mitarbeiter/innen aber verdeutlicht, dass viele Bewohner über große Ressourcen verfügen, die jedoch im Alltag der Einrichtung kaum aufgegriffen werden. Einzelne Bewohner sind stark unterfordert. Zwar werden im Konzept der Einrichtung die Orientierung an Alltagsnormalität und hauswirtschaftlichen Aktivitäten besonders hervorgehoben, in der Praxis werden entsprechende Tätigkeiten jedoch fast ausschließlich von den Betreuungskräften erledigt und die Bewohner außen vor gelassen. Dieses zu ändern, neue Ideen zu entwickeln und zu erproben, den Alltag als Ressource zu entdecken und zu nutzen, wird daher von den Mitarbeiter/innen nach einer intensiven Diskussion als ein Wunsch für die praxisbegleitende Qualifizierung formuliert. Als ebenso wichtig wird die Frage, welche kreativen, sinnes-, gefühls- und körperbezogenen Zugänge zum Menschen mit Demenz möglich sind, erachtet. Auch dies soll Inhalt der Qualifizierungsmaßnahmen werden.

Was im Ergebnis der DCM-Auswertung als „Fortbildungsprogramm" entsteht, verfügt über entscheidende Vorteile:
Es stellt kein abstraktes, aufgesetztes Programm dar, sondern es entspringt einem gemeinsamen Diskussions- und Erarbeitungsprozess im Team und wird daher auch motivational getragen. Seine Praxisrelevanz ist augenscheinlich, ist es doch nicht aus fachlich-theoretischen Erwägungen, sondern aus einer Analyse der ganz konkreten Praxis „vor Ort" entstanden. Damit bietet es sowohl für die Mitarbeiter/innen als auch für die Fortbildner/Lernbegleiter, optimale Chancen im Hinblick auf einen angestrebten Praxistransfer.

Praxisseminare

Seminare, also speziell arrangierte Lernsettings, stellen einen weiteren Baustein des Qualifizierungsprogramms dar. Für den gemeinsamen Lernprozess bleibt es unerlässlich, sich gelegentlich für einen längeren Zeitraum zurückzuziehen und Zeit für eine intensive Auseinandersetzung mit speziellen Fragestellungen zu nehmen. Der Zeitumfang, die Häufigkeit und die räumliche Ansiedelung der Seminare kann nur in Abstimmung mit den Bedürfnissen und unter Berücksichtigung der organisatorischen Rahmenbedingungen der Einrichtungen bestimmt werden. Geht es in Fortbildungsveranstaltungen traditioneller Art vor allem um Wissensvermittlung und die Bearbeitung mehr oder weniger in sich abgeschlossener Themenblöcke, kann dies – wenn organisatorisch möglich – ohne Weiteres in zeitlich dichter Abfolge geleistet werden. Anders in einem Qualifizierungskonzept, das sich als prozesshafte Lernbegleitung mit Praxistransfer begreift. Hier stellen die Seminare nur einen von mehreren Bausteinen dar. Um Praxistransfer und -entwicklung zu ermöglichen, sind sowohl die Kombination mit anderen Bausteinen als auch zeitlich gestreckte Seminareinheiten notwendig. Zwischen den einzelnen Seminaren muss genügend Zeit für Reflexion, Erprobung und Sammeln neuer Erfahrungen zur Verfügung stehen.

Seminare, gleich ob sie als Inhouse-Maßnahme in Räumlichkeiten der Einrichtung beziehungsweise des Trägers oder in einem Fortbildungszentrum stattfinden, sind nie die Praxis selbst, sondern immer künstlich inszenierte Lernsettings. Gleichwohl können sie sich erheblich im Grad ihres Praxisbezugs und ihrer Praxisgestaltung unterscheiden. Im Qualifizierungsprogramm „Brücken bauen zum Menschen mit Demenz" wird der Anspruch, Praxisseminare zu gestalten in mehrfacher Weise einzulösen versucht.
Die Inhalte werden durch Beobachtung (DCM), Assessment und gemeinsame Problemdiskussion direkt aus der Praxis der Teilnehmer destilliert. Durch eine induktive Vorgehensweise – die Teilnehmer erhalten keine allgemeinen Informationen, die sie dann mit ihren Erfahrungen in Verbindung bringen sollen, sondern ihre Erfahrungen sind der Ausgangspunkt, von dem aus Verallgemeinerungen und theoretisches Wissen entwickelt werden – steht die reale Praxis immer im Mittelpunkt. Napiwotzky (1998, S.21) kritisiert zu Recht, dass den eigenen emotionalen Vorgängen und der Sprache des eigenen Körpers in der Pflege und in der Pflegeausbildung kaum Beachtung geschenkt wird. In Seminaren und anderen Veranstaltungen, die praxisverändernd wirken und für eine von starker Beziehungsdichte geprägte personenzentrierte Pflege qualifizieren wollen, kann die Illusion, man könne seine eigene Person außen vor lassen, nicht aufrecht erhalten werden. Die Reflexion der eigenen Handlungen, Gefühle, Abneigungen, Vorlieben und Widerstände spielt daher durchgängig eine wichtige Rolle. Wenn in der Begleitung von Menschen mit Demenz körper- und sinnesbezogene Interaktionsformen zentral sind, müssen die eigene Körpererfahrung und die praktische Erprobung non-verbaler Kommunikationsformen und kreativer

Ausdrucksmittel Bestandteile der Fortbildung sein. Im Vordergrund stehen Arbeitsformen, die Handlungs-, Erprobungs- und Trainingscharakter besitzen. Konkretes „Produkt" jeden Seminars sind Praxisaufträge, die von den Teilnehmer/innen in der Folgezeit umgesetzt und, so zum Beispiel im Rahmen der Praxisberatung und weiterer Seminartermine, fortlaufend ausgewertet und weiterentwickelt werden.

Praxisberatung

> Praxisberatung im Dienstzimmer einer Pflegeheimstation. In einem Seminar mit den Mitarbeiter/innen war der Praxisauftrag entwickelt worden, in ihrer Wohngruppe eine Aktivität „Backen" durchzuführen. Hintergrund war die zuvor gemeinsam erarbeitete Problemanalyse, dass die meisten Bewohner in der Wohngruppe unterfordert seien, zu wenig dort geschähe und der Alltag kaum als Ressource für identitäts- und Wohlbefinden fördernde Aktivitäten der Bewohner genutzt würde. Die Mitarbeiter/innen hatten für sich festgestellt, dass es ihnen an Ideen mangele. Gleichzeitig hatten sie sich davon überzeugt gezeigt, dass Aktivitäten ohnehin an der fehlenden Motivation der Bewohner scheitern müssten. Mit der auf den ersten Blick bescheiden erscheinenden Aktivität „Backen", die von einem Trainer des Fortbildungsteams an einem Vormittag in der Wohngruppe angeleitet wurde, sollten hierzu Erkenntnisse gewonnen werden.
>
> Bei der Auswertung der Aktion im Rahmen des Praxisberatungstermins schälen sich schnell zwei kontroverse Sichtweisen heraus. Eine Mitarbeitergruppe sieht sich anfangs in ihrer skeptischen Haltung bestätigt. Die Backaktivität war in ihren Augen kein Erfolg, weil nur wenige Bewohner beteiligt gewesen wären und die meisten davon nur sehr kurz: „Das meiste haben wir ja gemacht". Der Trainer und eine Mitarbeiterin des Teams bringen eine andere Perspektive ein. Fast anderthalb Stunden dauert die intensive Diskussion, in der von der konkreten Backerfahrung ausgehend zentrale Fragen für die Begleitung von Menschen mit Demenz erörtert werden:
> - Woran messen wir den Erfolg unserer Arbeit oder einer konkreten Aktivität? Ist Aktivität mit Gruppenaktivität gleichzusetzen?
> - Bedeutet Mitwirkung oder Beteiligtsein ausschließlich die direkte Tätigkeit (hier: Backen)? Wie wird das durch die Backaktion ausgelöste intensive biografisch orientierte Gespräch mit einer Bewohnerin bewertet? Wie das interessierte Zuschauen einer weiteren Bewohnerin?
> - Kann ich von Menschen mit Demenz erwarten, dass sie ausdauernd und vollständig komplizierte Handlungsabläufe wie beim Backen vollziehen? Ist die nur kurzzeitige, offensichtlich jedoch mit Wohlbefinden verbundene Tätigkeit des Eierschalenaufschlagens keine Form von Aktivität und Beteiligtsein? Was zählt das gute Gefühl, das die betreffende Bewohnerin dabei hatte?

> - Stimmen unsere Vorstellungen und Erwartungen mit den Möglichkeiten der Menschen mit Demenz überein? Sind unsere Vorstellungen eventuell zu stark an den Prinzipien der sogenannten Normalität ausgerichtet?
>
> Am Schluss des Praxisberatungstermins stehen Nachdenklichkeit, zum Teil auch neue Erkenntnisse und der neue Praxisauftrag, auf der Grundlage der heutigen Diskussion eine weitere Aktivität in der Wohngruppe durchzuführen und auszuwerten.

Die Praxisberatung stellt das Bindeglied zwischen der alltäglichen Arbeit der Pflege- und Betreuungskräfte und den Seminaren dar. Meistens handelt es sich dabei um anderthalb bis drei Stunden dauernde Termine in der jeweiligen Einrichtung. Auch die von einem oder einer Trainer/in begleitete, beobachtete oder angeleitete Aktivität zählt dazu. Fortbildung wird hier zum „training on the job". Der Qualifizierungsbaustein Praxisberatung beinhaltet in der Regel drei Ebenen, die je nach Bedarf zum Tragen kommen:

1. Auswertung der Praxisaufträge und deren Weiterentwicklung
2. Beobachtung und Anleitung „vor Ort"
3. Fallanalyse.

Im letztgenannten Punkt werden „Fälle" aus der Praxis der Teilnehmer ausgewählt, die exemplarisch mit dem Ziel beleuchtet werden, zu verallgemeinerten und übertragbaren Erkenntnissen zu gelangen. Diese Form der Praxisberatung orientiert sich an dem Modell der Multiperspektivischen Fallarbeit (Hennig, a.a.O.).

Supervision

Zu den Faktoren, die bestimmend für die Qualität der Arbeit in einer Einrichtung sind, zählt auch die Qualität der Teamstruktur: Gibt es überhaupt ein Team oder gibt es nur Mitarbeiter/innen? Funktioniert dieses Team oder blockieren offene oder verdeckte Spannungen und Konflikte eine gute Zusammenarbeit?
Noch so anspruchsvolle inhaltliche Ziele und Qualifizierungsbemühungen sind vom Scheitern bedroht, wenn Teamkonstellationen problematisch sind.
Ebenso können nicht-funktionierende organisatorische Rahmenbedingungen, mangelhafte Kommunikationsverfahren und -stile sowie Entscheidungswege in der Institution große Hemmschuhe darstellen.
Hier kann Supervision eine wichtige Hilfe für Teams darstellen. Im Qualifizierungsprogramm „Brücken bauen zum Menschen mit Demenz" spielt Supervision die Rolle einer Begleitung von Teamprozessen. Gerade bei neuen Einrichtungen kann sie eine wichtige „präventive" Funktion bei der Entwicklung effektiver Teamstrukturen erfüllen.

Das Fortbildungsteam

Qualifizierte Begleitung von Menschen mit Demenz erfordert Teamarbeit. Qualifizierte Fortbildungsarbeit ebenso. Das Vorhalten eines Dozentenpools, aus dem ein Koordinator je nach Bedarf Dozenten abruft und beauftragt, reicht nicht aus. Das vorgestellte Qualifizierungsprogramm wird von einem Fortbildungsteam getragen, das auf der Grundlage eines gemeinsamen Verständnisses von Demenz und Demenzpflege arbeitet. Lernen wird nicht als etwas verstanden, was allein die Teilnehmer der Fortbildungsmaßnahmen zu leisten haben, sondern als gemeinsamer Prozess: Die Lernbegleiter lernen ebenso, sowohl von den Teilnehmern als auch untereinander in Arbeitstreffen, Work-Shops und Seminaren.

Weil nur in klassischen Fortbildungsprogrammen, nicht aber in der Realität, Praxis in klar definierte und voneinander abgegrenzte Themenkomplexe eingeteilt werden kann, qualifiziert man sich über sein Spezialgebiet hinaus auch in angrenzenden und überschneidenden Fragestellungen und leistet kontinuierlich den Blick über den Tellerrand der eigenen spezifischen Kompetenz hinaus. Neugier und Offenheit, die als wichtige Kompetenzen für die Begleitung von Menschen mit Demenz definiert wurden (Wißmann, 2004 (b)) sind auch auf Seiten der Fortbildner und Lernbegleiter unerlässlich. Hierzu zählt auch die Bereitschaft, sich in neue Fragestellungen einzuarbeiten.

So facettenreich die Demenz ist, so „bunt" muss auch das Fortbildungsteam gestaltet sein. So erklärt sich, dass neben Lernbegleiter/innen aus der Alten- und der Krankenpflege, der Sozialarbeit und der Pädagogik, der Musik-, der Kunst- und der Gestaltungstherapie, der Physiotherapie und der Hauswirtschaft, auch Angehörige, Schauspieler, Clowns, Eurythmisten und andere Fachleute Brücken zum Menschen mit Demenz bauen.

Fortbildungskontrakt

Fortbildung, die sich als isolierte Qualifizierung einzelner Personen versteht, wird in der Praxis wenig bewirken. Und auch wenn ganze Teams wie in dem Programm „Brücken bauen zum Menschen mit Demenz" begleitet werden, ist dies nicht immer automatisch die Garantie für einen Erfolg. Auch das Team arbeitet im Kontext einer institutionellen Struktur und kann mit allen neu erworbenen Kompetenzen ins Leere laufen, wenn nicht diese Struktur in den Prozess der Praxisentwicklung und -veränderung einbezogen ist und ihn unterstützt.

Aus diesem Grunde müssen mit der beauftragenden Einrichtung beziehungsweise mit dem Träger und den Verantwortlichen vor Beginn der Qualifizierungsmaßnahme Klärungsprozesse geleistet und Vereinbarungen getroffen werden:
- Was ist das Interesse der Institution/der Verantwortlichen an der Qualifizierung ihrer Mitarbeiter?
- Wie gedenkt sie auf der institutionellen/organisatorischen Ebene

angestrebte Veränderungsprozesse abzusichern und zu ermöglichen?
- Wie wird sie auf der informativen Ebene in den Qualifizierungsprozess eingebunden?

Perspektiven

Fortbildung, die sich nicht selbst genügen, sondern Spuren in der Praxis hinterlassen will, bleibt nicht länger nur Fortbildung: Die Grenzen zu Beratung, Organisations- und Personalentwicklung, Selbsterfahrung und Persönlichkeitsentwicklung werden fließend.
Neben weiterhin existierenden Fortbildungsangeboten mehr oder weniger klassischer Natur, denen durchaus nicht jegliche Existenzberechtigung abgesprochen werden soll, müssen prozess- und teambegleitende Konzepte wie das Qualifizierungsprogramm „Brücken bauen zum Menschen mit Demenz" weiter ausgebaut werden. Im Gesamtbereich der Gerontopsychiatrie und Demenzpflege werden zukünftig auch immer mehr Konzepte von Interesse sein, die sich auf die Qualifizierung von Multiplikatoren und „change agents" orientieren (vgl. hierzu Müller-Hergl 2001).
Ein wichtiger Aspekt, auf den auch in diesem Beitrag noch nicht eingegangen wurde, soll abschließend thematisiert werden: Qualifizieren, um sich auf die Welt der Menschen mit Demenz einlassen zu können und zum Träger einer Neuen Kultur zu werden, müssen sich nicht allein berufliche Helfer. Auch pflegende Angehörige, sich kümmernde Nachbarn und Menschen, die sich beispielsweise in Besuchsgruppen für verwirrte alte Menschen engagieren, sind Adressaten. Der hier existierende Bedarf ist sicherlich nicht mit den üblichen Informationskursen für Angehörige zu befriedigen. Innovative Fortbildungsträger sind hier aufgefordert, neue Ideen und Angebote zu entwickeln. Doch kann es dabei nicht allein um die Entwicklung spezifischer, nur auf diese Zielgruppe ausgerichteter Angebote gehen. Eine Neue Kultur in der Begleitung von Menschen mit Demenz kann nur im Diskurs aller Beteiligten entstehen. Separierende Strategien – hier die examinierten Fachkräfte, dort die „Pflegehelfer" und noch einmal woanders die „nicht-professionellen" oder „Laienhelfer" – wirken verhindernd.
Auch wenn es für manchen noch ungewohnt erscheint: Gemeinsame Qualifizierungsmaßnahmen für berufliche und für familiäre Helfer sind möglich und beispielsweise im Programm „Brücken bauen zum Menschen mit Demenz" enthalten. Die Erfahrung zeigt, dass anfängliche Verunsicherungen auf beiden Seiten schnell abgebaut werden konnten. Und wenn es auch nicht immer harmonisch zwischen beruflichen Helfern und Angehörigen zugehen kann, spiegelt dies nur die Realität wie sie ist. Und genau dieser müssen wir uns stellen.

Literatur:

**Stefan Görres/Regina Keuchel/Martina Roes/
Friedhelm Scheffel/Helga Beermann/
Michael Krol (Hrsg.):**
Auf dem Weg zu einer neuen Lernkultur:
Wissenstransfer in der Pflege
2002, Bern

André Hennig
Multiperspektivische Fallarbeit
In: Peter Wißmann (Hrsg.): Werkstatt Demenz,
Hannover, 2004

Elisabeth Holoch
Situiertes Lernen und Pflegekompetenz –
Entwicklung, Einführung und Evaluation von
Modellen Situierten Lernens in der
Pflegeausbildung, 2002, Bern

Cora van der Kooij
Die Methode des gefühlsmäßigen Wissens
In: Ulrich Schindler (Hrsg.):
Die Pflege demenziell Erkrankter neu erleben
2003, Hannover

Ingrid Müller
Verstehen kommt von Beobachten. Ein Bericht
aus der Praxis vom Dementia Care Mapping
In: Heim+Pflege 10/2001, S. 353-356

Christian Müller-Hergl
De-menz und Re-menz: Positive Personenarbeit
und Dementia Care Mapping
In: Geriatrie Praxis, 6/98, S. 18 - 23

Christian Müller-Hergl
Personen – Programme – Prozeduren
Perspektiven einer Weiterbildung für
Demenzpflege und Gerontopsychiatrie
im Praxisverbund
In: Tackenberg / Abt-Zegelin (Hrsg.):
Demenz und Pflege
2000, Frankfurt am Main , S. 117 - 134

Christian Müller-Hergl
Dementia Care Mapping
In: Ulrich Schindler (Hrsg.):
Die Pflege demenziell Erkrankter neu erleben
2003, Hannover

Anne-Dorothea Napiwotzky
Selbstbewußt verantwortlich pflegen –
Ein Weg zur Professionalisierung mütterlicher
Kompetenzen, 1998, Bern

Peter Wißmann
Attraktives Umfeld. Der Heidehof – wegweisendes Wohnprojekt für Menschen mit Demenz
In: doppel:punkt , 8/2003, S. 12-13

Peter Wißmann
Personenzentrierte Betreuung
In: Peter Wißmann (Hrsg.): Werkstatt Demenz,
Hannover, 2004

BUCH 1   NEUE KULTUR IN DER BEGLEITUNG

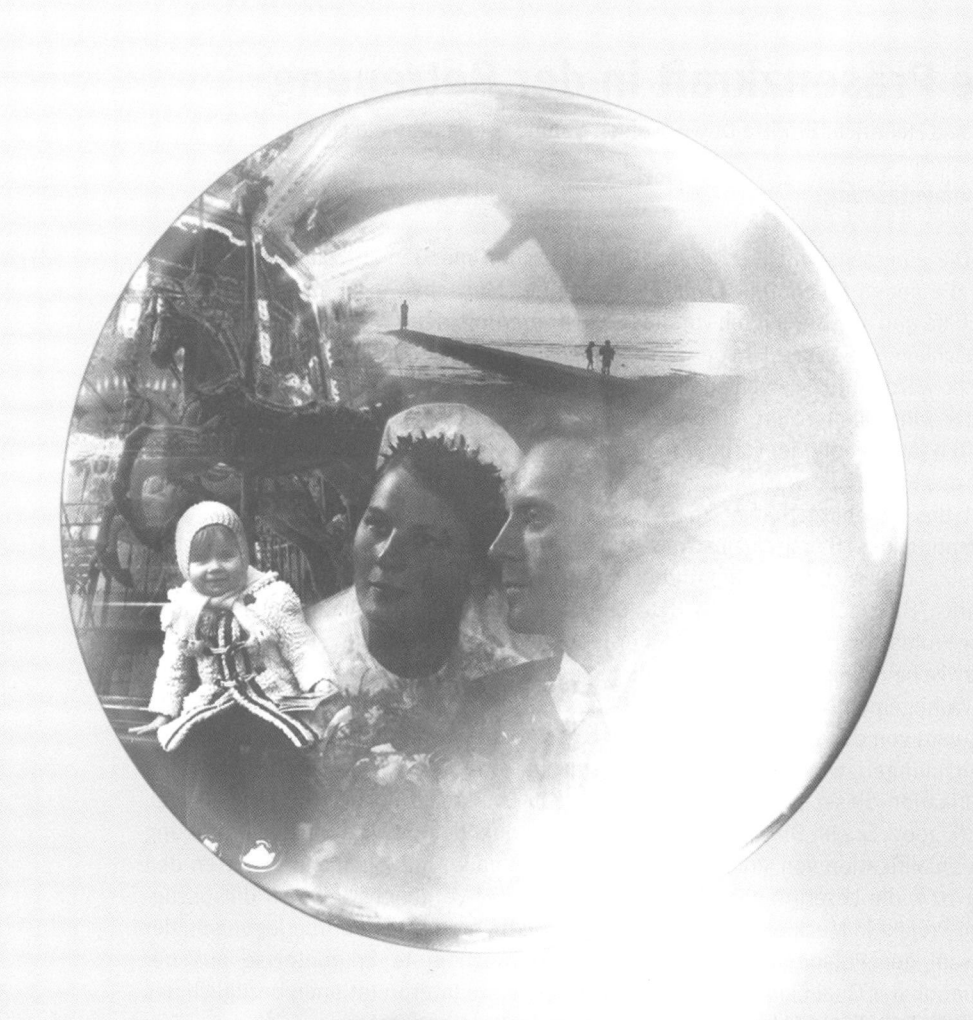

4 Die Präsenzkraft in der Betreuung

Michaela Helmrich, Birgitte Duwe-Wähler,
Sabine Felder, Daniela Oertel

Die Präsenzkraft in der Betreuung

Michaela Helmrich, Birgitte Duwe-Wähler, Sabine Felder, Daniela Oertel

Zusammenfassung

Die einerseits wachsende Zahl von Menschen mit Demenz, andererseits aber auch die neuen Erkenntnisse zur Betreuung der Menschen mit Demenz stellen die Altenhilfe und alle Beteiligten vor die Herausforderung, neue Wege in ihrer Betreuung einzuschlagen, die vor allem den spezifischen und personenorientierten Bedürfnissen gerecht werden und verschiedene Wohnformen aber auch Pflege- und Betreuungsansätze einschließen. Im Mittelpunkt solcher Betreuungsformen wie Hausgemeinschaften (ambulant oder stationär) oder Tagesbetreuungen für Menschen mit Demenz steht das Prinzip der Normalität, was bedeutet gemeinsam den Alltag zu erleben und somit das Gefühl zu haben zu Hause und angenommen zu sein. So basiert die Konzeption des Hausgemeinschaftsprinzips unter anderem auf der erfolgreichen Praxis in Frankreich (Cantous) und dem Anton-Pieck-Hofje in den Niederlanden (vgl. Gennrich/Haß, 2001, S. 25). Die Betreuung findet dabei im Zusammenspiel verschiedener Professionen statt, den die Mitarbeiter und Mitarbeiterinnen, deren Tätigkeitsfeld zwischen Hauswirtschaft und Pflege angesiedelt ist, ergänzen. In Frankreich, wo das Wohngemeinschaftsprinzip als „Cantou-Modell" bereits 1977 seinen Ausgang fand, wird von der „Maîtresse de maison" gesprochen, während man in Deutschland Bezeichnungen wie Präsenzkraft, Hausmutter oder AlltagsmanagerIn hört. Die Qualifikation dieser „Hausmütter" ist selbst in Frankreich noch nicht geregelt (vgl. Knauff, 2002, S. 48). Dies bildete den Ausgangspunkt der Entwicklung und Erprobung einer Qualifikation von Präsenzkräften in Deutschland. Im Folgenden erwarten den Leser bzw. die Leserin neben der Beschreibung der Vorgehensweise im diesbezüglichen Projekt in Mecklenburg-Vorpommern, den theoretischen Vorüberlegungen, der Auswahl der Personengruppe, dem Lehrplan auch erste Erkenntnisse aus der Evaluation der Qualifizierungsmaßnahme sowie erste Interpretationen bezüglich des Tätigkeitsfeldes und Schlussfolgerungen bzw. Diskussionsansätze.

Einleitung

Die Prognosen zur Bevölkerungsentwicklung im Bundesland Mecklenburg-Vorpommern entsprechen den allgemeinen demografischen Prognosen wie sie für Europa insgesamt gelten. Auf das Bundesland bezogen, können folgende statistische Daten genannt werden: Insgesamt lebten hier Ende 2001 knapp 1,8 Millionen Bürgerinnen und Bürger. Davon waren 16,1% der Bevölkerung im Alter von 65 Jahren und älter (vgl. Stat. Landesamt, 2003). Da mit steigendem Lebensalter demenzielle Erkrankungen zunehmen, ist auch in diesem Bundesland eine Prävalenz für die

Demenz-Erkrankung zu erwarten. Bundesweit gilt, dass sich bis zum Jahre 2030 die Anzahl der Erkrankungen verdreifachen wird. Untersuchungen ergaben, dass im Jahre 2010 vermutlich 1,6 Millionen Alzheimer-Kranke in Deutschland leben (vgl. Berghoff, 1999). Zusätzlich ist zu erwähnen, dass die hohe Abwanderungsrate der jungen Bevölkerung in die alten Bundesländer die allgemeine Versorgung alter Menschen vor Ort gefährdet.

Ausgangspunkt für das SEPIA-Teilprojekt am Institut für Sozialforschung und berufliche Weiterbildung (ISBW) in Neustrelitz war die Frage:

Wer betreut die steigende Zahl der Menschen mit Demenz in der Gesellschaft insbesondere in der Region Mecklenburg-Strelitz und welche Qualifikation haben die Betreuenden?

In den vergangenen zehn Jahren wurde darauf im Berufsfeld Pflege und der darin stattfindenden Professionalisierung mit einer gerontopsychiatrischen Zusatzqualifikation geantwortet. Heute wird der Blick zunehmend auf die Begrenztheit der finanziellen Mittel gelenkt, die im Pflegealltag eine nicht zu unterschätzende Rolle spielt und eine vollständige Versorgung mit entsprechendem Fachpersonal unmöglich macht. Erschwerend kommt der zunehmende Mangel an examinierten Pflegekräften mit geronto-psychiatrischer Zusatzqualifikation hinzu, wenn dies auch regional unterschiedlich greift. Auffällig ist außerdem, dass unter dem Qualifikationsniveau der Pflegefachkraft häufig Ungelernte die Betreuung von Menschen mit Demenz übernehmen.

Das Projekt SEPIA

SEPIA[1] steht für „Sektorale Entwicklungspartnerschaft in der Altenhilfe" und ist eingebettet in die Europäische Gemeinschaftsinitiative für mehr Beschäftigung durch Innovation und Kooperation – kurz EQUAL. SEPIA greift die Zielstellungen von EQUAL wie Bekämpfung von Ungleichheiten auf dem Arbeitsmarkt sowie Diskriminierungen auf, und versucht auf die Altenhilfe bezogen, Arbeitsmarktstrukturen für bestimmte benachteiligte Personengruppen, wie z.B. Migranten/Migrantinnen, ältere Arbeitnehmer/Arbeitnehmerinnen und Geringqualifizierte und Ungelernte zu schaffen. Zudem werden Strategien erprobt, Pflegefachkräfte im Beruf zu halten. Dies findet in sieben Teilprojekten in den Bundesländern Schleswig-Holstein, Bremen, Niedersachsen und Mecklenburg-Vorpommern mit jeweils unterschiedlichen Teilprojekten unter der Gesamtkoordination des Norddeutschen Zentrums zur Weiterentwicklung der Pflege

---

[1] SEPIA wird gefördert vom Bundesministerium für Wirtschaft und Arbeit aus Mitteln des Europäischen Sozialfonds und vom Land Mecklenburg-Vorpommern.

statt. Dabei entstehen regionale Netzwerke der einzelnen Teilprojekte, überregionale Netzwerke zwischen den Teilprojekten und transnationale Netzwerke mit den Partnern in Dänemark, Italien und Frankreich, um einen möglichst großen Austausch in den erworbenen Kenntnissen und Handlungsansätzen sowie um die damit verbundenen Synergieeffekte zu gewährleisten. In allen europäischen Ländern führen der demografische Wandel und seine Auswirkungen zu einem erhöhten Handlungsbedarf, insbesondere zur Deckung einer absehbaren Erhöhung des Pflege- und Personalbedarfs und dessen Finanzierung.

Das Teilprojekt am ISBW Neustrelitz

Ausgangspunkt des Teilprojektes in Neustrelitz war das Wissen darum[2],
- dass die bisher vorhandenen Pflege- und Betreuungspotentiale für Menschen mit Demenz trotz zahlreicher gerontopsychiatrischer Konzepte, deren Anzahl in den letzten Jahren enorm angestiegen ist (z.B. Validation, Erinnerungsarbeit, Musiktherapie usw.), immer noch nicht ausreichend umgesetzt werden, dass sich ein segregativer Betreuungsansatz in der Pflege von Menschen mit Demenz, die inzwischen 50% oder mehr der zu Betreuenden in den Einrichtungen ausmachen, in der Fachdiskussion durchsetzt,
- dass Pflegende mit gerontopsychiatrischer Zusatzqualifikation sich in ihrer Einrichtung oft alleine fühlen und ihnen die rechten Ansprechpartner fehlen, dass geeignete Betreuungsplätze teuer und in nur begrenzter Zahl verfügbar sind,
- 70 – 80% der Menschen mit Demenz vor allem in frühen und mittleren Stadien der Erkrankung häufig in der Familie betreut und gepflegt werden, was für die Angehörigen häufig mit umfangreichen Belastungen und zunehmenden Konfliktsituationen verbunden ist,
- dass Entlastungs- und Unterstützungsangebote in der familiären Versorgung und Betreuung für pflegende Angehörige nicht in ausreichendem Umfang zur Verfügung stehen,
- dass alleinlebenden Menschen mit Demenz ein Betreuungsangebot fehlt.

Die auf rein körperliche Defizite orientierten Leistungen der Pflegekassen lassen nach wie vor eine notwendige und situationsangemessene Betreuung von Menschen mit Demenz nicht zu. So bleiben sie teilweise – auch in bereits fortgeschritteneren Stadien der Demenz – über weite Strecken des Tages sich selbst überlassen, vereinsamen dabei, reagieren noch stärker und gefährden damit eventuell

---

[2] Die Erfahrungen beruhen unter anderem auf den Erkenntnissen aus dem Projekt GeNA (Gerontopsychiatrisches Netzwerk Angehörigenarbeit) des ISBW im Rahmen des Bundesmodellprojektes „Altenhilfestrukturen der Zukunft" und der Entwicklung und Durchführung der Qualifikationen zur Gerontopsychiatrischen Fachkraft.

sich selbst und/oder andere. Familienähnliche oder -unterstützende neue Konzepte bekommen daher eine immer stärkere Bedeutung, vor allem an der Schnittstelle zwischen Häuslichkeit und Heim.

Seit einiger Zeit spielt in der Fachdiskussion das Angebot von Wohngemeinschaften für Menschen mit Demenz eine zunehmende Rolle. Ihr gemeinsames Anliegen ist das möglichst lange Bewahren einer „häuslichen Normalität". Das heißt, dass für die Bewohner, die aus unterschiedlichen Gründen nicht in ihrem bisherigen Umfeld bleiben können, eine möglichst am bisherigen Alltag orientierte Gestaltung des Tagesablaufs realisiert werden soll, verbunden mit einer behutsam integrierten individuellen Förderung, um die bisher wichtigen Lebensantriebe und -inhalte beibehalten zu können. Nicht die funktionelle Pflege, sondern die Betreuung im gelingenden Alltag spielt dabei die Hauptrolle. Das Mitgestalten des Alltags ermöglicht Menschen mit Demenz einen Gewinn an Autonomie und Lebensqualität. Für die auf freiwilliger Basis eingebundenen Angehörigen ist damit häufig eine entscheidende Entlastung verbunden, ohne die Verantwortung ganz abzugeben und mit dem Gefühl leben zu müssen, versagt zu haben. Aber auch deren zeitweilige Entlastung durch wöchentliche Betreuungsgruppen oder den zeitweisen Einsatz einer Betreuungsperson in der eigenen Häuslichkeit kann eine wichtige Unterstützungsleistung sein, die beispielsweise auch die Teilnahme an einer Gesprächsgruppe für pflegende Angehörige ermöglicht oder das Umsetzen eigener Interessen wieder realisierbar machen kann.

Die Hauswirtschaft als Profession und die damit verbundenen Tätigkeiten prägen die angestrebte Normalität des Alltags in diesen Betreuungsformen maßgeblich. In Frankreich, wo das Wohngemeinschaftskonzept als „Cantou-Modell" bekannt ist, wird von der Betreuerin als der „Madame de maison" gesprochen, d.h. diese im Projekt als Präsenzkraft bezeichnete Betreuerin bzw. der Betreuer, erlebt und begleitet den Tag der Menschen mit Demenz, unter Einbeziehung vorhandener Ressourcen.

Genau an diesem Punkt äußern sich aber auch Skeptiker. Häufig geäußerte Fragen sind: Wie kann die Qualität der Betreuung und Versorgung von Menschen mit Demenz gesichert werden, wenn das Personal nicht ursprünglich aus der Pflege kommt (Pflegefachkräfte werden nur bei Bedarf hinzugezogen) und sich mit den Angehörigen die Verantwortung teilt? Kann die Zusammenarbeit von Angehörigen und Fachkräften für alle Beteiligten befriedigend koordiniert werden? Welche Argumente sprechen für den Vorrang der Hauswirtschaft gegenüber der Pflege? Und schließlich: Welche Qualifikation brauchen Präsenzkräfte, um ihrer anspruchsvollen Aufgabe gerecht zu werden?

Qualifizierung

Zielgruppe der Qualifizierung

In der Personengruppe der älteren, arbeitssuchenden Frauen deckte sich für das Projekt die Projektidee benachteiligte Personengruppen auf den Arbeitsmarkt zu qualifizieren und zu vermitteln mit der Vorstellung, wer eine Präsenzkraft werden könnte. Warum ist das so? In der Fachdiskussion um die Betreuung von Menschen mit Demenz wird jeweils deutlich, dass neben dem entsprechenden Fach- und Methodenwissen die fürsorgliche Haltung den zentralen Punkt darstellt[3]. Die Zielgruppe der Qualifizierung bilden ältere Frauen, weil sie genau diese Haltung in der zurückliegenden Phase ihres Lebens ausgebildet haben, weil sie Haushalt und Kinder organisiert haben, weil sie Chaos ausgehalten haben, Krisen gemanagt haben, einfach „da" waren, sich Sorgen angehört und getröstet haben, sich um das körperliche Wohl gekümmert haben, eben weil sie mütterliche Kompetenzen[4] ausgebildet haben, die für die Betreuung von Menschen mit Demenz fundamentalen Wert haben, um das Gefühl entwickeln zu können zuhause und angenommen zu sein.

Mütterliche Kompetenzen

Die Pflegewissenschaftlerin Anne-Dorothea Napiwotzky[5] definiert in ihrem Buch 1998 das „Mütterliche" in der Pflegebeziehung und überträgt die vier ursprünglich mütterlichen Fähigkeiten, die bei den Muttergöttinnen verehrt wurden in die Pflege. Sie bildet damit den Theorierahmen unserer Entscheidung für die Zielgruppe der Qualifizierung.

Mütterliche Fähigkeiten in der Pflegebeziehung

Umfassende Wahrnehmung von Lebenszyklen
1. reduzieren Kranke nicht auf Krankheit
2. meinen Gesunde und Kranke
3. umfassen den gesamten Lebenszyklus
   umfassen Körper, Geist und Seele
4. bewahren Zuversicht, suchen auch in ausweglosen Situationen nach Erleichterung

---

3 Vgl. Gröning in Tackenberg /Abt-Zegelin 2001, S. 84
4 Mütterliche Kompetenzen und Fähigkeiten im Sinne von Napiwotzky können von Frauen und Männern erlernt und erworben werden
5 Vgl. Napiwotzky 1998

Kooperation
1. Pflegende achten geistige und körperliche Schwächen und fördern Fähigkeiten
2. Kooperation statt Bevormundung

Kommunikation
1. Frauen/Pflegende haben unterstützende Funktion in der Kommunikation
2. suchen Verbindungspunkte zwischen eigenen Erfahrungen und den Erfahrungen anderer

Schutz geben
1. treiben nicht Raubbau mit ihren Kräften
2. wenden ihr Fachwissen an
3. versuchen, ihrem Standpunkt und dem der Kranken Gehör zu verschaffen

Genealogie mütterlicher Fähigkeiten, Napiwotzky 1998, S. 257 f.

Auswahlverfahren/Assessment

Durch Öffentlichkeitsarbeit und Vermittlung durch die regionalen Arbeitsämter, die die Qualifizierung als Kofinanzierer des Projektes finanzieren, erschienen etwa 50 Interessierte zu einer Informationsveranstaltung, auf der die Inhalte und die weitere Vorgehensweise der Qualifizierung zur Präsenzkraft dargestellt wurde. Neben einer schriftlichen Bewerbung und der Zusage vom Arbeitsamt zur Übernahme der entstehenden Kosten (Förderfähigkeit) sollten die Interessierten kurz schriftlich darstellen, warum sie sich für die Qualifizierung interessieren und ob sie schon Kontakt zu demenziell erkrankten und/oder pflegebedürftigen Menschen hatten. Nach einer Vorauswahl der eingegangenen Unterlagen wurden im Anschluss 26 Teilnehmerinnen zu einem einwöchigen Assessment im Dezember 2002 eingeladen.
Ziele der Trainingsmaßnahme waren:

- den Teilnehmerinnen eine persönliche Situationsanalyse zu ermöglichen,
- ihnen einen ersten Überblick über das zukünftige Tätigkeitsfeld zu geben,
- erstes Wissen zu demenzspezifischen Themen zu vermitteln und
- mit Übungen die pflegerische und soziale Kompetenz sowie ihre Lernmotivation zu ermitteln und
- in einem gemeinsamen Auswertungsgespräch 20 Teilnehmerinnen auszuwählen, die die anschließende Qualifizierung durchlaufen.

Dass ausschließlich von Teilnehmerinnen die Rede ist, liegt daran, dass sich nur ein männlicher Bewerber für die Maßnahme interessierte, der jedoch, da er vom Arbeitsamt als nicht förderfähig erkannt wurde, nicht teilnehmen konnte.

Für das so genannte pflegerische Assessment wurden vom Institut entwickelte Übungen zur Wahrnehmung und zu Wahrnehmungsgewohnheiten, zum Nähe-Distanz-Verhalten, zur Selbst- und Fremdpflege, zur Kommunikationsfähigkeit sowie zur Fähigkeit Verantwortung zu übernehmen und Entscheidungen zu treffen durchgeführt. Des Weiteren wurden im „sozialen Assessment" Teamfähigkeit, Kooperationsfähigkeit, Konflikt- und Kommunikationsfähigkeit in Übungen beobachtet. Die gesamte Woche wurde vom Projektteam und einer Kollegin aus dem Bereich soziale Arbeit durch Unterricht unter Verwendung verschiedener Methoden ergänzt, um auch dabei die einzelnen Teilnehmerinnen zu beobachten. Nach einer Vorauswahl der Lehrkräfte fand anschließend ein gemeinsames Gespräch des Projektteams mit der Teilnehmerin statt, um deren Motivation nach dieser Woche festzustellen.

Von 26 Bewerberinnen traten letztlich 16 in die Qualifizierung zur Präsenzkraft ein, 8 Frauen nahmen nach der Trainingsmaßnahme selbst Abstand. Dabei gaben sie zu gleichen Teilen an, entweder eine Beschäftigung gefunden zu haben oder sie befürchteten Nachteile in der Bemessung ihres Arbeitslosengeldes durch die Änderungen in der Arbeitsverwaltung durch die Hartz-Reform (vgl. Damkowski et.al.2003, S.24). Zwei Bewerberinnen wurden vom Institut durch das Assessment als eher ungeeignet für diese Qualifizierung identifiziert.

Curriculumentwicklung[6]

In einer bundesweiten Befragung von Experten aus dem Bereich der Gerontopsychiatrie mit 32 Fragebögen (Rücklaufquote 81,25 %) wurden grundlegende Überlegungen des Projektteams u.a. zu nötigen Fähigkeiten und Aufgaben einer Präsenzkraft, zur Zusammenarbeit oder Abgrenzung zu pflegerischen Tätigkeiten und zu Unterrichtsinhalten überprüft. Gleichzeitig fand eine umfassende Literaturrecherche zur Thematik statt.

Der Zeitraum der Qualifizierung wurde schließlich auf acht Monate festgelegt und das Theorie-Praxis-Verhältnis auf 50:50. Damit die Teilnehmerinnen Gelegenheit hatten, ihre in der Theorie erworbenen Fähigkeiten zu testen und anschließend wieder zu reflektieren[7], fand ein ca. 4–6 wöchiger Wechsel zwischen Theorieblock und Praxiseinsatz in stationären, teilstationären und ambulanten Einrichtungen statt. Es wurden zwei Qualifizierungs-Module entwickelt, die die Teilnehmerinnen durchliefen.

---

6 Das Curriculum wird demnächst im Internet unter www.equal-sepia.de einsehbar sein
7 Von Vorteil zeigte sich die Fallbesprechung meist zu Beginn des neuen Theorieblockes, da die Teilnehmerinnen einen erhöhten Gesprächsbedarf nach Beendigung eines Praxiseinsatzes zeigten. Hier wurde den Teilnehmerinnen die Möglichkeit eingeräumt, ihr Tun und Handeln zu reflektieren.

Modul 1: Helfer/Helferin in der Altenpflege

Das erste Modul mit einem Stundenumfang von 464 Stunden beruht auf einem soliden Grundwissen in der Altenpflege orientiert an Curricula der Altenpflegehilfeausbildung, so dass die Teilnehmerinnen mit diesen Grundkenntnissen aus der Anatomie und Physiologie sowie geriatrischen Krankheitslehre, Kommunikation und Gesprächsführung als auch gerontologischen Grundkenntnissen, Recht und natürlich Pflege in den Einrichtungen als so genannte Helferinnen tätig sein konnten. Dies bedeutete für die Teilnehmerinnen im Anschluss an die Qualifizierung eine doppelte Möglichkeit des Einsatzes auf dem Arbeitsmarkt, da die Präsenzkraft für viele Einrichtungen noch Neuland bedeutet. Das erste Modul folgt der fächerspezifischen Aufteilung der Unterrichtsinhalte der Annahme und Erfahrung folgend, dass Anfänger allgemein[8], aber gerade die Zielgruppe mit dieser Sozialisation mit fächerübergreifenden Inhalten vorerst überfordert sind.

Modul 2: Präsenzkraft in der Betreuung demenziell erkrankter Menschen

Nach Abschluss des ersten Moduls konnten die Teilnehmerinnen ihre Kenntnisse in der Betreuung und Begleitung von Menschen mit Demenz in dem zweiten Modul „Präsenzkraft" spezifizieren. Die Themenschwerpunkte wurden hier lernfeldorientiert ausgerichtet, um Zusammenhänge in der gerontopsychiatrischen Versorgung besser didaktisch aufbereiten zu können. Auf das erste Modul aufbauend wurde hier ein thematischer Bogen zu speziellen Lernfeldern in der Pflege gespannt, die auf in der Gerontopsychiatrie anwendbaren Konzepten wie z.B. Validation, Snoezelen, Biografiearbeit, Basale Stimulation und 10-Min. Aktivierung zurückgreifen. Auch und gerade schwierige Situationen im Umgang mit demenziell erkrankten Menschen wie auch der Umgang mit Angehörigen war ein wichtiger Anteil auch im Rahmen von Fallbesprechungen.

Qualifizierung zur Präsenzkraft in der Betreuung demenziell erkrankter Menschen

Die Qualifizierungsmaßnahme des SEPIA Projektes begann am 20.01.2003 und endete am 26.09.2003 in Neustrelitz. Die Teilnehmerinnen beendeten die Qualifizierungsmaßnahme mit einem abschließendem Kolloquium, in welchem sie eine 10-Min. Aktivierung für Menschen mit Demenz in Anlehnung an Schmidt-Hackenberg vorstellten und erhielten ein Teilnehmerzertifikat als Helferin in der Altenpflege und als Präsenzkraft.

---

8 Stand der Diskussion innovativer Pflegeausbildung in Deutschland - Modellprojekte, Vortrag von Elin Guski auf der Veranstaltung: „Gut in Ausbildungstark in Pflege", Flensburg 12.9.2003

> **Erste Ergebnisse der Evaluation der Qualifizierung**
>
> Für die Evaluation ergab sich folgendes Teilnehmerprofil:
> - Anzahl der Teilnehmerinnen der Qualifizierung: 16
> - Anzahl der im Rahmen der Evaluation Befragten: 15
> - Durchschnittsalter der befragten Teilnehmerinnen: 44, 3 Jahre
> - durchschnittliche Dauer der Erwerbslosigkeit
>   vor der Qualifizierung: 2,4 Jahre
>   Minimum: 3 Monate
>   Maximum: 10 Jahre

Angaben zum Teilnehmerprofil

Die Teilnehmerinnen setzten sich aus unterschiedlichen Berufsgruppen zusammen: kaufmännische und landwirtschaftliche Berufe waren genauso vertreten wie soziale Berufe. Sechs der 15 Befragten waren vor der Maßnahme im sozialen und pflegerischen Bereich überwiegend ungelernt tätig. 5 von 15 Frauen, die bereits Erfahrungen mit demenziell erkrankten Menschen sammeln konnten, gaben diese Erfahrungen als einen Motivator an, die Qualifizierungsmaßnahme zu bestreiten. Weitere Entscheidungsgründe waren: Hoffnung auf Arbeit (n=9) und/oder der Wunsch mit Menschen zu arbeiten (n=8). Als Vorgriff auf die Evaluationsergebnisse soll an dieser Stelle erwähnt werden, dass die Motivation, mit demenziell erkrtankten Menschen zu arbeiten, im Verlaufe der Maßnahme anstieg.

Evaluationsergebnisse der Teilnehmerinnenbefragung

**Struktur und Prozess der Maßnahme aus Teilnehmerinnensicht:
Hinweise zur Überarbeitung des Curriculums**

Im Rahmen der Gruppendiskussion, der Punktabfrage und der Fragebogenauswertung als Evaluationsinstrumente kristallisierten sich Aussagen zum Inhalt des Curriculums und zum thematischen und methodischen Ablauf der Maßnahme heraus.

Übereinstimmend wurde der Umfang des thematischen Blockes Anatomie/Physiologie (lt. Curriculum 72 Stunden) von den Teilnehmerinnen als zu ausführlich bewertet, was eine Hypothese der Projektmitarbeiterinnen bestätigte. Dagegen wünschten sich die Teilnehmerinnen umfangreichere Stunden zu den Themen: Basale Stimulation, gerontopsychiatrische Erkrankungen, Hauswirtschaft und Ernährungsberatung, Probleme bei der Nahrungsaufnahme und Verhalten bei Schluckstörungen. Für die Überarbeitung des Curriculums bedeutet dies ein Einfügen des Themas „Probleme bei der Nahrungsaufnahme" (Schluckstörungen und Nahrungsverweigerung) in das Lernfeld 5 und damit eine Ausweitung des Lernfeldes um einige Stunden, wobei gerade Klienten mit dieser Problematik von Pflegefachkräften betreut werden sollten und die Präsenzkräfte im Rahmen der Qualifizierung hier auf ihre Kompetenzgrenzen hingewiesen werden müssen.

Weitere Erkenntnisse konnten zur zeitlichen Verlagerungen einzelner Themenblöcke und zur Zufriedenheit der Befragten sowohl mit dem Umfang der angebotenen Lernformen als auch mit den Dozenten und dem durch den Bildungsträger zur Verfügung gestellten Arbeitsmaterial aus der Evaluation gewonnen werden. Die Punktabfrage zur Gesamtbeurteilung der Maßnahme auf der fünfstufigen Antwortskala ergab, dass die Teilnehmerinnen mit der Struktur der Qualifizierung sehr zufrieden waren.

Anwendung erlernter Pflege- und Betreuungsansätze durch die Teilnehmerinnen in den Praxiseinrichtungen

Der Begriff Pflege- und Betreuungsansätze beim Umgang mit Menschen mit Demenz ist inhaltlich sehr umfangreich besetzt und teils schwierig zu systematisieren. So enthält die Milieutherapie Elemente der Biografiearbeit, der wertschätzenden Kommunikation in der „Sprache" des Betroffenen und der Tagesstrukturierung. Im Rahmen der Basalen Stimulation ist die Einbeziehung biografischer Elemente auch hinsichtlich früher ausgeführter alltagsnaher (auch hauswirtschaftlicher) Tätigkeiten notwendig. Die genannten Elemente der Pflege und Betreuung von Menschen mit Demenz finden auch Eingang in die Tagesstrukturierung im Rahmen des Hausgemeinschaftsprinzips ergänzt durch geragogische Angebote der Aktivierung: z.B. 10-Minuten-Aktivierung, Musik und Bewegung mit Menschen mit Demenz. So ist es nachvollziehbar, dass die Präsenzkräfte nach nur achtmonatiger Qualifizierung ein Verständnis des komplexen Zusammenhanges der verschiedenen Pflege- und Betreuungsansätze nicht mitbringen. Die Planung und Organisation einer Haus- oder Tagesgemeinschaft mit Integration der verschiedenen Ansätze sollte auch daher von einer examinierten Fachkraft möglichst mit gerontopsychiatrischer Zusatzqualifikation und daraus folgend mit komplexem Verständnis dieser Ansätze erfolgen.

Dennoch: Die Teilnehmerinnen der Qualifizierung erlernten verschiedene Ansätze im Rahmen der theoretischen Module und konnten diese in den Praxisstätten anwenden, wenn auch in Abhängigkeit von den Rahmenbedingungen der Einrichtungen und dem Engagement der dortigen MitarbeiterInnen. Welche Pflege- und Betreuungsansätze dies waren, ergab die Auswertung der Gruppendiskussion:

Die Einbettung der einzelnen Ansätze in den Pflegealltag gelang den Präsenzkräften am umfangreichsten und sichersten bei Anwendung der Validation als wertschätzende Kommunikationstechnik mit demenziell erkrankten Menschen (Schwerpunkt emotionale Zuwendung). Dabei wies nur eine Teilnehmerin kritisch auf die Anwendbarkeit der Validation und ihre Grenzen hin.

Hinweise zum Umfang der theoretischen Vermittlung und zur Umsetzung der Biografiearbeit fanden sich ebenso in der Gruppendiskussion wie die Anwendungsbeispiele der Themen des Lernfeldes 3: Auf das Stichwort „Pflege- und Betreuungsansätze" im Rahmen der Diskussion folgten Aufzählungen zur Umsetzung sinnlich kreativer Ausdrucksformen wie Musik, Sport und Singen mit den Bewohnern. Gedächtnistraining und Zeitungsschau nannten die Teilnehmerinnen als weitere „Beschäftigungen". Nach dem Stichwort „Backen" folgten ergänzend Aufzählungen zu haushaltsnahen Tätigkeiten (Lernfeld 4: Wohnen; Lerninhalt Haushaltsführung) wie Stricken, Häkeln und Kochen mit Hilfe und unter Anleitung der Präsenzkräfte.

Die Qualifizierungsteilnehmerinnen waren somit in der Lage, verschiedene in der Theorie erlernte Ansätze in der Betreuung von Menschen mit Demenz zu nutzen und verfügten darüber hinaus über anwendungsbereite Kenntnisse zur Kinästhetik und zur Umsetzung des Bobath-Konzeptes, um diese bei der direkten Pflege einzusetzen.

Welche Tätigkeiten führten die Teilnehmerinnen vorrangig in den Praxiseinrichtungen durch?

Vorwiegend erfolgte ihr Einsatz im Rahmen der s.g. „Grundpflege" und „Beschäftigung". Regelmäßige hauswirtschaftliche Tätigkeiten gemeinsam mit den zu Pflegenden konnten von drei Teilnehmerinnen, die in zwei Einrichtungen mit praktiziertem Hausgemeinschaftsprinzip tätig waren, regelmäßig durchgeführt werden. Somit wird u. a. die Hypothese: „Die tatsächlichen Arbeitsaufgaben entsprechend der Qualifikation sind von den Rahmenbedingungen der Einrichtung (Pflegesystem, Betreuungsform) abhängig" im Evaluationsschritt 2 zu überprüfen sein.

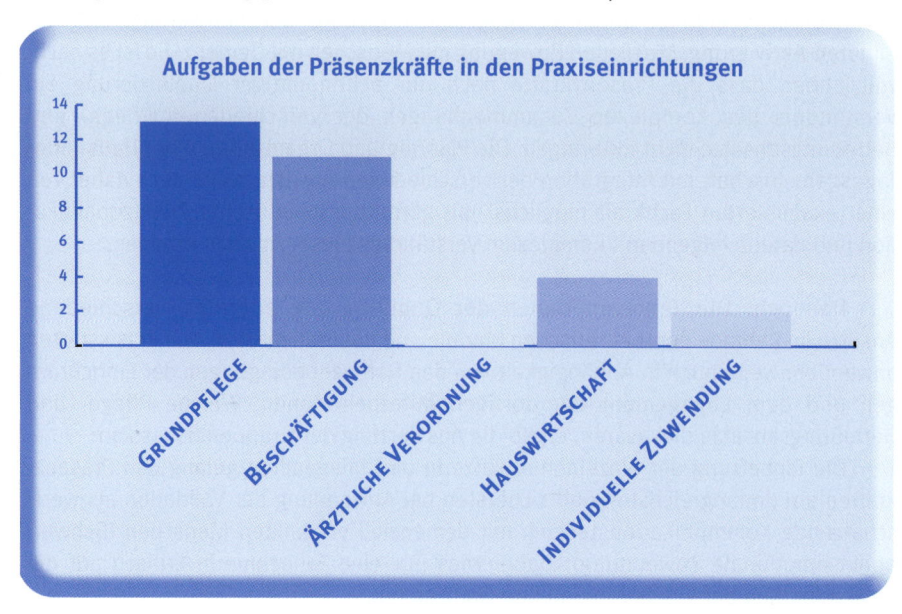

**Diskussion/Resümee mit ersten Erkenntnissen
zur Einsatzmöglichkeit der Präsenzkraft**

Ausgangspunkt der Präsenzkraftdebatte in Deutschland waren neben der demografischen Entwicklung mit ihren Konsequenzen für die Pflege und Betreuung betagter und insbesondere der Menschen mit Demenz die Diskussion um klientenorientierte Betreuungsansätze (vorzugsweise das Hausgemeinschaftsprinzip) sowie die Erfahrungen dazu in anderen europäischen Ländern.

Auch in Deutschland gibt es Definitionsprobleme hinsichtlich der Qualifikationsanforderungen derjenigen, die die Bewohner und Bewohnerinnen einer Hausgemeinschaft täglich begleiten, so dass in der Praxis zurzeit zwei Möglichkeiten genutzt werden:

- Professionell Pflegende[9] evtl. mit gerontopsychiatrischer Zusatzqualifikation und somit hohem Qualifizierungsgrad übernehmen die Pflege und Betreuung der Bewohner – sind also selbst rund um die Uhr präsent. Ihnen obliegt die Verantwortung, Planung, Koordination einer Klientengruppe. Darüber hinaus leiten sie niedrigschwelliger qualifizierte Pflegekräfte an, die sie bei der täglichen Pflege und Betreuung unterstützen. Dieses Modell entspricht dem Bezugspflegesystem. Hier den Begriff Präsenzkraft zu nutzen, stiftet Verwirrung.

- Niedrigschwellig qualifizierte Pflegekräfte – „Präsenzkräfte" – übernehmen im Tagesverlauf die Betreuung einer Klientengruppe, strukturieren den Tag unter Beachtung ihrer Kompetenzgrenzen zur Entlastung von professionell Pflegenden und auch Angehörigen. Im Bedarfsfall (z. B. zur so genannten Behandlungspflege oder bei Pflegeproblemen, die ihre Kompetenzen überschreiten) werden professionell Pflegende hinzugezogen. Diese sind auch in diesem Modell für die Planung und Koordination der Pflege und Betreuung der Bewohnergruppe und zusätzlich für die Anleitung der Präsenzkraft verantwortlich.

Beide Modelle setzen eine hohe Teambereitschaft und Kommunikation im Team voraus, wobei im Modell[2] die Kompetenzgrenzen der Präsenzkraft eindeutig zu regeln sind. Pflegeexperten und Entscheidungsträger sollten über Qualifikationsformen zur Betreuung von Menschen mit Demenz unter Aspekten der Pflegequalität, der betriebswirtschaftlichen Gesichtspunkte aber hauptsächlich unter dem Fokus der

---

9 Unter professionell Pflegenden werden in diesem Zusammenhang Pflegende mit abgeschlossener Berufsausbildung und mehrjähriger Berufspraxis verstanden. Sie verbinden wissenschaftliches Wissen mit fallverstehender Kompetenz im Sinne eines Oevermann'schen Verständnisses von professionellem Handeln.

Lebensqualität der zu Versorgenden diskutieren. Einsatzmöglichkeiten der Präsenzkräfte unter Beachtung ihrer Fähigkeiten und Kompetenzgrenzen müssen definiert werden, um der Praxis die Einsatzentscheidung der verschiedenen Qualifikationen unter den o.g. Aspekten zu erleichtern.

Bei Menschen mit Demenz übernimmt die Pflege zurzeit eine vorwiegend strukturierende, versorgende und anleitende Funktion, so dass die psychosoziale Betreuung einen Schwerpunkt für andere Betreuende wie die Präsenzkraft bildet, aber:

1. Pflegeprobleme, wie die oben angesprochenen Schluckstörungen, nehmen mit zunehmender Demenz zu und
2. Alter ist häufig gekennzeichnet von Multimorbidität mit Folgeproblemen (z. B. Stürze, zu erkennende depressive Verstimmungen usw.), so dass umfangreiches Wissen zu Physiologie des Alters, zur möglichen Pathologie und zu präventiven Maßnahmen nötig ist, was in einer mehrmonatigen Qualifizierung zur Präsenzkraft allein durch den Zeitfaktor nicht vermittelt werden kann und
3. daneben gehört es zu den originären Aufgaben der professionellen Pflege sowohl somatische als auch psychosoziale Bedürfnisse zu erfassen, den Menschen in einer Ganzheit zu betrachten (auch wenn die Sozialgesetzgebung dies unzureichend berücksichtigt).

Andersherum betrachtet ist auch der ausschließliche Einsatz hochqualifizierter Mitarbeiter und Mitarbeiterinnen problematisch. Den Hauptausgabenfaktor im Pflegebereich stellt bei sinkenden Ressourcen das Personal dar und eine Argumentation optimaler Qualität durch professionelle Kräfte nutzt auf der Ebene der Wirtschaftlichkeit wenig, da die Pflegekassen nur Leistungen finanzieren dürfen, die lt. § 29 SGB XI wirksam und wirtschaftlich sind (vgl. Heiber,1998, S. 24).
Jedoch darf wiederum nicht nur die Kostendebatte und die gesetzlichen Vorgaben maßgeblich für die Mitarbeiterzusammensetzung sein, sondern auch die Diskussion um Qualität von Pflege und Betreuung der Menschen mit Demenz. Zu beachten ist, dass – auch wenn für manchen Betriebswirtschaftler der Einsatz niedrigschwellig qualifizierter MitarbeiterInnen noch so verlockend ist – Anleitung durch und Austausch mit einer höher qualifizierten Pflegenden damit verbunden sein muss.

Unter Beachtung und Abwägung der genannten Aspekte stellt die Präsenzkraft nach Qualifizierung entsprechend des am ISBW Neustrelitz entwickelten Curriculums eine niedrigschwellig qualifizierte und die professionell Pflegenden kompetent unterstützende Betreuende dar. Gegenüber ungelernten Mitarbeitern verfügt sie über ausgewählte Kenntnisse im Umgang mit Menschen mit Demenz und stellt somit eine Bereicherung des Pflege- und Betreuungsteams dar. Sie darf allerdings nicht – aus Kostengedanken – als „Ersatz" für professionell Pflegende gesehen werden.

Betont werden muss an dieser Stelle, dass „niedrigschwellig qualifiziert" jedoch keinesfalls, obwohl die Wortwahl dies nahe legt, „Abwertung" beinhaltet!

„In der Pflegelandschaft in Deutschland wird es zu einer deutlicheren Unterscheidung in den Arbeitskompetenzen aller Berufsgruppen kommen. Es wird Pflegekräfte mit hohen planenden und strukturierenden Arbeitsinhalten und solche mit hohen handwerklich technischen Arbeitsinhalten geben. Der Ausbildungsstand […] sagt jedoch in keinem Falle etwas über die Wertigkeit der Arbeit aus." (Beckmann 2002, S. 371)

Ausblick

Weiterentwicklung des Konzeptes

Die vom Arbeitsamt getragene Qualifizierungsmaßnahme forderte zu ihrer Wiederholung eine Vermittlungsquote der Präsenzkräfte von 70% (dies entspricht 11 der 16 Frauen). Tatsächlich wurden mit Ende der Maßnahme vier Teilnehmerinnen in ihren Praxiseinrichtungen angestellt. Somit erfolgte die erste Feststellung, ein angestrebtes Projektziel nicht erreicht zu haben. Hier lohnt es sich aber, genauer hinzuschauen und vorerst hypothetisch konkrete Gründe zu benennen. (Anm. d. Verf.: Die Hypothesenprüfung erfolgt im Rahmen der Befragung der Einrichtungen in der 2. Evaluationsphase.)
1. Die arbeitsamtsgetragenen Maßnahmen, insbesondere befristete SAM-Stellen behinderten eine mehrfache Einstellung der Präsenzkräfte.
2. Die Rahmenbedingungen in den Einrichtungen (praktizierte Pflegesysteme, Betreuungsformen) sind oft ungeeignet für einen adäquaten Einsatz der Präsenzkräfte.
3. Die sozialpolitischen Entwicklungen (Pflegeversicherung, Landespflegegesetzentwurf M-V) fördert finanzielle Unsicherheiten in den Einrichtungen.
4. Eine latente Unwissenheit über die Qualifikationsform, ihre Einsatzmöglichkeiten, Fähigkeiten und Kompetenzgrenzen behindert ihren Einsatz.
5. Die am Qualitätszirkel beteiligten Pflegeeinrichtungen haben Interesse an der Qualifikationsform für ihren vorhandenen Personalbestand ungelernter Mitarbeiter und Mitarbeiterinnen.

Mit den regionalen Projektpartnern (Einrichtungen) werden Kooperationsverträge geschlossen, die ihnen gezielte Inhouse-Schulungen für Präsenzkräfte im 2. Halbjahr garantieren. Das SEPIA Teilprojekt Neustrelitz setzt hierbei auf folgende Aspekte, die miteinander in Verbindung gebracht werden sollen:
- Arbeits- und Lernortverbindung zur Nutzung der Synergieeffekte,
- vor Ort Rahmenbedingungen aufgreifen und die Schulung den Rahmenbedingungen anpassen im Sinne einer bedarfsgerechten Weiterbildung,

- das bedeutet insbesondere nicht nur eine angemessene Qualifizierung anzubieten und durchzuführen, sondern zugleich beratend bei der Durchführung eines veränderten Wohnkonzeptes unterstützend behilflich zu sein.

Die Evaluationsergebnisse weisen eindeutig daraufhin, dass eine qualifizierte Präsenzkraft nur dann nachhaltig ein Arbeits- und Betätigungsfeld finden wird, wenn die Rahmenbedingungen wie Wohn- und Hausgemeinschaftskonzepte bereits vorliegen.

Übertragbarkeit

Ein weiteres Ergebnis der Recherchen der letzten Monate ist die Tatsache, dass andere Anbieter in Deutschland ähnliche Qualifizierungen (vgl. Arend, 2003, S. 27–30) anbieten, die sich insgesamt für den interessierten Laien als undurchschaubar und schwer vergleichbar erweisen. Eine interessante Aufgabe bestünde einerseits darin, diese Qualifizierungen zu vergleichen, andererseits auch berufspolitisch eine Richtlinie zu erstellen, um den ausgebildeten Präsenzkräften eine hohe Mobilität zwischen den verschiedenen Bundesländern zu gewährleisten.

Einsatzvorschläge

In Anbetracht der ermittelten Fähigkeiten aber auch Kompetenzgrenzen und sich entwickelnder Betreuungsformen schlagen die Autoren folgende Einsatzmöglichkeiten im Hinblick der Evaluationsergebnisse für die Präsenzkräfte vor:
1. Nach SGB XI § 41 sind sie in Tagespflegeeinrichtungen als zusätzliche Kräfte in der Begleitung und Beschäftigung von Menschen mit Demenz behilflich.
2. Präsenzkräfte sind in so genannten Tagesgemeinschaften stationärer Pflegeeinrichtungen bei der Betreuung unterstützend tätig und sorgen für ein entspanntes Arbeiten mit Menschen mit Demenz durch unkonventionelle Alltagsgestaltung.
3. Präsenzkräfte gründen Ich-AGs und bieten ihre Dienstleistung in erster Linie privaten Nachfragern an, die Unterstützung in der familiären Betreuung ihrer Angehörigen erkennen und einfordern, um sich selbst zu entlasten.
4. In der ambulanten Pflege sind sie in bereits bestehenden Betreuungsgruppen ähnlich wie in der stationären Tagesgemeinschaft zusätzlich einsetzbar.
5. In Hausgemeinschaften oder Wohngemeinschaften sorgen sie für eine familiäre und häusliche Atmosphäre, indem sie mit den Bewohnern und Bewohnerinnen gemeinsam Einkaufen, Kochen, Wäsche waschen und den Alltag gestalten.

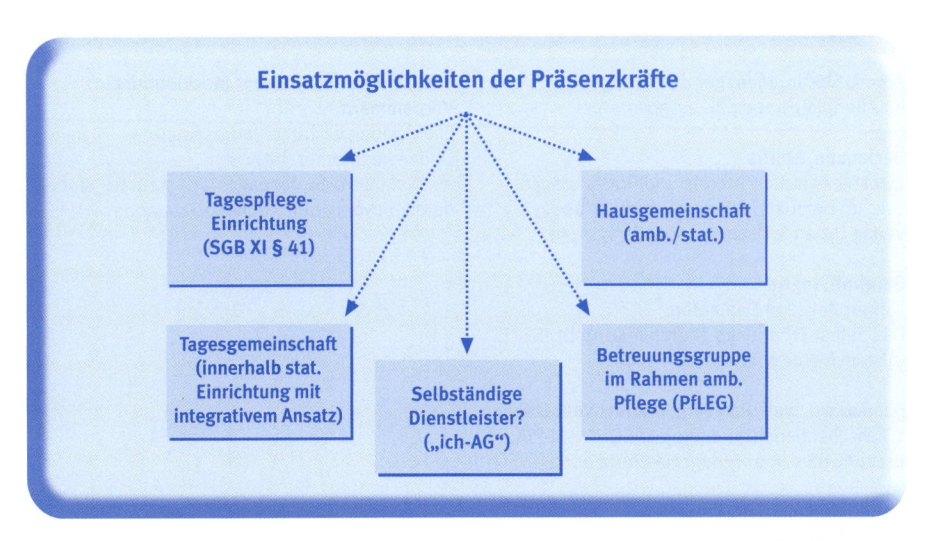

Einsatzmöglichkeiten der Präsenzkräfte

- Tagespflege-Einrichtung (SGB XI § 41)
- Hausgemeinschaft (amb./stat.)
- Tagesgemeinschaft (innerhalb stat. Einrichtung mit integrativem Ansatz)
- Selbständige Dienstleister? („ich-AG")
- Betreuungsgruppe im Rahmen amb. Pflege (PfLEG)

Die Projektmitarbeiterinnen sehen in der Qualifizierung von Präsenzkräften eine neben vielen anderen Möglichkeiten, den Ansprüchen auf eine an den Bedürfnissen ausgerichteten Betreuung, Begleitung und Pflege demenziell erkrankter Menschen mit Hilfe eines Mix verschieden qualifizierter Menschen nachzukommen und gerecht zu werden.

Literatur:

Arend, Stefan: Manager des Alltags,
In: Altenpflege 2003, S. 27-30

Beckmann, Marlis
Transfer zwischen Theorie und Praxis braucht Zeit. In: Heim und Pflege 33. Heft 12/2002. Verlag Urban & Fischer: 2002, S. 371-373.

Berghoff, Ingrid
Förderpflege mit Dementen.
Das Selbst-Erhaltungs-Therapie-Konzept (SET). Ullstein Medical: Wiesbaden 1999.

Damkowski, Wulf/Hamborg, Martin/ Voß, Lothar
1. Zwischenbericht zum Projekt EQUAL-SEPIA. Hrsg.: IGUS e.V. o. Verlag: Hamburg 2003.

Gennrich, Rolf/Haß, Peter
Pflegeheime „ambulant" gedacht.
Ein Organisationsmodell für eine verbesserte Lebensqualität Pflegebedürftiger.
In: Häusliche Pflege 6/2001, S. 25-28.

Gröning, Katharina
Instituionelle Mindestanforderungen bei der Pflege von Dementen. In: Tackenberg, Peter & Abt-Zegelin, Angelika (Hrsg.): Demenz und Pflege. Eine interdisziplinäre Betrachtung. Mabuse-Verlag: Frankfurt am Main 2001

Heiber, Andreas
Existenzgründung. Planung und Betrieb eines ambulanten Pflegedienstes. Vincentz Verlag: Hannover 1998.

Knauf, Antje-Franziska
Geteilte Verantwortung. In: Altenpflege 5/2002. Vincentz Verlag: Hannover 2002, S. 48-49.

Lüders, Inge
Ein Gewinn für die Pflege? In: Altenpflege 3/1998. Vinzentz Verlag: Hannover 1998, S. 41.

Napiwotzky, Anne-Dorothea
Selbstbewußt verantwortlich pflegen.
Ein Weg zur Professionalisierung mütterlicher Kompetenzen. Hans Huber Verlag: Bern; Göttingen; Toronto; Seattle 1998

Statistisches Landesamt Mecklenburg-Vorpommern
Entwicklung wichtiger Jahresdaten.
Online im Internet. http://www.statistik-mv.de/pages/txt_statistik_landesdaten_bevoelk.htm. Stand: 29.04.2003

BUCH 1   NEUE KULTUR IN DER BEGLEITUNG

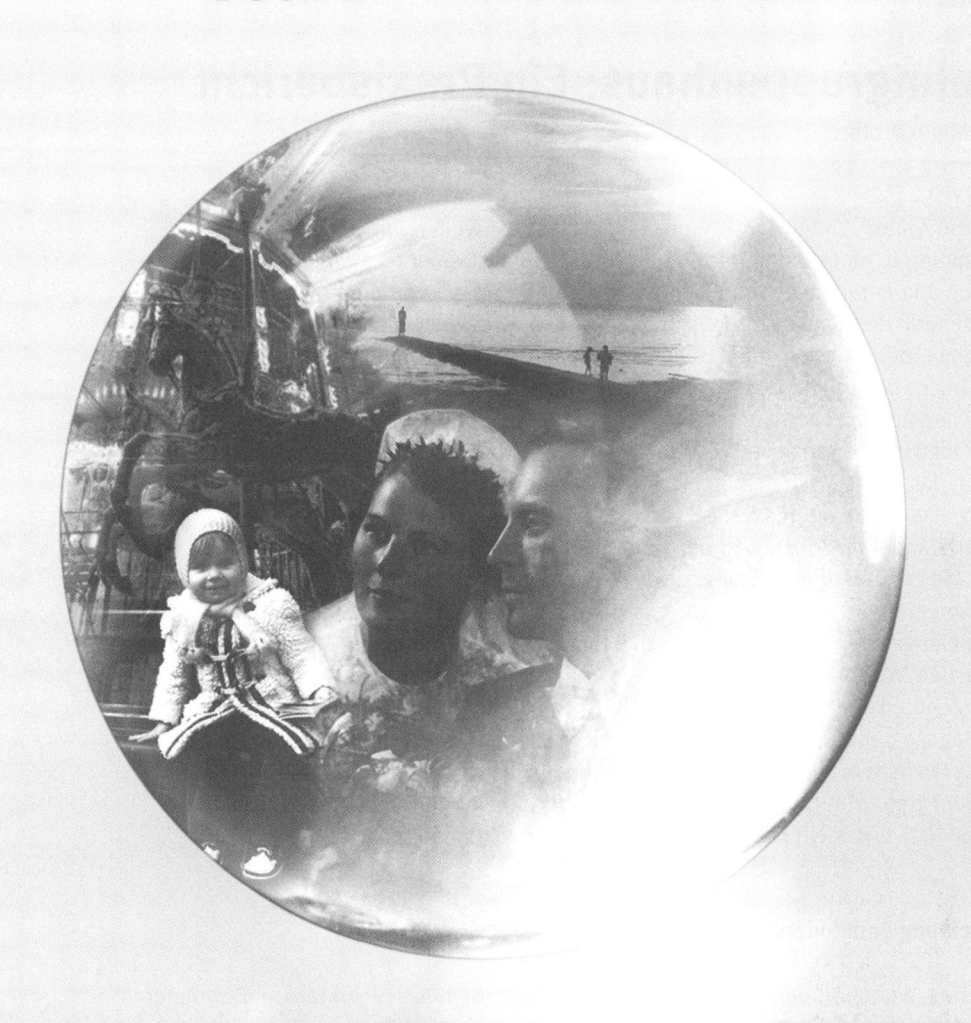

5 Wohngruppenhaus: Ein Praxisbericht

Elke Morgenroth

BUCH 1   NEUE KULTUR IN DER BEGLEITUNG

Wohngruppenhaus: Ein Praxisbericht

Elke Morgenroth

> Ein kalter Wintertag. In einer halben Stunde wollen wir ein Dementia Care Mapping in einer Wohngruppe für Menschen mit Demenz beginnen. Als wir die helle und geräumige Wohnküche betreten, werden wir von der anwesenden Mitarbeiterin des Hauses freundlich begrüßt. Sie wird, wie wir aus dem Vorgespräch wissen, den größten Teil des heutigen Morgen und Vormittag mit den acht Bewohnern bestreiten. Doch diese schlafen zum Teil jetzt noch oder werden gerade bei der Morgentoilette unterstützt. Wir freuen uns, vom Clara-Zetkin-Zentrum eingeladen worden zu sein. Die Mitarbeiter/innen der Einrichtung waren einverstanden, das Tagesgeschehen in einer Wohngruppe von Mappern beobachten zu lassen. Das starke Interesse, sich von externen Beobachtern eine Rückmeldung über den Stand ihrer Arbeit und das Wohlbefinden der Bewohner einzuholen, spricht für die engagierte Stimmung, die wir hier vorgefunden haben.
> Schon einmal zuvor hatten wir das Clara-Zetkin-Zentrum besucht und uns über die hier geleistete Arbeit informiert. Besonders reizt uns nun die Möglichkeit, uns ein Bild von der praktischen Umsetzung des Konzeptes und seiner einzelnen Bestandteile – Präsenzkräftemodell, spezielle Qualifizierung/Fortbildung und Alltagsgestaltung – machen zu können. Nachdem wir in Ruhe einen Kaffee getrunken haben, nehmen wir unsere vorher ausgesuchten Sitzplätze ein. Kurze Zeit später treffen auch schon die ersten beiden Bewohnerinnen ein. Nachdem wir uns kurz vorgestellt haben, kann das Mapping beginnen...[1]

Einrichtung und Konzept

Das Wohngruppenhaus für pflegebedürftige demenziell erkrankte Bewohner befindet sich auf dem Grund und Boden des Seniorenzentrums „Clara Zetkin" in naturverbundener Lage im Stadtteil Görden der Stadt Brandenburg an der Havel.
In drei Wohngemeinschaften wohnen jeweils acht Bewohner mit der Diagnose Demenz. Die Wohnanlage ist einschossig mit weitläufiger Außenanlage gebaut. Menschen mit Demenz wird hier die Möglichkeit gegeben, unter Beibehaltung des Maximums an Selbständigkeit eine gewohnte Lebensgestaltung auch bei Hilfs- und Pflegebedürftigkeit zu erleben. Betreuung durch geeignete Mitarbeiter über 24 Stunden und die Sicherstellung von Fachpflege durch den ambulanten Dienst machen die Führung eines solchen Hauses möglich.

---

[1] Die jeweils eingeschobenen Textteile, die sich auf die DCM-Beobachtung beziehen, stammen von den beiden Mappern, die diese durchführten. Ergebnisse einer DCM-Beobachtung gehören dem jeweiligen Team und werden ohne dessen Erlaubnis niemand anderen bekannt gemacht. Die in diesem Kapitel eingeflochtene Darstellung der DCM-Beobachtungsergebnisse in einer Wohngruppe des Clara-Zetkin-Zentrums ist selbstverständlich mit den Mitarbeiter/innen abgestimmt und von diesen genehmigt worden.

Das tägliche Leben in den Wohngruppen wird durch die Bedürfnisse der Bewohner bestimmt. Es ist orientiert auf Vertrautheit, Wärme, Nähe und Kommunikation. Die Anwesenheit des Mitarbeiters als „Person des Vertrauens" im Lebensbereich des Bewohners über den ganzen Tag unter möglicher Einbeziehung der Angehörigen und Betreuer, nicht nur als Besucher, sondern als aktiver Teilnehmer am Gemeinschaftsleben, trägt dieses Projekt.

Dabei sind vier Säulen in der Arbeit maßgebend:

1. Hauswirtschaft
2. Biografiearbeit
3. Angehörigenarbeit
4. Integrative Validation nach Nicole Richard.

Die folgenden Leitlinien gelten für die Arbeit in den Wohngruppen:

- Wir akzeptieren die andere Erlebniswelt der Menschen mit Demenz.
- Wir haben eine wertschätzende, ernstnehmende Grundhaltung zum „Anderssein" des Menschen mit Demenz.
- Wir begeben uns bewusst auf die Ebene der Menschen mit Demenz und akzeptieren ihre Handlungen.
- Gefühle und Antriebe sind gültig und richtungs-, sowie handlungsweisend.
- Das Erkennen und Fördern individueller Ressourcen steht bei uns im Mittelpunkt.
- Die Lebensgeschichte des Menschen mit Demenz ist ein wichtiger Bestandteil (Tragsäule) unserer Arbeit.
- Mit dem Beginn unserer Arbeit betreten wir das Zuhause anderer Menschen und verhalten uns entsprechend respektvoll.

> Jetzt sind es schon sechs Personen, die am Tisch Platz genommen und mit dem Frühstück begonnen haben. Wer noch kann, schmiert sich selbst sein Brot. Bei den anderen leistet die Mitarbeiterin freundliche Unterstützung. Eine alte Dame wünscht Honig, der jedoch noch auf dem Küchenboard steht. Die Mitarbeiterin fragt die Bewohnerin freundlich, ob sie sich den Honig selbst holen kann. Sie kann und sie tut es auch. Ich muss daran denken, wie viele andere Betreuungskräfte in einer solchen Situation wohl sofort den Honig auf den Tisch gestellt und die Bewohnerin um die Möglichkeit gebracht hätten, ihre noch vorhandenen Fähigkeiten einzusetzen.
> Das Konzept und die Leitlinien des Hauses hatten wir im Vorfeld kennengelernt und studiert. Aber Konzepte zu schreiben und zu beschließen ist das eine, sie auch tatsächlich zu leben, etwas ganz anderes. Wir sind gespannt, was wir hier noch sehen werden...

Die Konzeption mit heilpädagogischem Ansatz baut sich auf folgenden Zielsetzungen auf:
1. Erhaltung und Förderung der sozialen Fähigkeiten, Kontakt- und Gruppenfähigkeit
2. Erhaltung und Förderung motorischer Fähigkeiten
3. Erhaltung und Förderung lebenspraktischer Fähigkeiten
4. Erhaltung und Förderung der Beschäftigungsfähigkeit.

Ressourcen der Menschen mit Demenz sind nicht auf den ersten Blick erkennbar. Hilfreich sind die Anamnese und besonders die Beobachtung, um diese zu erkennen. Beobachtungsschwerpunkte sind dabei:
- Aufgaben oder kreative Tätigkeiten finden und anbieten
- Kognitive Fähigkeiten durch Betätigung erkennen
- Förderung der personellen, örtlichen und zeitlichen Orientierung
- Förderung der emotionalen Fähigkeiten (Eigen- und Fremdwahrnehmung).

Herr A. erhält jeden Morgen nach dem Frühstück die Aufgabe, Zeitungen auszuteilen. Inzwischen hat sich diese Aufgabe zum Ritual entwickelt. Wenn er die Zeitungen erhält, wird immer durchgezählt, ein Exemplar zurückgelegt und anschließend macht er sich auf den Weg. Die Zeitungen finden wir überall im Haus, aber er hat seine Aufgabe und wird ernst genommen!

Frau B. reagiert kaum auf Ansprache. Hört sie aber den Wasserhahn in der Küche rauschen, steht sie auf, um den Abwasch zu erledigen.

Das bedeutet für die Präsenzkräfte, für die einzelnen Bewohner Tätigkeiten im lebenspraktischen und im hauswirtschaftlichen Bereich sowie Freizeittätigkeiten zu finden, sie methodisch und didaktisch zu führen und dabei nicht zu überfordern. Der eigene Qualitätsanspruch muss in den Hintergrund rücken.

> Wir können Herrn A. bei seinem täglichen Zeitungsrundgang beobachten. Er ist mit großer Konzentration bei der Sache. Frau C. macht mehrmals täglich einen Kontrollgang durch das Gebäude, lässt ihren prüfenden Blick über Jalousien und Möbel schweifen, zurrt einen Vorhang zurecht. Auch sie hat eine Aufgabe, die sie mit großem Ernst erledigt. Es gibt noch mehr solcher Aufgaben, die von Bewohnern wahrgenommen werden und den Charakter eines Rituals haben. Eine Bewohnerin ist dafür zuständig, die Tür zu öffnen, wenn Besucher klingeln. Das tägliche Post aus dem Briefkasten Holen und gemeinsam Durchschauen nimmt schon den Charakter einer kleinen Aktion an: Eine Bewohnerin wird im Rollstuhl geschoben, vier andere können noch zu Fuß gehen. Bei all diesen Aktivitäten ist das Wohlbefinden, das die Bewohner dabei zum Ausdruck bringen, unübersehbar. Wir machen eifrig Eintragungen in unsere DCM-Datenblätter.

Zusätzlich zur Diagnose Demenz kommen bei allen Bewohnern oft bzw. zumeist Wahrnehmungsstörungen zum Tragen. Dazu gehören Sehbeeinträchtigungen, Hörbeeinträchtigungen, sowie taktile Funktionsschwächen. Diese Einschränkungen ziehen Verhaltensauffälligkeiten wie Misstrauen, Bewegungsunsicherheiten, veränderte Reaktionen auf bestimmte Geräusche, motorische Auffälligkeiten wie Anstoßen, Stolpern, Danebengreifen, Angst nach sich.

Besonders bei Einschränkungen der Sinnestätigkeit kann man durch präventive Maßnahmen Hilfe und Unterstützung geben.

„Greifen heißt begreifen" lautet ein Gedanke der Heilpädagogik. Koch- und Gewürzdüfte, das Tränen der Augen beim Zwiebelschneiden, das Anfühlen rauer und flauschiger Wäsche und anderes mehr sind Stimulationen, die über die intakten Sinnesfunktionen aufgenommen werden. An Gewohntes wird erinnert.

Das Präsenzkräftemodell

> Kranführerin! Sachbearbeiterin! Wir erinnern uns noch, wie überrascht wir waren, als wir in dem Vorgespräch zum Mapping nach den ursprünglich erlernten Berufen der hier im Hause beschäftigten Präsenzkräfte fragten und diese Antworten erhielten. Die Präsenzkraft spielt in den meisten stationären oder ambulanten Wohngruppen für Menschen mit Demenz eine zentrale Rolle, im Konzept des Clara-Zetkin-Zentrums allemal. Umso wichtiger ist es, hier qualifizierte Mitarbeiter/innen zu haben, die über die notwendigen Kompetenzen für eine personenzentrierte Pflege verfügen. Im Clara-Zetkin-Zentrum wird großen Wert auf die gezielte und systematische Qualifizierung der Mitarbeiter/innen bzw. der Teams gelegt. Doch reicht dies aus, um Menschen mit gänzlich anderen beruflichen Vorerfahrungen für die schwierige Arbeit mit Menschen mit Demenz fit zu machen? Wir sind gespannt, wie wir die Arbeit der Präsenzkräfte im Alltag der Wohngruppe erleben werden...

Die Präsenzkräfte der Wohngruppen übernehmen durch Nähe und permanente Präsenz eine entscheidende, die Qualität wesentlich bestimmende Rolle. Sie sind die unmittelbaren Bezugspersonen der Menschen mit Demenz.

Die Aufgaben der Präsenzkräfte leiten sich von den Unternehmenszielen und dem Betreuungskonzept mit heilpädagogischem Ansatz ab. Sie setzen mit Unterstützung der Pflegefachkräfte die heilpädagogische validierende Tages- und Nachtbetreuung um, dabei jeweils die individuellen Bedürfnisse, Möglichkeiten und Wünsche der Bewohner berücksichtigend.

Neben fachlichen Kenntnissen müssen sie eine hohe personale Kompetenz aufweisen. Eine positive Einstellung zum verständnisvollen Umgang mit Menschen mit Demenz und die Bereitschaft, die Befindlichkeiten der Bewohner zu respektieren, sind Grundlage für die tägliche Arbeit.

Qualitäten wie menschliche Wärme, Großzügigkeit, inneres Gleichgewicht und Wertschätzung stehen gleichberechtigt zur fachlichen Kompetenz.

Die Präsenzkräfte müssen neben allgemein pflegerischen und fundierten hauswirtschaftlichen Kenntnissen und Fertigkeiten auch mit dem Personenkreis gerontopsychiatrisch veränderter Menschen vertraut sein.
Hierzu dienen der Grund- und Aufbaukurs der Integrativen Validation, allgemeine Kenntnisse in der Altenpflege sowie zum Krankheitsbild Demenz vom Alzheimertyp.
Die Anwesenheit der Präsenzkraft als „Person des Vertrauens" über den gesamten Tag ermöglicht es, altgewohntes Leben weiterleben zu können, auch bei Hilfe- und Pflegebedarf.
Die Präsenzkräfte gestalten mit dem Bewohnern gemeinsam den Tag, organisieren den Haushalt und erledigen alle anfallenden hauswirtschaftlichen Tätigkeiten. Die Bewohner werden dabei je nach Fähigkeiten, Fertigkeiten und Neigungen mit einbezogen.

Sowohl die Hauswirtschafts-(Präsenz)- als auch die Pflegefachkräfte sind Angestellte der Sozialstation. Die Forderung nach 50% Fachkrafteinsatz wird nicht allein über die Pflegefachkraft definiert. So konnte erreicht werden, einen straffen bedürfnisorientierten Personalschlüssel zu organisieren:

Personaleinsatz		
Eine Heilpädagogin / Hausleitung		
Zwei Dauernachtwachen		
Wohngruppe A	**Wohngruppe B**	**Wohngruppe C**
1 Krankenschwester	1 Altenpflegerin	1 Altenpflegerin
4 Präsenzkräfte	4 Präsenzkräfte	4 Präsenzkräfte

Drei Krankenschwestern der Ambulanten Pflege decken die Pflegeleistungen in den Touren ab.
Um Überlastungserscheinungen im Sinne des Burn-Out zu vermeiden, erhalten die Präsenzkräfte keine Vollzeitverträge. Die Wochenarbeitszeit liegt zwischen 25 und 30 Stunden. So hat jede Dienstschicht eine Hauptmahlzeit vorzubereiten.

Die Präsenzkräfte arbeiten im Früh-, Zwischen- und Spätdienst (6.00 – 11.00 Uhr/ 11.00 – 16.00 Uhr/16.00 – 22.00 Uhr).
Jeder Dienst hat bestimmte hauswirtschaftliche Dienste als Aufgabe:
Frühdienst:
- Vor-, Zu- und Nachbereitung des Frühstücks
- Reinigung der Wohnung

- Wäsche waschen
- Vorbereitung des Mittagessens

Zwischendienst:
- Zu- und Nachbereitung des Mittagessens
- Reinigung der Wohnung
- Wäsche legen und sortieren
- Gestalten der Mußezeit
- Vesper

Spätdienst:
- Vor-, Zu- und Nachbereitung des Abendessens
- Gestaltung der Abendstunden
- Reinigung der Wohnküche
- Begleitung beim Zubettgehen.

Die Tagesstruktur in den drei Wohngruppen wird überwiegend von den hauswirtschaftlichen Tätigkeiten bestimmt. Die Herausforderung hierbei ist, bei der Gestaltung des Tages feste Rhythmen zu organisieren, immer wiederkehrende Tätigkeiten durchzuführen, Fähigkeiten und Neigungen der Bewohner zu fördern, indem sie einbezogen werden.
Die Präsenzkraft muss dabei eine flexible Zeitspanne berücksichtigen und die Balance zwischen Über- und Unterforderung finden.
Grundsätzlich werden alle hauswirtschaftlichen Tätigkeiten wie in einer Familie von verschiedenen Mitgliedern der Wohngruppe übernommen. Motiviert und angeleitet von der Präsenzkraft unter dem Motto:
„Hilf mir es selbst zu tun!"
„Wir machen uns einen schönen Tag!"
Eine gleichbleibende Tagesstrukturierung verbunden mit Ruhe und Gelassenheit und hoher Toleranzbereitschaft seitens der Präsenzkräfte setzt einheitliches Handeln voraus. Zu den Tagesstrukturen in den Wohngruppen gehört auch die Planung der Pflegefachkräfte der Sozialstation, wobei auch hier zeitlich sehr flexibel gearbeitet wird. Auch die Pflege richtet sich nach den Bedürfnissen und dem Tempo der Bewohner.

Ziel der Tagesstrukturierung:
- Aufrechterhaltung des Gleichgewichts zwischen Aktivität und Passivität
- Unterstützung der Eigenständigkeit
- Förderung der Sinnestätigkeit (visuell, Gehör-, Tast- und Geruchssinn)
- Training der Aktivitäten des täglichen Lebens
- Abbau von Angst, Unruhe und Aggressivität.

> Wir sind beeindruckt, mit welch hoher Energie, welch großem Engagement und welch hoher Professionalität die Präsenzkräfte, die wir den ganzen Tag über beobachten können, „den Laden schmeißen". Anders als in vielen anderen Einrichtungen, die wir gesehen haben, ist die Kommunikation von Seiten der Betreuungsperson nicht nur freundlich, sondern auch aktivierend und biografisch orientiert. Niemand wird übersehen. Alle Bewohner erfahren individuelle Zuwendung und erhalten Impulse, um Identität und Wertschätzung durch Aktivitäten (Geschirr zum Abwasch bringen), Aufgaben (Zeitungen verteilen) und Rituale (Postholaktion) erfahren zu können. Scheinbar „bizarre" Verhaltensweisen von Bewohnern werden toleriert. In der DCM-Auswertung fällt der recht hohe Anteil der L-Kategorie bei den beobachteten Akivitäten auf. „L" bedeutet Arbeit oder arbeitsähnliche Handlungen. In der Tat prägen hauswirtschaftliche Tätigkeiten einen großen Teil des Alltags in der Wohngruppe – und führen zu entsprechenden Wohlbefindlichkeitswerten bei den Bewohner/innen!
>
> Die von mancher Seite immer wieder aufgeworfene Frage, ob denn nichtexaminierte Pflegekräfte in der Lage seien, Menschen mit Demenz qualifiziert zu betreuen, wirkt hier deplaziert. Wir beobachten professionell agierende Fachkräfte – Präsenzkräfte – , die offensichtlich in der Lage sind, personenzentrierte Pflege authentisch umzusetzen.

Fortbildung/Qualifizierung

Fortbildungen werden kontinuierlich geplant und durchgeführt. Dabei werden Schwerpunkte vom Leitungsteam und den Mitarbeitern gesetzt. Die Präsenzkräfte bringen sich bei der Planung der Themenschwerpunkte mit Vorschlägen ein.

Pflichtveranstaltungen für alle Präsenzkräfte sind:
- Integrative Validation nach Nicole Richard
- Demenz
- Rückenschonendes Arbeiten
- Transfer
- Hauswirtschaft
- Erste Hilfe
- Lebensmittelhygiene
- Kommunikation
- Training on the job.

Bei zusätzlichen Angeboten entscheiden die Präsenzkräfte selbst über ihre Teilnahme.

> „Frau C. passt ganz genau auf, wer hier kommt und geht. Eine aufmerksame Frau sind Sie! Ihnen entgeht wirklich nichts! Man muss ja auch aufpassen! Immer wachsam, nicht wahr? Man hat ja auch Verantwortung!" Auffallend ist, wie Prinzipien der Integrativen Validation (IVA) von den Mitarbeiter/innen kontinuierlich und konsequent umgesetzt werden, quasi in Fleisch und Blut übergegangen sind. Gesprächssequenzen wie die obige können wir durchgehend während des Mappings beobachten. Fortbildung wird im Hause nicht als Abhaken oder Abhandeln von Themen verstanden, sondern als in der Praxis verankertes und die Praxis begleitendes und entwickelndes Instrument. So finden beispielsweise nicht nur Inhouse-Seminare mit Nicole Richard und anderen IVA-Trainern im Clara-Zetkin-Zentrum statt, sondern werden kontinuierlich in den Teambesprechungen validierende Sätze und Gesprächszugänge für die einzelnen Bewohnern entwickelt. Fortbildung bleibt keine einmalige und schnell vergessene Angelegenheit, sondern ist Bestandteil der Praxis.

Evaluierung und Dementia Care Mapping

Wichtiges Instrument zur Evaluierung der Arbeit sind die täglichen Dienstübergaben und Dienstberatungen. Das jeweilige Betreuungsteam bewertet unter Verantwortung der drei Pflegefachkräfte die Betreuungs- und Pflegeergebnisse.
Die Dienstberatungen sind immer themenorientiert. Beispiel für eine Dienstberatung:
- Fallbesprechung Frau C. (immer nur eine Fallbesprechung)
- Erarbeitung validierender Sätze im Team
- Hauswirtschaftliche Tätigkeiten im Frühdienst
  - Was hat sich bewährt?
  - Was wollen wir verändern?
  - Wie beziehen wir die Bewohner mit ein?
  - Entwicklung von Ritualen
- Belehrung
- Sonstiges.

Weitere Instrumente zur kontinuierlichen Weiterentwicklung der Arbeit sind Mitarbeitergespräche und die Durchführung von DCM.
Mitarbeitergespräche werden planmäßig geführt. Während der Gespräche wird der jeweilige Ist-Zustand analysiert. Individuell können Zielstellungen und Perspektiven entwickelt werden.
Dementia Care Mapping wurde bereits während der wissenschaftlichen Begleitung des Projektes in einer Wohngruppe durchgeführt. Vom Team werden die Ergebnisse dieser Beobachtungen als wertvolle Hilfe für die konzeptionelle Weiterentwicklung der Arbeit betrachtet.
Zurzeit beteiligt sich die Einrichtung an einem Modellprojekt der Stadt Brandenburg.

Im Rahmen dieses Projektes sind zwei Mitarbeiterinnen (Krankenschwester, Heilpädagogin) als Mapper ausgebildet worden. Beide sind in anderen Einrichtungen der Stadt quartalsmäßig als Mapper tätig.

In einer Wohngruppe des Hauses sind externe Mitarbeiter als Mapper tätig. Nach der Datenerhebung geben sie dem Team ein Feed-Back. So werden die Mitarbeiter/innen in ihrer Beobachtungsfähigkeit sensibilisiert. Stärken und Schwächen werden herausgearbeitet. Dem Team helfen diese Hinweise, sich in seiner Arbeit bestätigt zu fühlen und sich über die Befindlichkeit der Bewohner stärker Gedanken zu machen.

Zusammenarbeit mit Angehörigen und Biografiearbeit

In unserem Haus soll dem Wunsch nach Entlastung der Angehörigen und der Notwendigkeit einer speziellen Betreuung der Menschen mit Demenz entsprochen werden. Voraussetzung für unsere Arbeit ist, dass die Angehörigen Interesse daran haben, gemeinsam mit dem Betreuungsteam zu arbeiten und umgekehrt. Ziel der Zusammenarbeit ist es, eine Qualitätssteigerung in der Betreuung zu erreichen.

Zum Standard der Angehörigenarbeit gehören:
- Aufnahme- und Informationsgespräche
- Angehörigenabende
- Gemeinsame Weiterbildungsveranstaltungen
- Gemeinsame Erarbeitung der Biografie
- Teilnahme an Pflegevisiten
- Einbeziehung der Angehörigen ins tägliche Leben und bei besonderen Aktivitäten und Höhepunkten.

Wir können den Angehörigen die Sorge, nicht aber die Fürsorge abnehmen. Welche Anforderungen ergeben sich daraus an die Präsenzkräfte?

Sie sollten in der Lage sein, die Einbeziehung der Angehörigen zu fördern und zulassen zu können. Die Mitarbeiter des Wohngruppenhauses und die Angehörigen suchen auf der Basis einer wertschätzenden Haltung den regelmäßigen Austausch. Unverzichtbar sind die Angehörigen bei der Erarbeitung der Biografie. Menschen mit Demenz leben oft auf einer anderen Zeitebene als wir. Darauf müssen sich die Präsenzkräfte einstellen können.

Mit Kenntnissen der jeweiligen Biografie fällt es ihnen leichter, sich auf die Realitätsebene des Menschen mit Demenz zu begeben. Bei der Erarbeitung der Biografie sind die Präsenzkräfte aufgefordert, Informationen zu sammeln und eine „Grundbio-

grafie" zu erarbeiten. Die gewonnenen Erkenntnisse werden dem Team während einer gemeinsamen Dienstberatung vorgestellt. Schon während der Beratung geben Mitarbeiter Informationen, die sie im Gespräch (oft beiläufig) erfahren haben.
Daraus ergibt sich, dass die Biografiebögen nie abgeschlossen sind, sondern kontinuierlich fortgeschrieben werden. Je länger der Bewohner im Haus lebt und je größer das Vertrauen zu den Präsenzkräften ist, desto lückenloser werden die biografischen Angaben.

Ziel ist es, dass alle Mitarbeiter über den gleichen Wissensstand verfügen und somit auch einheitlich handeln können.

> Nach dem Mapping sitzen wir noch in einem Café im Zentrum der Stadt Brandenburg zusammen und sprechen über unsere Eindrücke. Wir haben an diesem Tag viele positive Dinge beobachten können.
> - Wir konnten verfolgen, wie in einer Wohngruppe für Menschen mit Demenz Prinzipien des personenzentrierten Betreuungsansatzes umgesetzt werden und was dies für die Lebensqualität der Bewohner bedeutet.
> - Wir haben ein Präsenzkräftemodell in der Praxis erleben dürfen und dabei gesehen, wie professionell und qualifiziert es funktionieren kann.
> - Wir konnten einen Eindruck von den positiven Auswirkungen einer gezielten praxisnahen Fortbildungs- und Qualifizierungsarbeit in einer Einrichtung gewinnen.
>
> Wir beschließen, die Mitarbeiter nach dem Feed-Back, das wir einige Tage später nach Auswertung unserer Beobachtungsdaten – geben werden, zu fragen, ob sie diese positiven Eindrücke von Dritten nicht auch einer breiteren Fachöffentlichkeit bekannt machen möchten. Vielleicht wird ja irgendwann später ein Fachbuch über die Neue Kultur in der Begleitung von Menschen mit Demenz erscheinen. Dort könnte man doch etwas berichten...

BUCH 1   NEUE KULTUR IN DER BEGLEITUNG

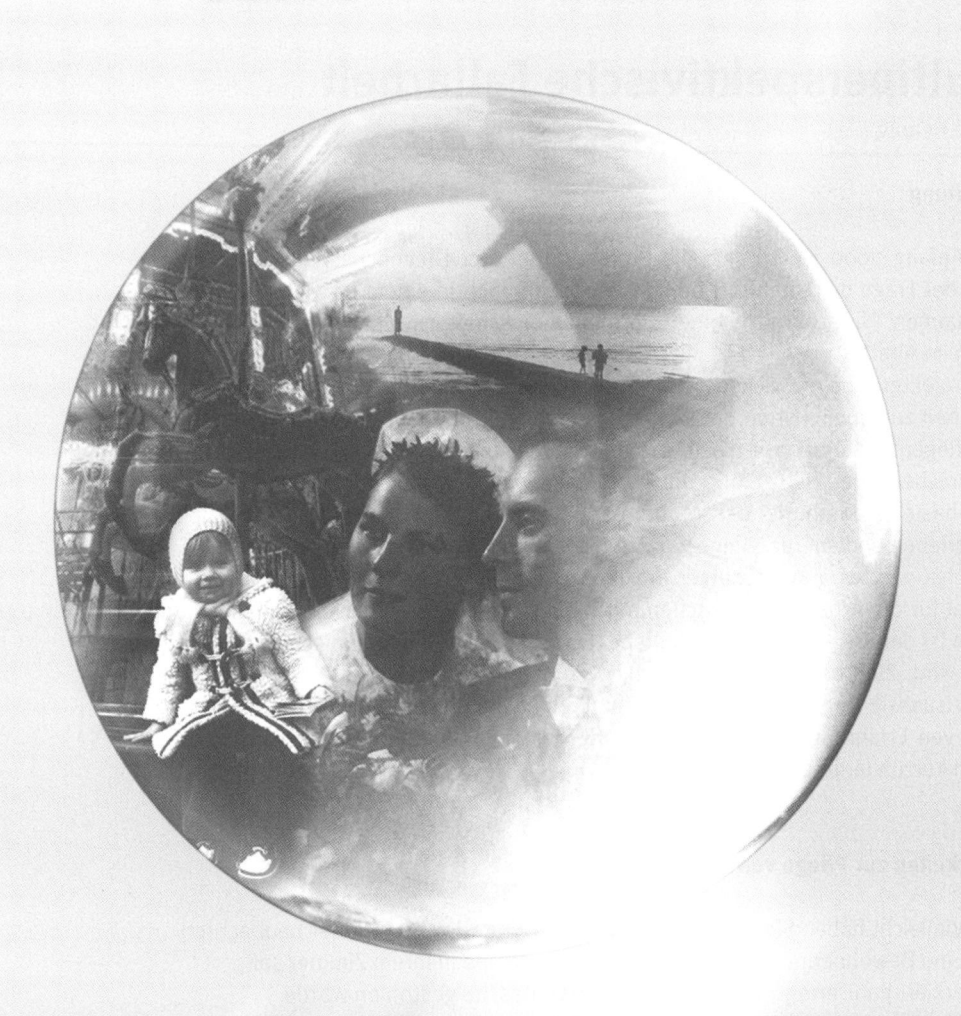

6 **Multiperspektivische Fallarbeit**

André Hennig

BUCH 1   NEUE KULTUR IN DER BEGLEITUNG

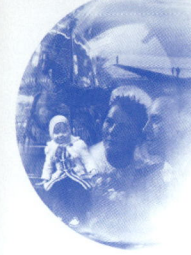

Multiperspektivische Fallarbeit
André Hennig

Einleitung

Anfang 2000 stellte sich die Projektgruppe der Fachhochschule Frankfurt am Main der Frage der Qualifikation von Pflegepersonen in einem bis dahin sehr erfahrungsarmen Pflegebereich, einer „Wohngemeinschaft psychisch veränderter Menschen im Alter"[1].
Die Projektgruppe entwickelte und erprobte die Methode der Multiperspektivischen Fallarbeit zur Qualifikation der Pflegepersonen, gleichbedeutend einer Verbesserung der Pflegequalität bei psychisch veränderten Menschen.
Entsprechend der Zielsetzung dieses Buches wird die praxisfähige, aber auch evidenz-basierte Methode der Multiperspektivischen Fallarbeit in diesem Beitrag beschrieben und auf die Pflege von Menschen mit Demenz bezogen.
Zunächst werden anhand kurzer Praxisbeispiele die Fähigkeiten nachgewiesen, die zentral für die Arbeit mit Menschen mit Demenz sind. Die Entwicklung dieser Fähigkeiten ist der Anspruch der Multiperspektivischen Fallarbeit, die anschließend vorgestellt wird. Zum besseren Nachvollzug werden ein ausführliches Praxisbeispiel und eine Visualisierung der Methode dienen. Enden wird dieser Beitrag mit der Beschreibung von Erfahrungen in der Anwendung der Multiperspektivischen Fallarbeit und einem kurzen lerntheoretischen Diskurs.

Fähigkeiten zur Pflege von Menschen mit Demenz

Vielleicht haben Sie schon mal eine dieser Situation erlebt oder beobachtet:
- Eine Bewohnerin, die den ganzen morgen alleine in ihrem Zimmer saß, erklärt ganz erregt, dass gerade ihre Handtasche gestohlen wurde.
- Ein älterer Herr, der im Jahr 2003 mit Schuhen und Anzug ins Bett geht, um bei dem drohenden Fliegeralarm möglichst schnell in den Keller zu kommen.
- Eine erwachsene Frau, die mit beiden Händen in die Salatschüssel greift und den Salat auf den Boden wirft.
- Eine 75-jährige Frau, die ihre kleinen Kinder sucht, um sie ins Bett zu bringen.
- Eine ältere Dame, die Sie beschuldigt die silbernen Löffel versteckt zu haben.

---

[1] Dieses Projekt wurde unter der Leitung von Prof. Dr. Margret Müller von André Hennig durchgeführt. Finanziert wurde die 3-jährige wissenschaftliche Begleitung durch die Fachhochschule Frankfurt am Main und der Stiftung für Bildung und Behindertenförderung. Der Abschlussbericht kann über den Autor bezogen werden.

Alle diese Situationen haben zwei Aspekte gemeinsam. Zum einen sind alle Akteure Menschen mit Demenz[2]. Zum anderen empfinden die Pflegepersonen[3] diese Situationen als fremdartig, ungewohnt, unnormal, irritierend, abweichend, unpassend oder auch als belustigend oder verärgernd. Kurzum, die Situation fällt aus dem Rahmen der Pflegeperson. Warum empfindet die Pflegeperson so und wie sollte sie reagieren?

Warum werden Menschen mit Demenz so gesehen?

Die Gründe dafür, dass die Pflegeperson Abweichung, Unstimmigkeit oder Belustigung empfindet, sind folgende:
- Es entspricht nicht der Logik der Pflegeperson, dass eine Dame ihrer Handtasche bestohlen wurde, ohne dass jemand in ihrem Zimmer war.
- Es entspricht nicht der Realität der Pflegeperson, dass ein Bombenalarm droht und man sich deshalb mit Anzug und Schuhen ins Bett legt.
- Es entspricht nicht der Etikette der Pflegeperson, dass eine Dame mit den Händen in eine Salatschüssel greift.

Das Verhalten des Menschen mit Demenz passt demnach nicht zu dem, was die Pflegeperson erwartet, wünscht und wie sie es selbst machen würde. Die eigene Sicht der Dinge, der eigene Maßstab, die eigenen Normen und Werte, die eigene Etikette wird der Pflegeperson demnach spürbar, wenn sie in Kontakt mit Menschen mit Demenz kommt: sie stolpert über ihre eigenen Hürden, wenn die Grenzen ihres Rahmens überschritten werden. Trotzdem diese zumeist nicht bewusst sind, sind sie Grundlage für das Handeln der Pflegeperson danach.
Dies ist nichts Ungewöhnliches, passiert es uns doch tagtäglich in vielen Begegnungen mit Menschen, auch ohne Demenz. Wir erfahren Unstimmigkeiten mit dem Verhalten der anderen Person, es passt uns nicht, wir distanzieren uns davon und bewahren unsere Rahmung. Vielleicht sprechen wir das unpassende Verhalten an oder lassen es auf uns wirken, verändern uns eventuell dadurch und erweitern somit unseren Rahmen. Diese alltäglichen sozialen Begegnungen beruhen auf der Grundannahme einer geistigen Entwicklungsfähigkeit, einer halbwegs stabilen Identität und einer ähnlichen Wahrnehmungsfähigkeit der Interaktionspartner.
Da jedoch gerade diese Fähigkeiten bei Menschen mit Demenz beeinträchtigt sein könnten, sollte über die Art und Weise der Begegnung nachgedacht werden.

---

2 Der Autor verwendet ausschließlich den Begriff „Menschen mit Demenz". Da Sprache Wirklichkeit konstruiert und damit auch Wahrnehmungen beeinflusst, wird dadurch primär der Mensch in den Blick genommen und nicht seine Erkrankung.
3 Der Begriff Pflegeperson umfasst alle Personen, die in einem beruflichen Kontext mit Menschen mit Demenz arbeiten: u.a. AltenpflegerInnen, AltenpflegehelferInnnen, Gesundheits- und KrankenpflegerInnen, TherapeutInnen etc.

Was ist so anders im Umgang mit Menschen mit Demenz?

Aufgrund der anzunehmenden sehr reduzierten kognitiven Entwicklungsfähigkeit des Menschen mit Demenz kann ein Aufzeigen und Ansprechen von unpassendem oder abweichendem Verhalten nur eine Frustration, aber keine Verhaltensänderung bewirken. Wird die Dame auf ihre fehlende Etikette im Umgang mit dem Salat angesprochen, wird sie dies zukünftig trotzdem nicht unterlassen. Sie wird jedoch das Unwohlsein spüren, falsch gehandelt zu haben und dafür getadelt worden zu sein.

Auch ein Versuch Menschen mit Demenz zu helfen, der Realität ins Auge zu sehen – beispielsweise der 75-jährigen Dame freundlich zu erklären, dass ihre Kinder bereits erwachsen sind und deshalb nicht mehr von ihr ins Bett gebracht werden müssen ist – wird nicht gelingen. Es ist der fehlschlagende Versuch der Pflegeperson, einem ihr selbst sinnlos erscheinenden Handeln einen objektiven Sinn zurückzugeben. Menschen mit Demenz sind jedoch in ihrer Erlebniswelt gefangen und werden den Schritt von ihrer inneren zu unserer äußeren Welt nur kaum und keinesfalls dauerhaft vollziehen (vgl. Morton 2002, S. 39).

Oftmals ist das Verhalten der Menschen mit Demenz stark emotional geprägt. Den Vorstellungen einiger Ansätze nach (z.B. Validation, Integrative Validation) durchleben Menschen mit Demenz nochmals Situationen ihrer Vergangenheit. Es werden vergangene Erlebnisse verarbeitet, die damals nicht bewältigt werden konnten. Beispielsweise könnte die Dame, die Sie anklagt, die Silberlöffel versteckt zu haben, einen zurückliegenden Verlust eines Gegenstandes verarbeiten oder die generelle Angst an etwas verlustig zu gehen verspüren.

Menschen mit Demenz leben größtenteils ihre Gefühle, Wünsche und Bedürfnisse aus, deren Ursprung sie nicht kennen. Ihr Handeln orientiert sich demnach nicht an einem Plan, an einer rational entwickelten Absicht, sondern an dem inneren Gefühlsleben. Eine Frage nach dem „warum" kann demnach nicht beantwortet werden, denn dazu müsste es rational einsehbar sein.

Trotzdem die wirklichen Ursachen des Verhaltens und Erlebens von Menschen mit Demenz für die Außenstehenden rätselhaft bleiben wird, kann diesen Menschen adäquat, d.h. wertschätzend und akzeptierend begegnet werden. Es sollte der Versuchung widerstanden werden, das Verhalten des anderen zu rationalisieren oder zu normalisieren, um Menschen mit Demenz in ihren Gefühlen und Wahrnehmungen begleiten zu können.

Was braucht es für die Pflege von Menschen mit Demenz?

Dieser kleine Abstecher diente dem Verstehen, welche zentralen Fähigkeiten eine Pflegeperson von Menschen mit Demenz besitzen sollte:
- Den eigenen Rahmen in den Momenten der Begegnung mit Menschen mit Demenz von der eigenen Rationalität – in Form von Normen, Werten und Sinnhaftigkeiten – unabhängig zu machen, um sich ganz einlassen und begleiten zu können.
- Das Erleben und Handeln des Menschen mit Demenz als emotional motiviert und weniger als rational beeinflusst zu verstehen und dadurch die Gefühle des Gegenübers zum Wegweiser des eigenen Handelns zu machen.

Beide Ansprüche sind nur über ein besseres Verständnis der eigenen und der Person des anderen zu verwirklichen. Die Methode der Multiperspektivischen Fallarbeit ist ein Weg zur Entwicklung der erwähnten Fähigkeiten: Sie befähigt der eigenen Perspektive[4] bewusst zugänglich zu werden und sich in die Perspektive des anderen einzufühlen, demnach multiple Perspektiven einzunehmen und entsprechend handeln zu können.

Die Methode der Multiperspektivischen Fallarbeit

Phasen und Prozessschema

Im Folgenden wird ausführlich die Methode der Multiperspektivischen Fallarbeit anhand der aufeinander folgenden Schritte Anamnese, Diagnose, Intervention und Evaluation beschrieben (so genanntes Prozessschema).
Das nachfolgende Schaubild verdeutlicht die Wechselwirkung der Praxis (linker Rahmen) mit der Multiperspektivischen Fallarbeit (rechter Rahmen). Der rechtseitige Prozess wird mit dem Schritt der Anamnese begonnen. In diesem werden Fälle von den Pflegepersonen beschrieben, die sie zuvor in der Interaktion mit Menschen mit Demenz erfahren haben (linker Praxisrahmen: „Anfangszustand"). Die intensive Beschreibung und Informationssammlung zu einem Fall wird anschließend in der Phase der Diagnose analysiert und interpretiert, um zur Planung von Handlungsmaßnahmen zu kommen (Phase der Intervention). An dieser Stelle wird der Prozess der Multiperspektivischen Fallarbeit unterbrochen: Die geplanten Handlungsmaßnahmen werden in der Praxis (linksseitig) umgesetzt. Diese Umsetzung wird es bewirken und neue Erfahrungen bringen, die zur Evaluation der Maßnahmen in der Phase der

---

[4] Was ist eine Perspektive? Perspektive wird als eine in der privaten und beruflichen Sozialisation erworbene Disposition (innere Bereitschaft) verstanden, auf einen Menschen mit Demenz mit bestimmten Gefühlen, Wahrnehmungen, Vorstellungen und Verhaltensweisen zu reagieren. Die Begriffe Normen, Werte, Einstellung werden in diesem Beitrag mit dem Begriff Perspektive gleich gesetzt. Da es um ein Grundverständnis einer Methode geht, wird diese terminologische Ungenauigkeit in Kauf genommen.

Evaluation münden (rechtseitig). Auf diese wird wieder eine intensive Beschreibung und Informationssammlung folgen, die dann wiederum den Eingang in die Phase der Anamnese bedeutet.

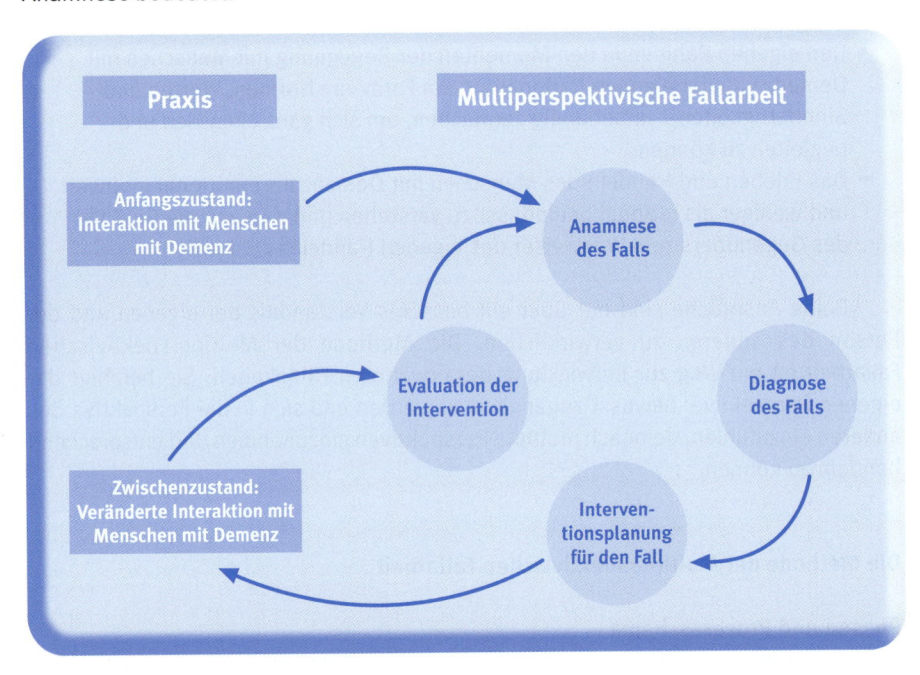

Dieser Prozess weist vier chronologisch aufeinander folgende Schritte aus, die idealtypischen Charakter zeigen. Das bedeutet, dass er in der konkreten Anwendung niemals so trennscharf und bündig umzusetzen ist. Da mit dem strukturierten Vorgehen bestimmte Ideen verbunden sind – diese werden an entsprechender Stelle noch benannt – sollte die Einhaltung der chronologischen Schritte dennoch Anspruch für den Moderator und die Teilnehmer der Multiperspektivischen Fallarbeit sein.

Praktischer Ablauf

Nachdem nun die einzelnen idealtypischen Schritte kurz erwähnt und voneinander unterschieden wurden, wird eine ausführliche Beschreibung der Multiperspektivischen Fallarbeit anhand des Vierschritts: Anamnese, Diagnose, Intervention und Evaluation erfolgen.

Anamnese oder „Was war?"

Die Anamnesephase beginnt mit der Suche nach dem, was im Folgenden beschrieben wird: dem Fall.

Wie kommt man zum Fall?

Zunächst benennen die Pflegepersonen Themen, Situationen oder Erlebnisse aus ihrer Praxis, die sie als erörterungsnotwendig empfinden. Unterstützt werden sie darin durch den Moderator, der eine Erinnerung der letzten Tage mit einer Gedankenreise unterstützt: „Denken Sie sich bitte in die letzten 14 Tage ein; Was ist Ihnen da aufgefallen, haben Sie sich über etwas geärgert oder gefreut? Gab es besondere Situationen?".
„Das Alltägliche, Selbstverständliche, Wiederkehrende, immer schon Verstandene und Bewältigte wird selten als Fall vorgestellt, sondern das, was sich als Konflikt, als besonderes Ereignis, als Denkwürdiges und Merkwürdiges, als Unerwartetes und Unvorhergesehenes aus dem Geschehensablauf heraushebt." (nach Günther 1978, S. 167; In: Beck/Scholz, 1997, S. 683).
Die Pflegepersonen erläutern nach der Gedankenreise kurz ihre Vorschläge, so dass alle Teilnehmer einen ersten Eindruck gewinnen können.

> Ausschnitt aus einem Praxisbeispiel:
> Die Pflegepersonen benannten folgende Themen als besprechungsbedürftig:
> - Die Aktivität und Selbständigkeit von Frau Osthofen ist derzeit stark reduziert; Sie braucht Angebote, die ihrer Biografie entsprechen.
> - Herr Fuchs war vor seinem Krankenhausaufenthalt sehr aggressiv: verbal und körperlich. Wie können wir das nach seiner Rückkehr in die Wohngemeinschaft vermeiden?
> - Die Beziehung von Frau Osthofen und Herrn Assmann (beides Bewohner) ist derzeit sehr positiv: Sie hat Sorge um ihn, wenn er morgens nicht aufstehen will. In der Interaktion bereitet er ihr viel Freude. Wie können wir die positive Beziehung bewahren?
> - Herr Fuchs möchte mit Schuhen und Anzug ins Bett gehen, um bei dem drohenden Fliegeralarm möglichst schnell in den Keller zu kommen. Wie gehen wir damit um?
> - Das Aufdecken des Frühstückstisches und das diesbezügliche Lob bereitet Frau Schneider viel Freude. Können wir auch für andere Bewohner ein so positiv besetztes Ritual finden?
> - Die Beziehung zwischen Anne [Pflegeperson] und Frau Stengel ist sehr distanziert. Frau Stengel sagt, dass Anne den bösen Blick hat und zieht sich bei ihrer Anwesenheit zurück. Was können wir tun?

Nachdem der Moderator alle Vorschläge auf dem Flip-Chart notiert hat, regt er einen Entscheidungsfindungsprozess darüber an, welcher Vorschlag gewählt und somit zum Fall gemacht wird. Es sollte lediglich ein Fall pro Sitzung bearbeitet werden, um eine breite und tiefe Bearbeitung zu ermöglichen.

> Ausschnitt aus einem Praxisbeispiel:
> Die Pflegepersonen entschieden sich für folgenden Fall:
> - Herr Fuchs möchte mit Schuhen und Anzug ins Bett gehen, um bei dem drohenden Fliegeralarm möglichst schnell in den Keller zu kommen.
>   Wie gehen wir damit um?

Was ist der Fall?

Nachdem durch einen Entscheidungsfindungsprozess ein Fall ausgewählt wurde, ist es nun bedeutend, möglichst viele Informationen darüber zu sammeln. Alle Pflegepersonen, die Einblick in den Fall haben, schildern ihre Wahrnehmungen und ergänzen sich dabei. Anschließend wird nach weiteren eventuell relevanten Informationen gesucht, wie beispielsweise biografischen Aspekten. Die dadurch gewonnene hohe Informationsdichte ist bedeutend, da jedes Detail letztendlich Ausgangspunkt für eine spätere Diagnose oder Interventionsplanung sein kann: Gehbare Wege sollten nicht durch eine zu geringe Informationsdichte verbaut werden.
Der Moderator sollte in dieser Phase darauf achten, dass hauptsächlich beschrieben und möglichst wenig interpretiert wird, auch, um den zeitlichen Umfang einzelner Beiträge zu begrenzen.

> Ausschnitt aus einem Praxisbeispiel:
> Die Pflegepersonen beschreiben den Fall und sammeln dadurch Informationen:
> - „Das ist mir jetzt schon ein paar mal passiert, dass Herr Fuchs, wenn ich abends in sein Zimmer komme, um mich zu verabschieden und nach dem Rechten zu sehen, voll angezogen in seinem Bett liegt. Der trägt seinen ganzen Anzug und hat die Schuhe an. Manche von euch wissen das noch nicht, weil er erst letzte Woche damit angefangen hat und ihr da Urlaub hattet. Er lag dann so im Bett, hat die Decke über sich gelegt, die Schuhe guckten unten raus und war ziemlich unruhig. Ich hab' ihn dann gefragt, warum er die Schuhe und all die anderen Sachen im Bett an hat. Er hat dann gesagt, dass heut' Nacht bestimmt wieder Fliegeralarm ist und da muss er doch schnell runter in den Keller laufen, zu seinen Eltern und den anderen Leuten im Haus. Ich hab' versucht ihn zu beruhigen, hab ihm gesagt, dass er da keine Angst haben braucht, dass der Krieg schon lange vorbei ist und dass deshalb auch keine Flieger und so kommen. Da hat er

> aber nicht drauf gehört und hat die Bettdecke festgehalten, als ich ihm dann beim Ausziehen helfen wollte. Ich kam aber nicht an ihn ran, auch nicht, mit dem, was ich gesagt habe. Dann hab' ich ihn eben so liegen lassen. Hab' gedacht, von einemmal wird der wohl keinen Dekubitus bekommen."

- „Ja, war komisch als ich morgens zu ihm bin, um ihn zu wecken und er dann so in seinem Dress da lag. Für ihn war das irgendwie kein Problem. Ich hab' ihn dann natürlich gefragt, warum er mit Anzug und Schuhen im Bett liegt, ob er früh aufgewacht ist und sich schon mal angezogen hat und dann später doch noch mal müde wurde. Er hat dann aber nichts vom Fliegeralarm oder so gesagt, hat gar nicht drauf reagiert und ist ganz normal aufgestanden. Wir sind dann ins Bad und ich hab' ihm geholfen, wie jeden Morgen. Im Bad hab' ich dann auch mal ein bisschen genauer auf die Haut geguckt, wegen Druckstellen und so, aber war nicht viel, nur ein paar leicht gerötete Streifen. Am nächsten Tag hab' ich ihn dann wieder so gefunden, wusste dann aber ja, dass er schon somit den Klamotten ins Bett gegangen war."

- „Als ich damals mit seinen Angehörigen die Aufnahme gemacht habe, haben wir auch über den Krieg gesprochen. Ich habe in den Biografiebogen damals auch rein geschrieben, dass Herr Fuchs schon früh aus'm Krieg wiederkam und viele von den Bombenangriffen mitbekommen hat."
- „Was du eben gesagt hast, dass er nicht zugänglich war und so, das zeigt er auch nachmittags. Seit ein paar Tagen ist er total verschlossen. Ich weiß nicht, wie ihr das seht, aber er ist irgendwie in sich versunken, sagt kaum noch was und auf Ansprache kommt nur sehr wenig. Er ist auch viel unruhiger als sonst, läuft den Flur hoch und runter, geht wieder in sein Zimmer, setzt sich kurz, steht wieder auf, läuft rum und so weiter."

Nachdem die Pflegepersonen ihre Wahrnehmungen des Falls beschrieben haben, besitzt jede ein umfangreiches Wissen über den Fall.

Diagnose oder „Was bedeutet das?"

In der Phase der Diagnose wird auf der Grundlage der zuvor gewonnenen Informationen analysiert und interpretiert. Die Diagnosephase versucht die einzelnen Perspektiven, die in der konkreten Praxissituation in Form von Handeln wirksam und erkennbar werden, zu unterscheiden. Ziel ist zu erkennen, warum dieser Fall so ist, welchen Anteil jeder Einzelne dazu beigetragen hat und was es für ihn bedeutet. Als hilfreich hat sich das folgende generelle Frageschema erwiesen, dass auf den jeweiligen Fall zu beziehen ist[5]:

Fragen zum Erkennen der eigenen Perspektive:
- Was bedeutet dieses Problem für mich?
- Warum ist es überhaupt ein Problem für mich?
- Wodurch wurde es zu einem Problem für mich?

Fragen zum Erkennen der anderen Perspektiven:
- Was könnte dieser Sachverhalt emotional für die Person bedeuten?
- Warum könnte dieser Sachverhalt relevant für die Person sein?
- Welche Konsequenzen könnte dies faktisch für die Person haben?
- Was könnte aus Sicht dieser Person das Problem sein?

> Ausschnitt aus einem Praxisbeispiel:
> Die Pflegepersonen stellten sich – unterstützt durch den Moderator – folgende Fragen:
> - Was bedeutet es für mich, wenn Herr Fuchs mit Anzug und Schuhen die Nacht verbringt?
> - Was bedeutet es für mich, wenn er einen Fliegeralarm erwartet?
> - Was bedeutet es für Herrn Fuchs, wenn er eine Nacht im Anzug und in Schuhen verbringt?
> - Was bedeutet es für Herrn Fuchs, wenn er einen Fliegeralarm erwartet?
>
> Die Antworten auf diese Fragestellungen waren:
> - „Das können wir nicht verantworten. Dass der die ganze Nacht so im Bett liegt, das geht vielleicht ein paar Mal gut, aber dann ist er wund und wir haben das dann zu verantworten. Für ihn ist das auch nicht schön, der schläft dann schlecht, ist am nächsten Tag müde und wird noch verwirrter. Mit Tagesstruktur und so ist dann nichts mehr."
> - „Er denkt bestimmt: Was wollen die denn, natürlich ist heute Nacht Fliegeralarm, wieso wissen die das denn nicht. Ich bleib' so im Bett liegen. Dann bringt es wahrscheinlich eh nichts, wenn wir ihm sagen, dass das nicht so ist, dass kein Fliegeralarm kommt und so."
> - „Es ist nicht normal, dass man mit Schuhen und Anzug ins Bett geht. Er agiert anders als ich es erwarte, vielleicht auch will. Zum einen gehört es sich nicht, zum anderen macht er das Bett dreckig. Das denke ich, aber ob er auch so denkt, weiß ich nicht, das kann ich nur vermuten."
> - „Wenn er das wirklich denkt, hat er bestimmt Angst, auch wenn das nicht notwendig ist. Angst hat er dann bestimmt". Ich hab' auch manchmal

---

5 Erweitert kann diese Hilfestellung dadurch werden, dass der Moderator die Pflegeperson bei den jeweiligen Antworten bittet, mit folgenden Worten ihre Sätze zu beginnen: „für mich bedeutet das…" bzw. „für die Person könnte das bedeuten, dass…" .

> Angst vor etwas, was dann gar nicht hätte passieren können; hab' ich mir dann halt eingebildet. Ich weiß aber nicht, ob man das vergleichen kann oder sollte."
> - „Der hat bestimmt jetzt dieses Thema „Fliegeralarm" in sich drin, seit ein paar Tagen beschäftigt ihn das doch schon. Das sehen wir doch an ganz vielen Sachen: die Klamotten im Bett, das Verschlossene, das Unruhige und so weiter. Ich hab auch schon mal in einem anderen Fall gehört, dass das Rumlaufen bei Demenzkranken oft ein Verarbeiten von Gefühlen ist, weil sie nicht so drüber reden können. Vielleicht ist das hier so ähnlich."

Die Aufgabe des Moderators ist es dabei, das Unterscheiden der unterschiedlichen Perspektiven durch Fragen zu unterstützen auf Perspektivenvermischungen aufmerksam zu machen.

> Ausschnitt aus einem Praxisbeispiel:
> Der Moderator zeigt eine Vermischung von Perspektiven in folgender Aussage auf:
> „Das können wir nicht verantworten. Dass der die ganze Nacht so im Bett liegt, das geht vielleicht ein paar Mal gut, aber dann ist er wund und wir haben das zu verantworten. Für ihn ist das auch nicht schön, der schläft dann schlecht, ist am nächsten Tag müde und wird noch verwirrter. Mit Tagesstruktur und so ist dann nichts mehr."
> - „Sie haben eben geantwortet und dabei Ihre Meinung mit einer Annahme über den anderen begründet, haben Sie das gemerkt? Das passiert ganz oft und ist auch sehr schwer auseinander zu halten. Ich möchte Ihnen kurz noch mal einen Satz von Ihnen an die Hand geben und bitten, die zwei vermischten Perspektiven noch mal darin zu suchen. Sie haben die Aussage gemacht: „für ihn ist das auch nicht schön"."
> - „Ja ich hab' das Wort „auch" gebraucht; also ich denke, dass das nicht schön ist, so im Bett zu liegen; ob das „auch" für Herrn Fuchs so ist, kann ich nicht sagen; ich nehm' es nur an."
> - „Das haben Sie gut trennen können. Sie haben gezeigt, dass Sie es für sich als nicht schön empfinden würden, mit der Tageskleidung im Bett zu liegen. Im gleichen Satz behaupteten Sie, dass es für Herrn Fuchs nicht schön ist. Sie nahmen demnach an, dass das, was für sie eine negative Bedeutung hat, auch negativ für den anderen sein muss.
> Das zu unterscheiden ist sehr bedeutend, sonst machen wir unsere Maßstäbe zu denen der Menschen mit Demenz. Dafür sitzen wir in der Fallarbeit zusammen, um das zu erkennen. Hier ist erst mal alles offen."

Das vorherige Praxisbeispiel verdeutlichte, dass die Perspektiventrennung eine anspruchsvolle Aufgabe darstellt. Es zeigte, wie schnell die Werte oder Normen von

Pflegepersonen auf den Menschen mit Demenz übertragen werden.

„Das Ordnen unter dem Gesichtspunkt, was für welche Beteiligten und was für mich selbst ein Problem ist, kann deshalb helfen, die Konflikte oder Probleme aus dem engen Kreis des Selbstbezugs und der eigenen normativen Wertvorstellungen zu lösen und darüber zu einem besseren Verstehen der Situation und Person zu kommen" (Müller/Hennig 2002).

Die Fähigkeit zur Differenzierung muss entwickelt oder ausgebaut werden. Die Erfahrungen im Projekt zeigen, dass je häufiger multiperspektivisch an einem Fall gearbeitet wurde, die Trennung der Perspektiven besser gelang.

In einer Aussage des Praxisbeispiels ist bereits eine gelungene Perspektiventrennungen zu finden, in der die Pflegeperson ihre Perspektive, die durch die private und berufliche Sozialisation eingeengt und festgelegt wurde, erkennt und dadurch für Veränderungen öffnet.

> Ausschnitt aus einem Praxisbeispiel:
> „Es ist nicht normal, dass man mit Schuhen und Anzug ins Bett geht. Er agiert anders, als ich es erwarte, vielleicht auch will. Zum einen gehört es sich nicht, zum anderen macht er das Bett dreckig. Das denke ich, aber ob er auch so denkt, weiß ich nicht, das kann ich nur vermuten."
>
> Interpretation:
> Die Meinung „es gehört sich nicht" ist ein Nachweis der Etikette dieser Pflegeperson. Etikette ist eine in der Sozialisation erworbene Einstellung und Erwartung gegenüber gesellschaftlichen Umgangsformen. Trotzdem die Etikette oftmals einen sehr starren Charakter hat, erkennt die Pflegeperson dies als ihre „Sicht der Dinge" und bemerkt, dass die Sicht des anderen davon abweichen kann. Nur über dieses Erkennen kann sie sich auf zwei Prozesse einlassen:
> - Sie kann einerseits ihre Einstellung (Norm, Werte, Etikette) verändern und wie in diesem Fall ihre ganz spezifische Einstellung zu Kleidung und Schuhen im Bett überdenken.
> - Weiterhin kann sie eine andere Sichtweise des Menschen mit Demenz eher akzeptieren und eigene, innere Widerstände gegen eine andere Meinung reduzieren.

Nachdem die Pflegepersonen in der Phase der Diagnose den Fall interpretiert und analysiert haben und dabei die Perspektiven zu differenzieren suchten, wird nun die Phase der Intervention angeschlossen. Die Teilnehmer können sich nun offener zeigen und werden sich eher auf Vorschläge einlassen. Über diesen Weg können nun Entscheidungen im Sinne des Menschen mit Demenz getroffen werden. Eine wirkliche Orientierung an den Bedürfnissen des anderen wird dadurch möglich[6].

Intervention oder „Was ist zu tun?"

Die leitende Frage dieser Phase ist: Was ist zukünftig zu tun, wie soll gehandelt werden? Mit der ganzen Fülle an Informationen aus der Diagnosephase werden dann Interventionen für diesen Fall geplant. Dabei sind die Pflegepersonen gefordert, Interventionen vorzuschlagen und den anderen Teilnehmern gegenüber zu begründen.

> Ausschnitt aus einem Praxisbeispiel:
> Die Pflegepersonen schlugen folgende Interventionen vor:
> - „Von mir aus kann Herr Fuchs ruhig mit seiner kompletten Kleidung schlafen, wenn ihn das beruhigt und er das so möchte. Wichtig ist mir jedoch, dass wir die Haut beim Waschen kontrollieren, ob da Hautreizungen oder so sind und auch nachts ein-zweimal gucken, ob es ihm zu warm ist und er stark schwitzt."
> - „Solche Nachrichten, wie das mit Herrn Fuchs, dass der mit Straßenklamotten ins Bett geht, sollten wir in das Übergabebuch schreiben, damit der andere sich nicht so wundert oder denkt, man hat ihn einfach vergessen oder war zu faul, noch mal nach ihm zu gucken."
> - „Aber, wenn er doch dann so schlecht schläft und am nächsten Tag schlecht drauf ist, dann müssen wir was machen. Dann können wir nicht sagen: Ja, dann schlaf' halt in den Klamotten und gut ist. Das geht nicht. Irgendwann kommen wir gar nicht mehr ran an ihn. Das belastet ihn doch bestimmt."
> - „Das hab' ich doch vorhin schon gesagt. Der hat ein Thema in sich drin, das mit dem Fliegeralarm, da müssen wir uns auch drum kümmern. Ich seh' doch, dass der innerlich leidet, wenn ich ihn so rumlaufen sehe."
> - „Ja, da sollten wir was machen. Und vor allem sollten wir es lassen, ihm zu sagen, dass das mit dem Fliegeralarm gar nicht sein kann, weil jetzt kein Krieg mehr ist und so."
> - „Vielleicht kann ich nochmal bei den Angehörigen nachfragen. Ich hab' doch vorhin erzählt, dass ich bei der Aufnahme mit denen auch über den Krieg gesprochen habe. Ich kann da auch noch mal nachfragen, wie die das sehen und wie das damals war."
> - „Das dauert mir alles zu lange, wir müssen mit ihm reden; Man kann doch versuchen mit ihm ins Gespräch zu kommen, dass wir mal nachfragen, wie das genau ist oder wie er sich fühlt, dass er jemand zum sprechen hat und merkt, dass wir da sind."

Die Pflegepersonen diskutieren ihre unterschiedlichen Interventionsvorschläge.

---

6 Die oftmals vernachlässigte Perspektive des Menschen mit Demenz wird sichtbar und bekommt Einfluss. Die oftmals dominanten Perspektiven der Heimaufsicht, des Hygienebeauftragten, des MDKs und auch des Vorgesetzten werden dadurch relativiert.

Im Beispiel wurde deutlich, dass dabei die Analysen und Interpretationen aus der Diagnosephase aufgenommen wurden. Auch hierin begründet sich die Notwendigkeit breit und tief zu „diagnostizieren", denn von jeder Deutung des Falls könnte eine weitere und eventuell alternative Intervention abgeleitet werden.

> Ausschnitt aus einem Praxisbeispiel:
> Die Pflegepersonen entschieden sich für folgende Interventionen und Zuständigkeiten:
> - Kontaktaufnahme zu den Angehörigen von Herrn Fuchs, nach deren Interpretation des Falls fragen und Informationen zu damals einholen (Patricia)
> - Akzeptanz des Verhaltens von Herrn Fuchs (Alle)
> - Gesprächsangebote an Herrn Fuchs über seine Gefühle und seine Erlebnisse (Alle)
> - Verstärkte Beobachtung der Haut von Herrn Fuchs (Alle)
> - Ähnliche Fälle im Übergabebuch dokumentieren (Alle)

Wenn die Pflegepersonen anschließend in die Praxis zurückkehren und entsprechend der geplanten Interventionen handeln, können sie dies mit der Sicherheit, dass jeder informiert ist und im Konsens gehandelt wird. Die Erfahrung zeigt, dass Pflegepersonen ihr Handeln in den bearbeiteten Fällen fundierter und sicherer gegenüber anderen Personen begründen können (z.B. Angehörige, Ärzte, Rechtsbetreuer).
- Die Ergebnisse der Interventionsplanung und eine kurze Beschreibung des Verlaufs sollten abwechselnd durch die Pflegepersonen protokolliert werden und dann als Arbeitsgrundlage für die nachfolgende Evaluation dienen.

Evaluation oder „Was hat es gebracht?"

Die Phase der Evaluation beschäftigt sich mit der Frage „Was hat es gebracht?". Da sie nach der Umsetzung der Interventionsplanung in die Praxis erfolgt (siehe dazu Abbildung S.108) ist die Evaluation bereits der Auftakt einer neuen Multiperspektivischen Fallarbeit.
Die Pflegepersonen überprüfen kritisch ihr Handeln, indem sie die Wirkung auf die Menschen mit Demenz, aber auch auf ihre Person diskutieren und beurteilen.

Demnach kann die Evaluation in eine Fremd- und in eine Eigenevaluation differenziert werden:
- Fremdevaluation: Die Reaktionen des Menschen mit Demenz und seines sozialen Umfeldes (Angehörige, Freunde, Rechtsbetreuer) auf das veränderte Verhalten der Pflegepersonen bilden die Fremdevaluation.
- Selbstevaluation: Die Selbstevaluation bildet die Beantwortung der Frage:

„Inwieweit konnte ich die Interventionsplanung umsetzen oder wodurch wurde ich in der Umsetzung gehindert?"

Ausschnitt aus einem Praxisbeispiel:
Die Pflegepersonen überprüften ihre Interventionen folgendermaßen:
- „Ich habe mit den Angehörigen, also der geschiedenen Ehefrau von Herrn Fuchs und seinem Sohn, gesprochen. Die Frau hat mir sehr viel erzählen können, wie das war im Fliegeralarm in Mainz, dass durch die Sirenen gewarnt wurde und man dann im Dunkeln versuchte den nächsten Keller zu erreichen. Man durfte insgesamt kein Licht anmachen, wenn man überhaupt noch welches hatte, damit die Bomber nichts von da oben ausmachen konnten. Man hat es auch in der Nachbarschaft erlebt, dass der Keller manchmal auch keinen Schutz geboten hat. Viele sind bei Luftangriffen gestorben. Die hatten immer riesige Angst und jeden Tag auf's Neue gehofft, dass die nachts nicht wieder kommen. Alle waren angespannt. Da war es logisch, dass alle in Klamotten im Bett lagen. Da hat sich auch keiner drum gekümmert, ob er das Bett dreckig macht oder besonders gut schläft. Sie konnte aber nur von ihren Erfahrungen erzählen, wie genau das bei Herrn Fuchs war, weiß sie nicht, sie kannten sich damals noch nicht und haben auch später nie darüber gesprochen."
- „Ich musste mich echt disziplinieren, da nichts zu sagen, wenn ich ihn dann abends wieder mit dem Anzug und den Schuhen im Bett gesehen habe. Das fällt mir nicht leicht, das zu akzeptieren. Ich stelle mir das so ungemütlich vor. Aber ich habe nichts mehr dagegen gesagt."
- „Bei mir ging's ganz gut. Ich hab' ihn ein paar Mal auf das Thema angesprochen. Immer wenn ich das Gefühl hatte, dass er jetzt wieder an damals denkt und ängstlich ist, habe ich ihm Fragen dazu gestellt. So wie: Glauben sie, dass die Flieger heute wieder kommen oder auch, was man dann alles machen muss und ob er Angst hat und so. Das war ganz gut, da kam auch manchmal ein bisschen was von ihm. Er hat mir kurz erzählt, dass sein Vater dann immer brüllt: „Alle in den Keller, alle in den Keller, schnell, schnell" und, dass im Keller überall Decken liegen und das es total eng dort ist. Er hat immer so erzählt, als wenn das jetzt wäre, er lebt da voll in der Vergangenheit. Ich glaub' aber trotzdem, dass das ihm irgendwie gut tut, darüber zu reden."
- „Der Herr Fuchs steht morgens immer noch sehr verschlafen auf und kommt nicht so recht aus'm Bett. Ich hab' ja gesagt, dass ich ein bisschen mehr auf die Haut gucken will. Da ist eigentlich alles ok. Er hat zwar immer so kleine Liegefalten auf dem Rücken und Gesäß, ist aber nicht der Rede wert."

Es wird ersichtlich, dass die Wirkung von Veränderungen im Falle von Menschen mit Demenz nur subjektiv wahrgenommen und interpretiert werden können. Doch der gemeinsame Austausch über die Wirkung der Interventionen ergibt ein gültigeres Bild und bildet die Evaluation.

Das Beispiel zeigte deutliche Entwicklungen in der Wahrnehmung und dem Handeln der Pflegepersonen, die jedoch sehr unterschiedlich sind. So lassen sich folgende Lerneffekte in den Aussagen der Pflegepersonen nachweisen:

Ausschnitt aus einem Praxisbeispiel:
„Ich musste mich echt disziplinieren, da nichts zu sagen, wenn ich ihn dann abends wieder mit dem Anzug und den Schuhen im Bett gesehen habe. Das fällt mir nicht leicht, das zu akzeptieren. Ich stelle mir das so ungemütlich vor. Aber ich habe nichts mehr dagegen gesagt."

Interpretation:
Diese Pflegeperson hat das Verhalten von Herrn Fuchs, das von ihren Vorstellungen abweicht, noch nicht akzeptiert. Sie war jedoch bereits zur Verhaltensänderung bereit und hat Herrn Fuchs nicht mehr darauf angesprochen. Diese Entwicklung ist als positiv zu bewerten. Dennoch sollte sich diese Person weiterhin mit diesem Fall auseinandersetzen, um den inneren Widerstand, der immer noch in ihr entsteht, wenn sie Herrn Fuchs so im Bett liegen sieht, nach und nach reduzieren zu können. Das ist dann Akzeptanz.

Ausschnitt aus einem Praxisbeispiel:
„Bei mir ging's ganz gut. Ich hab' ihn ein paar Mal auf das Thema angesprochen. Immer wenn ich das Gefühl hatte, dass er jetzt wieder an damals denkt und ängstlich ist, habe ich ihm Fragen dazu gestellt. So wie: Glauben sie, dass die Flieger heute wieder kommen oder auch, was man dann alles machen muss und ob er Angst hat und so. Das war ganz gut, da kam auch manchmal ein bisschen was von ihm. Er hat mir kurz erzählt, dass sein Vater dann immer brüllt: „Alle in den Keller, alle in den Keller, schnell, schnell" und dass im Keller überall Decken liegen und das es total eng dort ist. Er hat immer so erzählt, als wenn das jetzt wäre, er lebt da voll in der Vergangenheit. Ich glaub' aber trotzdem, dass das ihm irgendwie gut tut, darüber zu reden."

Interpretation:
Die Pflegeperson besitzt bereits die Fähigkeit eine Hilfestellung anzubieten: Sie half Herrn Fuchs, sich mit seinem inneren Erleben auseinanderzusetzen. Herr Fuchs konnte durch das Interesse und das Nachfragen der Pflegeperson das Gefühl entwickeln, als Person akzeptiert zu sein. Überdies gibt sie an, dass es

> Herrn Fuchs „gut getan hat".
> Im Vergleich zur vorherigen Interpretation kann dieser Pflegeperson bereits eine erweiterte Kompetenz in der Pflege von Herrn Fuchs zugesprochen werden: Sie akzeptiert sein Gefühlsleben, zeigt sich empathisch, indem sie es wahrnimmt und sie wertschätzt die Person, indem sie nachfragt.

Des Weiteren sind in dieser Evaluationsphase neue Informationen gewonnen worden (z.B. zur damaligen Situation während eines Bombenangriffs), die nun wieder in eine Anamnesephase eingebracht werden können, um eine neue Multiperspektivische Fallarbeit zu beginnen.

Visualisierung der Multiperspektivischen Fallarbeit

Um zusätzlich zum sprachlichen auch ein visuelles Verständnis der Multiperspektivischen Fallarbeit zu unterstützen, wird der Prozess nochmals durch ein Schaubild dargestellt:

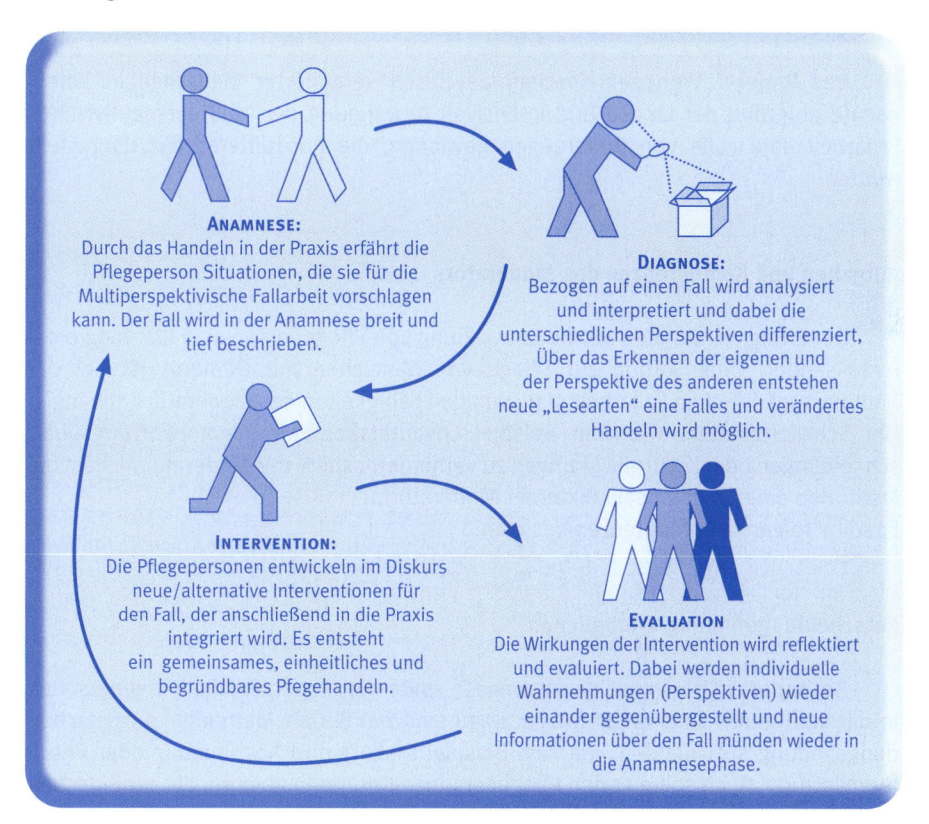

ANAMNESE:
Durch das Handeln in der Praxis erfährt die Pflegeperson Situationen, die sie für die Multiperspektivische Fallarbeit vorschlagen kann. Der Fall wird in der Anamnese breit und tief beschrieben.

DIAGNOSE:
Bezogen auf einen Fall wird analysiert und interpretiert und dabei die unterschiedlichen Perspektiven differenziert. Über das Erkennen der eigenen und der Perspektive des anderen entstehen neue „Lesearten" eines Falles und verändertes Handeln wird möglich.

INTERVENTION:
Die Pflegepersonen entwickeln im Diskurs neue/alternative Interventionen für den Fall, der anschließend in die Praxis integriert wird. Es entsteht ein gemeinsames, einheitliches und begründbares Pflegehandeln.

EVALUATION
Die Wirkungen der Intervention wird reflektiert und evaluiert. Dabei werden individuelle Wahrnehmungen (Perspektiven) wieder einander gegenübergestellt und neue Informationen über den Fall münden wieder in die Anamnesephase.

Anschlussfähigkeit der Multiperspektivischen Fallarbeit

Die Multiperspektivische Fallarbeit bietet viele Anschlussmöglichkeiten. Unter anderem ist die Guideline-Moderation (nach Hennig/Müller) zu nennen, deren Bindung an die Multiperspektivische Fallarbeit nur kurz skizziert wird:
Die Pflegepersonen werden im Laufe vieler Fallarbeiten Parallelen, Ähnlichkeiten oder Schnittmengen von Fällen erkennen. Wenn nun für verschiedene Fälle ähnliche Interventionen geplant wurden, können diese eventuell auf einer generelleren Ebene zusammengefasst werden und damit abstraktere Interventionen formuliert werden. Ja nach Abstraktionsebene – gleichbedeutend einer steigenden Anzahl von Praxisfällen, auf welche die Intervention anzuwenden ist – kann von einer Leitlinie gesprochen werden. Eine Vielzahl von Leitlinien können zu einem Konzept verbunden werden. Zur Erarbeitung von Leitlinien und anschließender Konzeptentwicklung kann die Methode der Guideline-Moderation nach Hennig/Müller angewendet werden (siehe dazu: Literaturempfehlungen).

Erfahrungen zur Anwendung der Multiperspektivischen Fallarbeit

Das Projekt „Wohngemeinschaft psychisch veränderter Menschen im Alter" konnte aufgrund der langen und intensiven Anwendung der Multiperspektivischen Fallarbeit eine Fülle von Erfahrungen gewinnen, die nun differenziert dargestellt werden:

Aufgaben und Kompetenzen des Moderators

Der Erfolg, verstanden als die Entwicklung von Pflegepersonen in Richtung einer umfassenden Qualifikation zur Pflege von Menschen mit Demenz, ist bei der Multiperspektivischen Fallarbeit stark von den Fähigkeiten des Moderators abhängig. Um Schwierigkeiten, wie zum Beispiel Loyalitätskonflikte, Verantwortungsüberschneidungen oder Kontrollwirkungen zu verhindern, sollte der Moderator nicht in die Institution eingebunden sein (Externer Moderator).
Er sollte folgende Kompetenzen besitzen:

Entscheidungsfindung ermöglichen

Besonders in der Phase der Anamnese sollte der Moderator die Pflegepersonen in der Wahl eines Falls unterstützen. Dazu sind bei Bedarf Methoden zur Entscheidungsfindung anzuwenden, wie zum Beispiel Diskurs und Abstimmung oder Prioritätensetzung. Auch sollte er den Pflegepersonen Kriterien anbieten, die zur Entscheidung für den einen oder gegen einen anderen Fall nützlich sein könnten: zum Beispiel Brisanz oder Generalität eines Falls.

Strukturierung

Den Vierschritt der Multiperspektivischen Fallarbeit einzuhalten, fällt den meisten Pflegepersonen in den ersten Sitzungen sehr schwer. Da es nicht den Anforderungen ihrer täglichen Arbeit entspricht, die durch flexibles komplexes Handeln charakterisiert ist, muss das strukturierte Vorgehen zumeist erlernt werden. Dementsprechend ist der Moderator gefordert, die Pflegeperson in der Einhaltung der Struktur zu unterstützen. Besonders schwierig war eine Trennung zwischen Anamnese und Diagnose einzuhalten: Oftmals beschrieben (Anamnese) und interpretierten (Diagnose) die Pflegepersonen gleichzeitig. Der Moderator kann dann durch die Sesamstraßen-Technik zur Unterscheidung anleiten: wer/wie/was-Fragen (Beschreibung) bzw. wieso/weshalb/warum-Fragen (Interpretation).

Differenzierung

Das Differenzierungsvermögen der Pflegepersonen ist vor Aufnahme und im Verlauf der Multiperspektivischen Fallarbeiten unterschiedlich. Der Moderator kann eine intensivere Differenzierung durch gezielte Fragestellung unterstützen (siehe Abschnitt: Diagnose) und versuchen die Unterschiede in der Gruppe auszugleichen. Das nachgezeichnete Praxisbeispiel dieses Beitrags zielt auf die Differenzierung von lediglich zwei Perspektiven: die des Menschen mit Demenz und der Pflegeperson. Da Pflege nicht nur in diesem Zweierkontext stattfindet, sondern durch weitere Personengruppen beeinflusst ist, sollten nach und nach weitere Perspektiven in die Multiperspektivische Fallarbeit integriert werden (z.B. Angehörige, Rechtsbetreuer, Therapeuten). Die Entscheidung darüber sollte der Moderator treffen und vom Differenzierungsvermögen der Pflegepersonen abhängig machen.

Inhaltliches Mitwirken

Der Moderator sollte zwar inhaltlich unbeteiligt sein, um sich auf die erwähnten Aufgaben zu konzentrieren. Er kann und sollte jedoch entsprechend seines Wissens um die Pflege von Menschen mit Demenz, seine Perspektive indirekt durch Rückfragen, Spiegeln oder andere Formen der Gesprächsführung einbringen.
Die Erfahrung zeigt, dass die Pflegepersonen zumeist Probleme, demnach negativ besetzte Fälle auswählen. Doch sollten auch positive Fälle in einer Multiperspektivischen Fallarbeit aufgegriffen werden. Pflegepersonen erfahren sich

dadurch kompetent, fühlen sich und ihre Arbeit anerkannt, was motivierend wirken kann. Der Moderator sollte ab und an die Auswahl solcher positiven Fälle empfehlen.

Drosseln und Fördern von Beiträgen

Neben dem Differenzierungsvermögen der Teilnehmer stellt die Zeit eine weitere Bedingung der Multiperspektivischen Fallarbeit dar. Der Moderator sollte die Redebereitschaft der Pflegepersonen in einem zeitlichen Rahmen von etwa 60 bis 90 Minuten austarieren können. Er wird nach und nach ein Gespür entwickeln, Beiträge einer Pflegeperson bei Bedarf anzuregen, sie „laufen zu lassen" oder auch zu drosseln.

Mediation

Die Multiperspektivische Fallarbeit beruht auf einer Grundannahme: Die Interaktionen zwischen Menschen ist durch Zirkularität und Interdependenz gekennzeichnet. Das bedeutet, dass die Begegnung von Menschen in einer Art Spirale verläuft, in der sie sich wechselseitig beeinflussen. Folgen alle Teilnehmer dieser Vorstellung, sind keine Schuldzuweisungen mehr möglich, da die Ursache aller zwischenmenschlichen Konflikte „...nicht nur auf die individuellen Eigenschaften der Beteiligten zurückzuführen sind, sondern genauso auf die Natur der zwischenmenschlichen Beziehungen" (Mason 2000, S.26). Diese Grundannahme sollte der Grundhaltung des Moderators und seines ausgleichenden Wirkens während der Multiperspektivischen Fallarbeit entsprechen.

Zeitliche und organisatorische Rahmenbedingungen

Pflegepraxis bedeutet unter anderem schnell und zielgerichtet zu entscheiden und zu handeln. Die Multiperspektivische Fallarbeit entbindet Pflegepersonen von diesem Interventionsdruck und erlaubt ein intensives Reflektieren und breites Diskutieren über einen einzigen Fall. Dies ist eines der Potentiale der Multiperspektivischen Fallarbeit und sollte organisatorisch unterstützt werden. Es sollten möglichst alle Pflegepersonen einer Einheit (Station, Wohnbereich, Wohngemeinschaft etc.) teilnehmen, denn dadurch ist eine direkte Information aller gewährleistet. Dies erfordert einen organisatorischen und finanziellen Aufwand, müssen doch oftmals für diese Zeit Ersatzpflegepersonen eingesetzt werden.

Es sollte gelingen, einen zeitlichen Freiraum[7] von 60 bis 90 Minuten für alle Pflegepersonen zu schaffen, der ohne Störungen durch Telefone, Kollegen anderer Einheiten oder Klingelrufe ist.

Wenn Pflegepersonen alternative Interventionen planen, die entgegen bisherigem Pflegehandeln und Organisationsroutinen stehen, müssen diese organisatorisch unterstützt werden. Demnach muss auf der Leitungsebene ebenfalls eine Veränderungsbereitschaft bestehen. Dabei sollten sich die Verantwortlichen kritisch fragen, ob sie die Konsequenzen der Multiperspektivischen Fallarbeit ehrlich mittragen werden: Ein Veränderungsprozess zu einer neuen Pflegekultur, in der die Pflegepersonen eine größere Verantwortung für die Inhalte und Prioritätensetzungen ihrer Arbeit erhalten, ihre Kreativität wirksam werden kann und Entscheidungen im Sinne des Menschen mit Demenz und weniger im Sinne der Organisation getroffen werden können.

Lerntheoretischer Diskurs

Professionelle Pflege sollte an Pflegekonzepten, an einem Einrichtungs- oder Trägerleitbild, an einer Pflegephilosophie oder Pflegemodellen orientiert sein. Trotz der jeweiligen Unterschiede ist diesen eines gemeinsam: Sie sind eine Vorstellung über die Art und Weise, über den Grund des pflegerischen Handelns und über das, was Pflege ist. Sie sind dabei notwendigerweise auf einem mehr oder minder hohen Abstraktionsniveau formuliert, da die nicht greifbare Komplexität der Praxis reduziert werden muss. Jede abstrakte Beschreibung ist damit Wegweiser für eine Vielzahl von Praxissituationen.
Aufgrund dieser Abstraktheit bleiben viele dieser verschriftlichten, normativen Ausarbeitungen etwas theoretisches, ein „Papiertiger" und erfüllen nur den Zweck einer schonenden Maske gegenüber externen Kontrollinstanzen. Denn zwischen Theorie und Praxis liegt die Umsetzung, das Aneignen, Beziehen und Anwenden. Viel zu wenig wird die Schwierigkeit der Pflegepersonen berücksichtigt, wenn deren subjektive Vorstellungen sich nicht deckungsgleich mit den Inhalten der theoretischen Ansätze zeigen.
Sollten Pflegepersonen dennoch versuchen, die abstrakten Aussagen „umzusetzen", besteht die Gefahr der individuellen Fehlkonkretisierung, die dann unkontrolliert in der Praxis wirksam wird und damit zur Verwirrung der Menschen mit Demenz beitragen kann. Diese Gefahr erhöht sich mit steigender Abstraktionsebene, denn damit steigt auch die Wahrscheinlichkeit der Fehlkonkretisierung: Der kognitiv zu bewältigende Weg wird länger und die subjektive Interpretation hat mehr Spielraum.

---

[7] Entgegen bekannter anderer Praktiken gilt diese Zeit selbstverständlich als Arbeitszeit.

Aus den benannten Gründen bleiben die Pflegepersonen in der Regel bei ihren eigenen „mitgebrachten" Werten und Normen und die theoretischen Ausarbeitungen (z. B. Pflegemodelle) zeigen keinen Nutzen für den „Endverbraucher".
Genau an diesem Punkt setzt die Multiperspektivische Fallarbeit an. Sie macht diese Vorstellungen, Werte und Normen zum Ausgangspunkt des Qualifikationsprozesses. Die Methode unterstützt in dem Aufspüren der eigenen, subjektiven Perspektive und dem anschließenden diskursiven Abgleich mit anderen Ansichten. Sie bringt Pflegepersonen dazu, ihr Handeln zu verbalisieren und zu begründen, was die Voraussetzung für ein Öffnen gegenüber alternativen Denk- und Handlungsweisen ist. Das Differenzerleben zwischen der eigenen und der Perspektive der anderen dient hier als Lernanreiz.
Lerntheoretisch kann die Multiperspektivische Fallarbeit als Erfahrungslernen betrachtet werden. Erfahrungen werden darin in einem doppelten Sinne fokussiert: Einerseits werden sie zur Lernvoraussetzung gemacht und es findet Anschlusslernen statt. Anderseits werden Erfahrungen auch als Lernhemmnis verstanden: „Erfahrungen sind unverzichtbar für eine halbwegs stabile Identität und Lebensgeschichte – und gleichzeitig sind Erfahrungen Barrieren für neue, innovative Problemlösungen" (Siebert 2000, S. 109). Multiperspektivische Fallarbeit macht diese Lernhemmnisse zugänglich und dadurch veränderbar.

Ausblick

Die Multiperspektivische Fallarbeit ist eine innovative Qualifizierungsmethode, die einen anderen Lernweg beschreitet: Sie macht ein Lernen an und durch Erfahrungen möglich. Sie stellt Pflegepersonen keine vorgegebenen theoretischen Leitvorstellungen gegenüber, sondern ihre eigene subjektive.
Um wahrhaft und ehrlich im Sinne des Menschen mit Demenz zu pflegen, wird die erkannte subjektive Perspektive mit der des Menschen mit Demenz konfrontiert. Diese Ausdifferenzierung ist die Voraussetzung für ein wahres und ehrliches Handeln im Sinne des Menschen mit Demenz.
Die im Konsens entwickelten Interventionsplanungen schaffen Entlastung, da sie als Team gemeinsam getragen werden und legitimiert wurden.
Das prozesshafte und methodengeleitete Vorgehen stellt ein qualitätssicherndes Vorgehen dar und sollte zukünftig als Leistungsqualitätsnachweis anerkannt werden.

Multiperspektivische Fallarbeit ist anspruchsvoll, aber dafür erfolgreich.

Literatur:

Beck, Gertrud; Scholz, Gerold:
Fallstudien in der Lehrerausbildung. In: Friebersthäuser, Barbara; Prengel, Annedore (Hrsg.): Handbuch qualitative Forschungsmetho-den in der Erziehungswissenschaft, Juventa Verlag, Weinheim, München 1997, S.678 – 692

Mason, B.:
Die Übergabebesprechung. Eine systemische Perspektive. Bern 2000

Morton, Ian:
Die Würde wahren. Personenzentrierte Ansätze in der Betreuung von Menschen mit Demenz. Klett-Cotta, Stuttgart 2002

Müller, Margret; Hennig, A.:
Multiperspektivische Fallarbeit als Ansatz zur Verbesserung der Pflege mit psychisch veränderten Menschen: Definition – Praxisbeispiel. In: PR-Internet 04/2002

Siebert, Horst (Hrsg.):
Didaktisches Handeln in der Erwachsenenbildung. Luchterhand 2000

Literaturempfehlungen zu diesem Thema:

Groothuis, R.:
Soziale und kommunikative Fertigkeiten. Bern 2000

Hennig, A.; Müller, M.:
Von der Multiperspektivischen Fallarbeit zu gemeinsamen Guidelines. Ein Plädoyer für Guidelines statt Leitlinien. In: PR-InterNet 7-8/03, S. 87-92

Müller, B.:
Sozialpädagogisches Können. Ein Lehrbuch zur multiperspektivischen Fallarbeit. 3. Aufl., Lambertus 1993

BUCH 1   NEUE KULTUR IN DER BEGLEITUNG

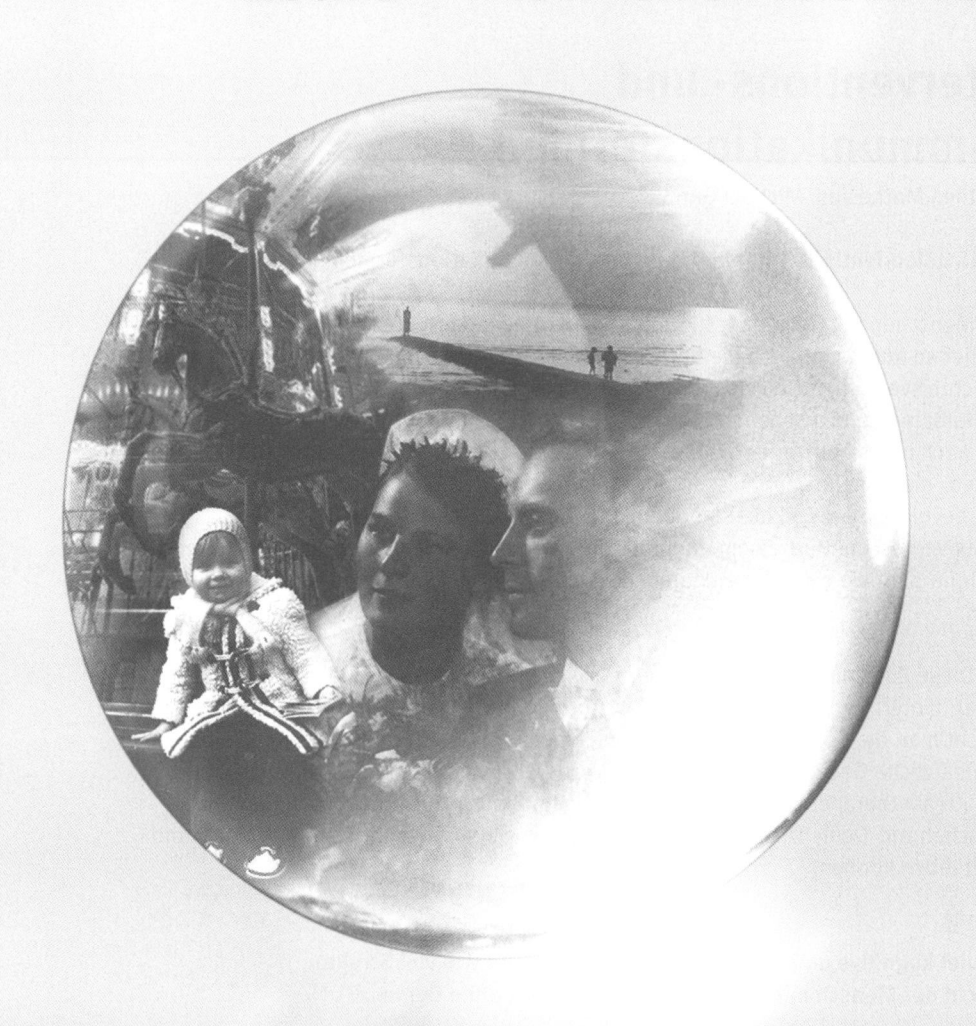

Interventions- und Kommunikationsformen

Dorothea Muthesius, Michael Ganß

Interventions- und Kommunikationsformen

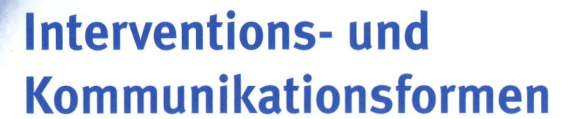

Dorothea Muthesius, Michael Ganß

Kreativitätsorientierte Interventions- und Kommunikationsformen

Menschen mit Demenz testiert man heutzutage, dass ihre kognitiven Leistungen nachließen und damit auch die Sprache zerfalle – beides aufgrund des zunehmenden Gedächtnisverlustes. Und das wichtigste Prinzip, diesen Verlusten entgegenzusteuern, heißt meist: Menschen mit Demenz brauchen Struktur. Das klingt auf den ersten Blick auch plausibel. Verliert man das Gedächtnis, dann kann man nicht mehr logisch denken, nicht mehr angemessen argumentieren, nicht mehr zielgerichtet handeln, denn bevor man am Ziel des Handelns oder des Argumentierens ist, hat man das Ziel bereits vergessen. Hilft einem dann die Umwelt die Komplexität des Lebens zu reduzieren, in dem sie einfachere, klarere Strukturen setzt, kann man sich besser orientieren.

Diese Zusammenhänge sind aber nur scheinbar plausibel. Sie sollen in diesem Beitrag hinterfragt werden: Was sind denn eigentlich „kognitive Leistungen", wozu braucht man die Sprache, was sind denn „klare Strukturen"? Wir werden also einige grundsätzliche Gedanken zur Demenz diskutieren, um dann zu beschreiben, was wir – die Kreativtherapeuten, wie wir uns in diesem Beitrag zusammenfassend nennen – Menschen mit Demenz anbieten können, damit sie sich wohlfühlen, zufrieden und erfüllt leben können.

Wie viel kognitive und sprachliche Fähigkeiten und wie viel Struktur braucht der Mensch mit Demenz und der Mensch ohne Demenz?

Kognition: die Spitze eines Wissensberges

Kognition ist, befragt man einschlägige Sachlexika: „... Erkennen; Bezeichnung für den Prozess, durch den der Organismus Informationen oder ‚Kenntnisse' über Objekte der Umwelt und die Beschaffenheit der Realität erwirbt. Dazu gehören die Aktivitäten des Wahrnehmens, Denkens, Vorstellens, Lernens, Urteilens usw. In diesem Sinne wird die Kognition – neben dem Fühlen (den emotionalen Prozessen) und dem Wollen (den volotionalen Prozessen) – häufig als eine der psychischen Grundfunktionen betrachtet" (Fuchs-Heinritz et.al., 1974).
Können wir aber ernsthaft behaupten, Menschen mit Demenz könnten nicht wahrnehmen, nicht urteilen, hätten keine Vorstellungen? Sie können nur noch schlecht ler-

nen; das wissen wir. Aber: Denken Menschen mit Demenz nicht? Sie tun es! Sie tun es nur nicht nach den allgemeingültigen Regeln der Logik. Es fehlt ihnen an der „Kognition", wie sie im Lexikon definiert ist, nur dieses kleine Stück, die „Logik". Das ist ein wichtiges Stück, um das Leben alleine zu meistern, zugegeben. Aber wir Menschen ohne Demenz bewerten es vielleicht auch zu hoch. Der große Rest der Fähigkeiten, der einem Menschen mit Demenz zunächst einmal verbleibt, wird von uns kaum wahrgenommen, weil wir den kleinen Teil so überbewerten.

Eine andere Perspektive auf diese Definition: Die Trennung von Kognition, Emotion und Volition, also Denken, Fühlen und Wollen, ist für die Wissenschaft vielleicht ganz erträglich, weil sie damit die Kompliziertheit des Lebens etwas überschaubarer macht. Im praktischen Leben allerdings sind diese Bereiche weitestgehend untrennbar: Ohne emotionale und volotionale Beteiligung lernt der Mensch nicht denken. Das haben inzwischen Säuglingsforscher wie Daniel Stern (1994) aufgezeigt. Denken findet also niemals unabhängig von Gefühlen und Wollen statt. Das zeigt sich in der Arbeit mit Menschen mit Demenz sehr deutlich: Werden ihre emotionalen Fähigkeiten erkannt, respektiert und angeregt – z.B. mit Musik (Muthesius, 2000) – finden sie oft die richtigen Worte für die Beschreibung ihrer Befindlichkeit wieder, und dies lässt darauf schließen, dass auch das Denken angeregt worden ist. Ähnliches gilt für das Wollen, die Intentionen. Dies berücksichtigt z.B. Erwin Böhm (1988) in seinem Konzept, wenn er sagt, dass Betreuung nur dann sinnvoll werden könne, wenn es gelänge, die „Lebensgeister" zu wecken.

Eine weitere Perspektive auf die „Kognition": Der Mensch soll also „Informationen oder ‚Kenntnisse' über Objekte der Umwelt und die Beschaffenheit der Realität erwerben. Das Wahrnehmen einer streichelnden Hand ist eine Information über die Beschaffenheit der Realität. Muss der Mensch dafür „denken" können? Der Klang der Stimme der Mutter, den ein Säugling bereits nach drei Tagen aus zehn verschiedenen Stimmen absolut sicher identifizieren kann: Zu diesem Zeitpunkt hat der Säugling nach allgemeinen Vorstellungen noch keine „kognitiven" Fähigkeiten. Die Mimik, Gestik, Haltung eines Menschen, seinen gesamten „Habitus", wie Bourdieu (1982) es nennt, erkennen wir, ohne darüber nachzudenken. Wir hätten viel zu tun, wenn wir über all diese Informationen auch noch nachdenken müssten.

Die Wissenssoziologen nennen das Ganze einfach einen großen Berg an Wissen, der sich im Laufe eines Menschenlebens ansammelt, und sie fragen sich, wie der Mensch es wohl bewerkstelligt, diese riesige Menge an Wissen zu organisieren. (Sie fragen sich natürlich auch, wie die gesamte Gesellschaft ihr Wissen strukturiert; aber das führt an dieser Stelle zu weit.) Die Antwort lautet, z.B. bei Karl Mannheim (1928 und 1978): Nur eine kleine Spitze des gesamten Wissensberges ist dem Menschen bewusst. Dazu gehört beispielsweise das Schulwissen oder anderes ausdrücklich Gelerntes. Die Grammatik, Rechtschreibung, der Dreisatz, berufliches Wissen wie die richtige Lagerung von bettlägerigen Patienten oder auch Alltagswissen wie die Portokosten für einen Brief – das alles ist Wissen, von dem wir selbst auch wissen, dass wir es wissen.

Die nächste, auch relativ kleine Schicht des Wissensberges ist ein automatisiertes Wissen, das wir uns bei Bedarf bewusst machen können. Die Reihenfolge „Kupplung treten, Gang einlegen, Gas geben, Kupplung loslassen" ist beispielsweise solch ein automatisiertes Wissen. Das ist gut so, denn im praktischen Autoverkehr kann man ohne Nachdenken schneller reagieren. Man kann dieses Wissen aber auch analysieren; das braucht man manchmal, wenn man z.B. eine Zeit lang einen Automatikwagen gefahren ist und wieder umsteigen muss.

Dann bleibt immer noch ein großer Berg an Wissen, welches wir uns nicht bewusst machen können – beim besten Willen nicht. Im Gegenteil: um an – kleine – Teile dieses Wissens heranzukommen, muss man den Willen eher ausschalten, z.B. mit Hypnose oder mit Schlaf, um es dann in Träumen hervorzuholen. Zu diesem unreflektierbaren Teil gehört z.B. die Fähigkeit, die Mimik unseres Gegenübers zu interpretieren. Blitzschnell sehen wir einem Menschen an seinem Gesicht an, wie es ihm geht. Auch das ist „Wissen".

Viele unserer kulturellen Praktiken sind in allen drei Schichten verankert. Ein Gedicht z.B. kann man kunstvoll interpretieren. Dazu studieren Menschen sogar Germanistik; man kann es auswendig lernen und dann wirkt das „automatisierte" Wissen; und schließlich transportiert es unreflektiertes Wissen: Gefühle, Stimmungen, Erfahrungswelten, das bis ins sinnlich-körperliche Gedächtnis eingelagert ist[1].

Alle Menschen haben also „unterhalb" der reflektierbaren Spitze des Wissensberges eine große Menge an Wissen – und damit Handlungsmöglichkeiten –, welches auch ohne Bewusstheit funktionsfähig ist. Meist achten wir dieses Wissen nicht, weil wir uns von der Virtuosität unseres logischen Denkens so beeindrucken lassen.

Menschen mit Demenz haben diesen untersten großen Teil des Wissensberges bis in den späten Verlauf der Erkrankung zur Verfügung. Darüber hinaus besitzen sie auch noch eine lange Zeit den Teil des automatisierten Wissens, allerdings meist ohne die Möglichkeit, es bei Bedarf zu reflektieren. Wir wollen provozieren: Menschen mit Demenz haben diesen großen Teil ihres Wissens vielleicht noch – oder wieder – besser zur Verfügung als Menschen ohne Demenz. Sie werden in der Nutzung ihres Wissens nicht von dem logischen Denken, der Spitze des Berges, gestört. Sie befinden sich in diesem Sinne vielleicht in einer Art Traumzustand, in dem das nicht-bewusste Wissen deutlicher wird. Das würde ihre außerordentliche Fähigkeit erklären (wie sie auch bei Kindern zu finden ist), soziale Situationen oder Befindlichkeiten ihres Gegenübers wahrzunehmen und entsprechend zu reagieren. Wie oft kann man beobachten, dass Menschen mit Demenz an anderen Menschen deren emotionalen Zustand besser erkennen und dafür sogar noch die richtigen Worte finden. „Mach erst einmal eine

---

[1] ... und mit Hilfe von gestaltetem Rezitieren, mit Hilfe von Musik oder mit heileurythmistischen Methoden (siehe Hausmann, 2004 und Gundudis, 2004) auch ohne „Denken" aktivierbar ist.

Pause", sagen sie einem Betreuer, der selbst noch nicht gemerkt hat, dass er gestresst ist, weil ihn sein Denken und sein Funktionieren-Wollen daran gehindert hat.

Die Kultur – im weitesten Sinne – ist es, die den Menschen ausmacht. Bewusstes Wissen, Denken und logische Sprache sind nur ein kleiner Teil davon. Fällt dieser kleine Teil davon weg, bleibt Menschen mit Demenz der große Rest. Ihnen diesen „Rest" nicht zuzugestehen ist Diebstahl.

Sprache: die zwei Ebenen des sprachlichen Ausdrucks

Die Sprache zerfällt, heißt es. Das merken Menschen ohne Demenz daran, dass sie in dem Gesprochenen keine Logik mehr erkennen, dass sie mit Menschen mit Demenz nicht argumentieren, nicht diskutieren können und natürlich an den Wortfindungsstörungen. Hierbei verhält es sich aber ganz ähnlich, wie mit dem Wissen. Das logische Argumentieren, die „richtigen" Worte sind nur ein Teil der Sprache – das „Was", das gesagt wird. Der größere Teil des Berges bezieht sich auf das „Wie". Kommunikationswissenschaftler Paul Watzlawick (1982) benutzte dafür die Begriffe „digital" und „analog". Die transportierten Informationen sind der digitale Teil; das, was mitschwingt, die Zwischentöne, sind der analoge Teil. Bei diesen Begriffen hat das Analoge aber noch zu wenig Gewicht, denn es sind eben „nur" Zwischentöne. Treffender sind die Begriffe „konstativ" und „performativ". Ein Mensch sagt einen Satz und konstatiert etwas. „Ich muss noch etwas erledigen." Die Art, wie er es sagt, sein Tonfall ist ungeduldig, seine Mimik ist bereits abgewandt, vielleicht gibt es unruhige Bewegungen, sein Körper orientiert sich bereits zur Tür, seine Hände – vielleicht auch nur minimal - zum Abschied ausgestreckt: Das ist das „Performative": Er setzt das, was er in dem Satz mit Worten gesagt hat, auf allen anderen Ebenen „in Szene". Wenn also ein Mensch mit Demenz das Wort „erledigen" nicht findet, oder die Zeiten durcheinander bringt („Ich musste was erledigen"), dennoch aber „in Szene setzt", was er will, können wir ihn gut verstehen. Voraussetzung ist aber, dass wir für diese Ebene wahrnehmungsfähig werden und uns von der allgemeinen Vorstellung der sprachlichen Logik nicht ablenken lassen.
Ein einfaches Merkmal, ob wir über diese (Un)Fähigkeit verfügen, ist das Bedürfnis, die Worte „aber" oder „doch" zu benutzen. Wenn die Äußerung „Ich muss noch etwas erledigen" von den Betreuern verstanden wurde, folgt gerne „Aber Frau Fritsche, Sie wissen doch..." Das ist vielleicht beruhigend gemeint. Auf der sprachlichen Ebene ist es aber ein „Argumentieren", „Besserwissen", bei dem Menschen mit Demenz leider passen müssen. Allein diese Worte zu vermeiden, hilft aber auch nicht. Auch Menschen ohne Demenz sprechen mit Performanz, also szenisch. Dieses „aber" oder „doch" ist als ein Widersprechen im Tonfall, in der Gestik, in der Haltung ebenso abzulesen. Die Fähigkeit der Menschen mit Demenz, das „Szenische" nicht nur selbst auszuführen, sondern auch bei anderen zu verstehen, ist außerordentlich gut ausgeprägt

– eben weil sie von der Logik nicht abgelenkt werden.

Das heißt z.B. auch nicht, dass Menschen mit Demenz nicht manchmal Lust am Argumentieren, am Streiten, am Diskutieren haben. Es ist – wie gesagt – am Tonfall, an der Haltung, an der Gestik zu erkennen. Es ist eine eigenartige und interessante Erfahrung, mit einem Gegenüber ausschließlich auf der szenischen Ebene zu diskutieren und die eigenen Ansprüche der Logik hinten anzustellen.

Zum Verhältnis von inneren und äußeren Strukturen

In den unterschiedlichsten Zusammenhängen wird regelmäßig darauf hingewiesen, wie wichtig in der Arbeit mit Menschen mit Demenz die Gestaltung der Tages- bzw. Wochenstruktur sei. Diese Wochenstruktur nämlich gebe den Betroffenen den notwendigen Orientierungsrahmen. Dieser Orientierungsrahmen wiederum sei für die Menschen mit Demenz bedeutungsvoll, da er ihnen Sicherheit gebe. So stelle z.B. die Tagesstruktur mit ihren festen und immer wieder gleichen Abläufen eine Orientierungshilfe dar: in der Zeitstruktur des Tages und auch der der Jahreszeiten. In den auf die Tageszeit bezogenen Handlungsabläufen finde eine Orientierung hin zur eigenen Person statt. Auch würde der Tag- und Nachtrhythmus durch Tagesstrukturen gefestigt.

Auf die Bedeutung der Tagesstruktur weisen z.B. Rodschinka und Brand (2001) im Rahmen einer Studie zum Dementia Care Mapping-Verfahren hin. Sie stellen dar, dass die Tagesstruktur durch den Einsatz gezielter Schwerpunktsetzung innerhalb des Tagesablaufs und dem Einbinden kurzer, aber gezielter milieutherapeutischer Angebote die Auffälligkeiten der schwer demenzerkrankten BewohnerInnen deutlich zurückgegangen sein. Auch konnte ihren Beobachtungen zufolge durch diese Tagesstruktur die auftretende Nachtaktivität eingeschränkt werden.

Die Bedeutung von Tages- bzw. Wochenstruktur in der Lebensgestaltung ist sehr einsichtig und erschließt sich besonders dann, wenn diese Tagesstruktur einmal genommen ist. Eine von außen gesetzte Struktur durch feste Arbeitszeiten oder feste Termine im Wochenverlauf macht es einfacher, die Tage zu bewerkstelligen, denn die Kraft zum handelnden Tun muss nicht ausschließlich aus sich selbst heraus aufgebracht werden. So brauche ich morgens nicht zu entscheiden, ob oder wann ich aufstehen will, wenn der Arbeitbeginn um 6.00 Uhr ist. Auch weiß ich dann, wie lange ich was zu tun habe, welche Dinge noch so zu bewerkstelligen sind und welche Zeit ich frei gestalten kann. Fehlen diese Strukturen, z.B. durch Arbeitslosigkeit oder Urlaub, so kann es schon mal zu Verwirrungen kommen. So passiert es mir im Urlaub fast regelmäßig, dass ich nicht weiß, welcher Wochentag gerade ist oder mir auch immer wieder das Gefühl für die Tageszeit abhanden kommt. Durch diesen gut nachvollziehbaren Verlust an zeitlicher Orientierung aufgrund des Wegfalls der gewohnten Tagesstruktur, auf die Bedeutung der Tagesstruktur in der Begleitung von Menschen mit Demenz zu schließen, entspricht zwar einer Kausallogik, welche aber auch in Frage stellt werden kann.

„Ist heute Montag oder Dezember?". Erwin Böhm (1999) betitelt eines seiner Bücher mit dieser Aussage. Weist diese Aussage nun auf das Fehlen von Tages- oder Jahresstrukturen hin oder weist er einen ganz anderen Aspekt auf?

Wie jeden Morgen frühstückt Elwira Kühn mit den anderen BewohnerInnen zusammen im Speisesaal und genießt sichtlich die dort feilgebotenen Speisen. Sie unterhält sich mit den Anderen am Tisch. Nach dem zweiten Brötchen und einer großen Tasse Kaffee steht sie auf, um in ihr Zimmer zu gehen. Sie stellt ihren Stuhl an den Tisch, verabschiedet sich, dreht sich um und geht direkt auf die Altenpflegerin Susanne Peters zu und fragt empört, wann es denn endlich was zu essen gebe sie habe schon den ganzen Tag hungern müssen und noch überhaupt nichts zu essen bekommen und das schon seit Stunden nicht! Wohl alle in der Begleitung von Menschen mit Demenz Tätigen kennen diese oder eine ähnliche Situation. Elwira Kühn hat vergessen, was gerade war. Ihre eigenen Handlungen sind aus ihrem Bewusstsein verschwunden, selbst den gefüllten Magen kann sie nicht wahrnehmen und kein Argumentieren wird sie überzeugen können, dass sie ohne es zu wissen, schon gefrühstückt habe. Es kann nicht sein, dass sie gehandelt hat ohne irgendein Wissen davon. Jeder nicht demenzerkrankte Mensch würde genauso empört reagieren.

Unumstritten sind Menschen mit Demenz bezogen auf das Kurzzeitgedächtnis stark beeinträchtigt. Somit kann Wahrgenommenes häufig nicht in einen umfassenden Sinnzusammenhang gebracht werden. Wie auch nacheinander folgende Sinnesreize oft nicht miteinander verknüpft werden können, sondern ein jeder Wahrnehmungsreiz bekommt eine ihm eigene Bedeutung zugeschrieben. Menschen mit Demenz sind in der Bewertung kausaler Zusammenhänge beeinträchtigt, was sich auch darin äußert, dass die betroffenen Menschen oft keine – von Außen wahrnehmbaren – situationsadäquaten Handlungen ausführen können, sondern diese einer inneren Logik zu folgen scheinen. Somit können von außen gesetzte Strukturen für den Menschen mit Demenz keine Hilfe für das Auffinden von normativen Handlungen bezüglich einer bestimmten Situation sein.

Spiegelt das Postulat von der Bedeutung der Tagesstruktur für demenzerkrankte Menschen nicht die Vorstellung wider, dass sich die Menschen mit Demenz in die „Normalwelt" einzufügen haben? Ein Abweichen vom normativen Verhalten kann offenbar nicht akzeptiert werden. Trotz allen Wissens um die Demenzerkrankung wird immer noch versucht, die Menschen mit Demenz in die Welt der noch nicht Dementen zurückzuholen, anstatt dass die Nicht-Betroffenen sich in die Welt der Menschen mit Demenz begeben. Da sich die Nicht-Dementen nicht in die Welt der Dementen begeben, führt diese Nicht-Akzeptanz dazu, dass eine „Innenansicht" der Welt der

Dementen den Gesunden unmöglich wird. Stattdessen neigen, wie in vielen Bereichen der Begleitung hochbetagter Menschen die Begleitenden zur Pädagogisierung und treten als Sozialisationsvertreter auf. Die Bedürfnisse der Menschen mit Demenz treten dabei in den Hintergrund. Würde es nicht mehr den Bedürfnissen der Betroffenen entsprechen, wenn sie ihre eigenen inneren und für sie stimmigen Strukturen leben könnten und sich stattdessen die Umwelt ein wenig in diese individuellen Strukturen hineinbegäbe?

Mit dem Gesagten soll den Menschen mit Demenz nicht ihr Lernvermögen, wie auch eine von außen kommende Beeinflussbarkeit bezüglich situationsadäquater Handlungen abgestritten werden. Es ist im gewissen Umfang schon möglich, Menschen mit Demenz in außendefinierte Strukturen einzubinden, doch mit welcher Motivation soll die verlangsamte und eingeschränkte Ressource „Lernen" mit Anpassungsleistungen belegt werden? Schnell stellt sich da der Verdacht ein, dass es eher organisationstechnische Aspekte der Begleitenden sind, die diese veranlassen, sich so explizit für eine feste Tagesstruktur auszusprechen.

In einer Wohngemeinschaft, in der Menschen mit Demenz zusammen leben, wurde von Seiten der Betreuer bereits Rücksicht auf individuelle Tagesstrukturen genommen. Beispielsweise konnte jeder frühstücken, wann immer ihm es passte. Das ist nicht selbstverständlich in einer so dichten Lebensgemeinschaft, und es bringt allerhand organisatorische Probleme mit sich. Nach etwa einem halben Jahr hatte sich das Frühstücken „schleichend" von selbst umorganisiert: Alle frühstückten gleichzeitig. Wie kam es dazu? Die Bewohner hatten sich aneinander gewöhnt, fanden es interessanter, mit den Mitbewohnern gemeinsam am Tisch zu sitzen, als alleine den eigenen Gewohnheiten nachzugehen. Das Klappern des Geschirrs und die ersten Gespräche, die ins eigene Zimmer hinein klangen, waren verlockender als auf das individuelle Ausschlafen zu bestehen. Hier hat sich ein für alle erkennbare Sinnstruktur von selbst entwickelt. Würde diese Struktur einfach vorgesetzt, ohne dass ein Gefühl für einen Sinn entstehen kann, würde mit ziemlicher Sicherheit nachhaltiger Widerstand provoziert werden.

Unbestritten bedürfen Menschen mit Demenz – genau wie alle anderen Menschen – Strukturen, nur eben keine von außen gesetzten Tages- bzw. Wochenstrukturen mit immanenten festen Zeitabläufen. Sie benötigen Strukturen, welche aus dem individuellen Erleben ihrer Umwelt erwachsen. Nur solche individuellen inneren Strukturen können von Menschen mit Demenz mit Sinnhaftigkeit versehen werden. Diese sinnbehafteten inneren Strukturen werden individualadäquat mit Handlungen gefüllt. Die Erfahrung in der Begleitung von Menschen mit Demenz zeigt, dass die Betroffenen, haben sie die notwendigen Freiräume, immer eigene Strukturen entwickeln und diese mit für sie sinnerfüllten Handlungsabläufen ausfüllen und darüber zu einer sichtlichen Bedürfnisbefriedigung gelangen.

Bezugnehmend auf das Zitat von Böhme „Ist heute Montag oder Dezember" (a.a.O.) stellt sich auch die Frage: Welche Bedeutung verbirgt sich beispielsweise hinter dem im Sommer geäußerten „ist morgen Weihnachten?" Ist es eine zeitliche Desorientiertheit oder der geäußerte Wunsch nach einer bestimmten Atmosphäre? Welche Gefühle und Stimmungen verbergen sich hinter dem Begriff „Weihnachten"? Ist es der Wunsch nach Gemütlichkeit, dem Zusammensein in der Familie, der Geborgenheit? Können diese Äußerungen dechiffriert werden, ist es möglich, die momentanen Bedürfnisse des demenziell erkrankten Menschen zu befriedigen, obgleich er/sie nicht mehr in der Lage ist, sie adäquat auszudrücken? Oder auch anders gewendet:

Der Aufenthaltsraum des Pflegeheims ist weihnachtlich geschmückt, Lichtlein brennen, Wattebäusche am Fenster ersetzen den Schnee. Auch die Musiktherapeutin hat sich auf Weihnachtslieder eingestellt. Als sie mit ihrer Gitarre den Raum betritt, wird sie von Frau Gerkan mit „Siehste woll, da kimmt er, lange Schritte nimmt er" begrüßt. Natürlich weiß die Musiktherapeutin, dass sie solche Initiativen immer unterstützen muss. Sie sind selten genug, weil die Bewohner inzwischen schwerstkrank sind. Gemeinsam singen alle bis zur letzten Strophe: „Seinen Schnurrbart muss er dreh'n, denn er will zum Tanze geh'n." Das Stichwort Tanzen motiviert wiederum eine andere Bewohnerin, engagiert zu erzählen, wo man tanzte und welche passende Musik es dazu gab. Die Musiktherapeutin bemüht sich also, den Tanzmusikwünschen nachzukommen und vergisst Weihnachten ebenso wie alle anderen Anwesenden, zumal sie sich freut, dass die Gruppe heute so vital und heiter wie lange nicht mehr ist. Diese Vitalität heizt aber auch die Wahrnehmungsfähigkeit an, und plötzlich erkennt jemand die Wattebäusche an den Fenstern, kann sie auch benennen, wünscht sich „Leise rieselt der Schnee" und es kommt doch noch die weihnachtlich-besinnliche Stimmung auf.

Welche Bedeutung haben die jahreszeitlichen Feste und wie sollten sie eingebunden sein? Die Feste des Jahres unterscheiden sich in ihren Botschaften, Atmosphären und Charakteristika exorbitant voneinander, obwohl dies in der heutigen Zeit zusehends an Differenzierung zu verlieren scheint. In der Begegnung mit AltenpflegeschülerInnen kann immer wieder erlebt werden, dass sie wissen, dass es zu Ostern zwei zusätzliche freie Tage gibt, dass Ostereier zu dem Fest gehören; warum Ostern allerdings gefeiert wird, ist ihnen fremd. Für Menschen mit Demenz treffen hier fremde Welten aufeinander, da ihnen gerade die alten Traditionen vertraut sind, aber die heutigen Umgangsweisen damit nicht in ihrem Bewusstsein vorhanden sind. Den Jungen dagegen sind die alten Traditionen unbekannt. Sozialgeschichte müsste demnach in der Ausbildung zur Altenpflege Pflichtfach sein.[2] Welche Bedeutung kann bio-

---

[2] Ein guter Weg, in der Ausbildung nicht Enthaltenes nachzuholen, ist beispielsweise die Lektüre der Reihe „Damit es nicht verloren geht...". Auf die Traditionen der jahreszeitlichen Feste geht der Band von Maria Gremel (2002) ein.

graphische Arbeit haben, wenn die jungen begleitenden Menschen nicht in einen Zusammenhang stellen können, was sie an Informationen aus der Biographiearbeit gewonnen haben. Die Bedeutung traditioneller Festgestaltung kann dienlich sein, den Menschen mit Demenz in sich selbst Strukturen finden zu lassen. Denn wie ergeht es einem Menschen mit Demenz, wenn die Form des Umgangs, hier im Feiern eines Festes, so gar nicht mit den eigenen biographisch vertrauten Formen übereinstimmt? Dies führt unweigerlich zu einer Verwirrung und verhindert nicht nur die situationsbedingte Orientierung. Menschen ohne Demenz, auch Angehörige von Men-schen mit Demenz, dürfen – wie in Heinrich Bölls „Nicht nur zur Weihnachtszeit" – bei solchen Strukturen „verrückt" werden. Professionelle BetreuerInnen sind aufgefordert zu lernen, mit ihnen kreativ umzugehen.

Durch ein Nicht-Zurückschauen auf die historische und die biographische Bedeutungen der einzelnen Feste werden Möglichkeiten vertan, Gefühlsstimmungen gerecht zu werden oder innere Strukturen, in denen sich der Mensch mit Demenz erkennen kann, zu beleben. Als Folge könnten sich die Betroffenen in diesen vertrauten Abläufen mit innerer Sicherheit bewegen. Ein Gefühl, welches den Menschen mit Demenz zumeist verwehrt ist.

Ein vertrautes und Sicherheit gebendes Umfeld kann durch die Milieugestaltung geschaffen werden. Dazu ist eine sehr differenzierte biographisch und historisch geprägte Arbeit notwendig, soll sich die positive Wirkung entfalten können. Innerhalb der institutionalisierten Altenhilfe ist es notwendig, unterschiedliche Milieus auszugestalten, sollen alle BewohnerInnen an den Effekten partizipieren können.

Der schön eingedeckte, mit einer weißen Tischdecke versehene Frühstückstisch, an dem in einer kleinen Gruppe gemeinsam ein reichhaltiges, in wohlgeformter Atmosphäre schönes Frühstück zelebriert wird, entspricht einem bestimmten Bild vom „Schönem" – z.B. der hochglanzpapiernen Zeitschrift „Schöner Wohnen". Es kann aber auch zur absoluten Verunsicherung und zu Unwohlsein führen. Ein Mensch, der sein Leben lang sein Frühstück an einem rohen Holztisch eher in Form einer Brotzeit zu sich genommen hat, kann sich in dem feierlichen Arrangement nicht wohl und schon gar nicht zu Hause fühlen. Gerade dieses zu Hause fühlen schafft für die erkrankten Menschen eine Basis der inneren Ruhe, ein Ankommen-Können an einem anderen, ihnen unvertrauten Ort.

Das unruhige, oft von Verzweiflung geprägte „ich muss nach Hause, denn ...", untermauert von dem mit allen Raffinessen ausgestalteten Bestreben hinauszugelangen, einem Sich-Auf-Den-Weg-Machen, und „Ich kann nicht hier bleiben!", wird häufig mit den so genannten Weglauftendenzen bezeichnet und führt darüber nicht selten zu einer mehr oder weniger starken Einschränkung der Bewegungsfreiheit. Dieses empfundene „Weglaufen" ist Ausdruck einer Suche und sollte als ein „Hingehen wollen" betrachtet werden. Wenn es gelingt, den Menschen mit Demenz ein Gefühl von zu Hause zu geben, dann brauchen sie es nicht mehr zu suchen. Zu Hause bin ich da, wo ich so sein darf, wie ich bin. Das ist der Ort, an dem ich nicht gezwungen bin, mich an bestimmte Gesellschaftsnormen zu halten. Zu Hause darf ich die Füße auf den Tisch legen, nackt durch die Wohnung laufen, einfach tun und lassen, was ich möchte. In der häuslichen Begleitung kann dieses bedingt verwirklicht werden; die institutionelle Begleitung stellt jedoch immer auch ein Stück öffentlichen Raums dar und bewegt sich somit auch in der Rechtfertigung nach außen hin in wesentlich engeren Grenzen, die es erschweren, ein Gefühl von zu Hause zu vermitteln.

Kreativtherapeutische Antworten auf die Ressourcen und Grenzen von Menschen mit Demenz

An diesen Grenzen können die unterschiedlichen kreativtherapeutischen Verfahren einen bedeutenden Beitrag in der Begleitung der Menschen mit Demenz einnehmen. Denn diese bieten durch ihren Sonderraum die uneingeschränkte Möglichkeit der personenbezogenen unterstützenden Begleitung. Vor allem aber den Ausdrucksraum, welcher von den erkrankten Menschen fast unablässig gesucht wird. Ausdruck findet dieses in den vielfältigsten Betätigungen der Menschen mit Demenz, Handlungen, denen von Außen betrachtet oft kein Sinn zugeschrieben werden kann. Diesem Handlungsbestreben Raum zu geben und ihn in unterschiedlicher Form Gestalt zu geben, ermöglichen die kreativen Therapien. Dabei setzen sie vielfältige Methoden und Materialien ein, die jeweils verschiedene Zugangswege und Ausdrucksmöglichkeiten in sich tragen. Sie eröffnen dadurch ein Tor zur personenzentrierten Arbeit mit den Menschen mit Demenz.

Aufgrund der Beeinträchtigung des Nachvollziehens gesellschaftskonformer Kausallogiken, sowie der oft schon recht früh im Krankheitsverlauf sich einstellenden reduzierten verbalen Ausdrucks- und Verstehensfähigkeit, bleibt die Gefühlswelt der Menschen mit Demenz verborgen. Was lebt in einem Menschen, wenn er sich nicht mehr in der Welt zurechtfindet? Wenn der Tag nur noch aus unbekannten Orten und neuen unvertrauten Situationen besteht, wenn die Worte und Fragen der anderen nicht verstanden werden und der Betroffene merkt, auch nicht mehr verstanden zu werden? Wer bin ich, wenn die Erinnerungen das Zeitkontinuum verlieren, die anderen auf das Handeln komisch reagieren, das Ich die anderen in ihrem Tun nicht mehr verstehen kann, da ihr Handeln überhaupt nicht mit den inneren Bildern in Zusammenklang zu bringen ist? Bilder der Verunsicherung, der Angst, des Identitätsverlustes drängen sich da auf. Jedem nicht demenzerkrankten Menschen würde man eine psychotherapeutische Begleitung anraten. Den Menschen mit Demenz wird diese jedoch gänzlich verwehrt, selbst im Anfangsstadium der Erkrankung, in dem all diese Prozesse nachweislich bewusst erlebt werden. Bei vielen

Menschen mit Demenz können diese inneren Nöte auch im fortgeschrittenen Krankheitsverlauf wahrgenommen werden. Diese Ängste und Nöte anzunehmen und ihnen einen Weg zu bereiten, auf denen sie bearbeitbar werden, ist eines der Anliegen, welches die TherapeutInnen in der Arbeit mit Menschen mit Demenz verfolgen.

Ob und wie sehr Menschen mit Demenz von solchen Ängsten geplagt sind, ist allerdings auch eine Frage der Persönlichkeit und der Phase der Erkrankung. Auch ganz „normale" Lebensfreude, Wünsche, Bedürfnisse wollen ihren Ausdruck finden. Aber selbst für diese Art des Erlebens Möglichkeiten des Ausdrucks zu finden, ist nicht immer einfach. Die Wege, Menschen mit Demenz dies zu ermöglichen, sind sehr vielfältig und immer individuell. Es gibt nicht die eine Methode; manche Wege scheinen auch außerhalb des allgemein Üblichen zu liegen. Die kaum mehr kognitiv zugänglichen Menschen mit Demenz bedürfen auf der Sinnesebene ansetzende Therapieformen, die emotional und nicht bewusst machend arbeiten.

Die klassischen und von der Krankenkasse anerkannten psychotherapeutischen Methoden bedienen sich fast ausschließlich der Verbalität und bedürfen der Fähigkeit zur Kognition. Somit verwundert es nicht, wenn einhellig herausgestellt wird, dass Psychotherapie und Demenz sich ausschließen und die Schlussfolgerung gezogen wird, dass Menschen mit Demenz nicht psychotherapeutisch unterstützt werden können.[3]

Die kreativen Therapien verstehen sich in der Begleitung von Menschen mit Demenz nicht als Ersatz für gescheiterte Psychotherapie im klassischen Sinn. Sie wollen Räume schaffen, in denen die Menschen mit Demenz ihre Wünsche und Bedürfnisse wahrnehmen und auch formulieren können – welche Form die Formulierung der Wünsche und Bedürfnisse auch annimmt –, denn alles ist möglich: Das Spurenlegen mit feuchtem Lehm auf großen weißen Flächen ebenso wie das Zerlegen eines Holzklotzes in seine Bestandteile oder das Singen von Winterliedern im Hochsommer. Die Gestaltung ist befreit von klassischen Bildern des Richtig und Gut. Der Ausdruck, nicht das Produkt, steht im Mittelpunkt. Ausdrucksmöglichkeiten für die Formulierungen der Wünsche und Bedürfnisse zu finden, ist Grundvoraussetzung für eine selbst bestimmte Lebensgestaltung. Auch kommt es im Sonderraum Kreativtherapie immer wieder zu gleichberechtigten lustvollen handlungsorientierten Begegnungen, welche Ausdruck der Lebensfreude sind.

Vor allem bieten gerade die eher nicht kognitiv arbeitenden, kreativen therapeutischen Verfahren gute Zugangswege zu den betroffenen Menschen. Die kognitiven

---

[3] So gesehen ist das von Rolf Dieter Hirsch bereits 1994 herausgegebene Buch „Psychotherapie bei Demenzen" (Darmstadt, Steinkopff) quasi als Aufforderung zum Paradigmenwechsel zu bewerten, der sich allerdings noch lange nicht durchgesetzt hat. Selbst der Anspruch auf Soziotherapie ist Menschen mit Demenz verwehrt, weil dafür eine gute Prognose sowie Krankheitseinsichtigkeit gefordert wird

Fähigkeiten reduzieren sich im Verlauf der Erkrankung fortschreitend weiter, im gleichen Maße steigert sich die Fähigkeit, emotional geprägte Stimmungen wahrzunehmen. Da die kreativen Therapieformen so modifiziert werden können, dass sie fast ausschließlich die Emotionalität im Menschen ansprechen, ist es möglich, sie für die therapeutische Arbeit mit Menschen mit Demenz nutzbringend anzuwenden. Zumeist gelingt es den Betroffenen, mit diesen Angeboten relativ sicher umgehen zu können. Dabei ist von Nutzen, dass viele Menschen im Verlauf der Demenzerkrankung ihre Hemmnisse vor den kreativen und emotional ansetzenden Medien der kreativen Therapien überwinden können und sie diesen Medien mit Neugierde und größtmöglicher Unvoreingenommenheit gegenübertreten. Über die Medien entsteht eine gemeinsame Ebene zwischen Menschen mit Demenz und Therapeuten oder den Begleitenden; auf dieser gleichwertigen Ebene können sie sich gleichberechtigt und vor allem gemeinsam handelnd begegnen. Hierüber erleben sich die Betroffenen als kompetent und sozial integriert.

Viele dieser Begegnungen erschaffen ein vertrautes Miteinander und bilden darüber die Grundlagen für die Auseinandersetzung mit der eigenen Geschichte. Dieses Hineintauchen in die eigene Biographie geschieht auf emotionaler und nicht auf kognitiver Ebene. Es geht nicht um Jahreszahlen oder historisch exakte Zeitabläufe, sondern um das gefühlsmäßige Erfassen der eigenen Historie. Die Abfolge der eigenen Biographie kann in der Selbstwahrnehmung von der scheinbar objektiv nachprüfbaren Abfolge different sein, ohne dass der/die Betreffende die Unwahrheit ausspricht. Es ist die dem Menschen immanente Wahrheit und diese ist kaum umstößlich, sondern kann nur in der gemeinsamen Arbeit modifiziert werden. Durch den therapeutischen Zugang werden darüber hinaus nicht nur Inputs verarbeitet, sondern auch die von den Betroffenen entäußerten Elemente – seien sie nun von künstlerischem Wert oder andersartige Gefühlsexpositionen – können Grundlage einer gemeinsamen Auseinandersetzung sein, oder verlorengeglaubte Fähigkeiten können mit ihnen wieder aufkeimen.

Der Sonderraum der kreativen Therapien bietet hier Möglichkeiten, die sich in der Alltagsbegegnung nicht ermöglichen lassen. Alltag, soziale Gemeinschaft, verlangt ein Mindestmaß an angepasstem, der Kulturgemeinschaft entsprechenden Verhalten. Dieses ist dem Menschen nicht naturgegeben, sondern es wird erlernt in der Sozialisation – zum Teil in heftiger, sich reibender Auseinandersetzung mit den lehrenden Gesellschaftsmitgliedern wie Eltern, Großeltern, LehrerInnen oder in der peergroup, am Arbeitsplatz etc. Das Erlernte befähigt Menschen je nach Form und Grad der Ausprägung in bestimmten Gesellschaftsgruppen als wertgeschätzte Glieder teilnehmen zur können. Durch die Demenzerkrankung wird es für die Betroffenen im Krank-heitsverlauf immer schwieriger auf erlernte Kompetenzen zugreifen zu können. Somit gehen auch die Zugriffswege zum Sozialisationswissen verloren, was zur Folge hat, dass eine wertgeschätzte Teilnahme am gesellschaftlichen Geschehen erschwert ist. Andererseits stellen die antrainierten gesellschaftskonformen Verhaltensweisen immer auch eine Beschränkung der Persönlichkeit dar. Provokativ betrachtet, befreit die Erkrankung die betroffenen Menschen aus diesen von außen geprägten Verhaltensweisen.

Durch den erschwerten Zugriff auf das Sozalisationswissen bei den an Demenz erkrankten Menschen kommt es häufig zu Grenzüberschreitungen, was im alltäglichen Zusammenleben immer wieder Reibungspunkte hervorruft. Die kreativen TherapeutInnen können in der Sondersituation Therapie diesen Grenzüberschreitungen einen Ausdrucks- und Verhaltensraum bieten. Gleichzeitig ermöglicht es ihnen ihre Profession mit diesen umgehen zu können. Dass gerade die kreativen Therapien hier Besonderes leisten können, gründet darauf, dass die Künste, gleich welche, in ihrer gesellschaftlichen Rolle immer wieder durch Grenzüberschreitungen in die Gesellschaft hineinwirken wollen. Beispielhaft sei hier Dieter Roth (1930 bis 1998) genannt, der Skulpturen aus Karnickelködeln modellierte, Installationen aus mit Schimmelpilzen überzogenen Lebensmitteln erarbeitete und all dieses öffentlich ausstellte.
In den kreativen Therapien darf sich die Persönlichkeit frei von den Grenzen angepasster Verhaltensweisen entfalten. Wodurch sie es den Menschen mit Demenz ermöglicht, sich als integer erleben zu können. Ein Praxisbeispiel soll dies verdeutlichen.

Frau Doebert hat eine scharfe, schneidende Stimme. Sie war Bahnhofsvorsteherin. Sie macht die Worte anderer nach, lacht gerne laut meckernd, so dass man immer das Gefühl hat, ausgelacht zu werden. Verbale Zurechtweisungen oder Bitten um Verständnis kommen nicht an. Zum Glück hat sie selbst Witz, hat poetisches und dramatisches Talent. Humor, ja sogar derbe Provokationen, empfindet sie als Herausforderung. Sie dichtet, was das Zeug hält, sogar ganze Liedzeilen, achtet darauf, dass es sich reimt und gestaltet sie gestisch und mimisch aus. Die Musiktherapeutin, der Clown, die Poesietherapeutin sind also aufgefordert, Provokationen zu inszenieren. In Liedform gekleidete Worte können viel frecher sein als Alltagssätze. Der Rhythmus oder der Reim ist Schuld, dass man unanständig wird. „Alle Mädchen müssen, ... vor dem Schlafengehen küssen." Oder: „pissen"? Die Rolle, die man dramaturgisch ausgestaltet, und die der Clown spiegelt und unterstützt, fordert Frechheit, Aggressivität, Obszönität oder Traurigkeit, Melancholie, Tragik – und all das, was man im Alltag nicht sein darf.

Therapeuten und Betreuer sind also aufgefordert, ihr Gegenüber nicht andauernd mit Mitleid oder verständnisvollem „Er-kann-nicht-anders" zu begegnen, sondern die Vitalität zu nutzen, die in beschriebenen Ausdrucksformen liegt.

Gefühle wollen nicht nur erlebt werden, sie wollen und müssen auch ausgedrückt werden. Über den Ausdruck der Gefühle teilt sich der Mensch seinem Umfeld mit. Gefühle sind Indikatoren für mannigfaltige Verhaltensweisen. Seine Gefühle mitteilen zu können, stellt ein großes Entlastungsmoment dar. Welche Entlastung es mit sich bringt zum Beispiel, einem vertrauten Menschen zu erzählen, was einem gerade auf dem Herzen liegt, was einen traurig stimmt, hat wohl schon jeder an sich erfahren können. Die Redewendung, „geteiltes Leid ist halbes Leid" bringt dieses gut zum Ausdruck. Oder wie brennt es unter den Nägeln dem Freund/der Freundin zu erzählen, dass man gerade die „Traumstelle" angeboten bekommen hat. Der Wunsch, dieses Glücksgefühl zu teilen, ist unbeschreiblich groß und im gemeinsamen Erleben dieser Freude kann diese direkter und präsenter erfahren werden. Was aber, wenn die Sprachfähigkeit ein Mitteilen nicht mehr möglich macht, ein Teilhaben lassen auf vertrautem Wege nicht mehr möglich ist? Verkümmert die nicht voll entfaltete Freude, wenn sie nicht (mit-)geteilt werden kann?

Und auch die, denen etwas mitgeteilt wird, haben etwas davon. „Affektansteckung" nennen Psychologen solche Vorgänge. In dem Beitrag über Humor werden solche „Ansteckungen" beschrieben. Lachen geht unmittelbar „von Zwerchfell zu Zwerchfell", Weinen vom „Kloß im Hals" zum nächsten Hals – in Umgehung des Denkens.

Frau Meyer ist seit dem Einzug in die Einrichtung in eine große Traurigkeit gefallen, sie findet sich nicht zurecht, fühlt sich abgeschoben und allein gelassen. Sie sitzt viel auf einem einsamen Sessel in einer Fensternische und schaut in die weite Landschaft hinaus, sie scheint sich in dieser Weite zu verlieren. In ihrer Stimmung kann sie keinen Kontakt zu den anderen Menschen aufnehmen, sie wirkt unnahbar und wie in einen Kokon eingehüllt. Durch eine persönliche Affinität zum Malen ist sie für diesen Zugangsweg offen und kann in die Zweiersituation mit dem Kunsttherapeuten gehen. Aus den ihr vertrauten Materialien sucht sie sich die Aquarellfarben aus. Sie malt fast nur mit Wasser, findet keine Möglichkeit die Farben mit einzubeziehen. Erst als farbiges Wasser bereitsteht, bekommen ihre Bilder eine leichte wässrige Farbschattierung. Die Bilder sind gefüllt mit dem Ausdruck ihrer Melancholie. Dieser Ausdruck wird, indem Frau Meyer aus dem Malprozess auftaucht, von ihr wahrgenommen, aber nicht kommentiert. In der Folgezeit malt sie weitere hauchzarte Bilder, die im Verlauf etwas an Farbigkeit gewinnen. Diese Farbigkeit geht einher mit einer leichten Öffnung Frau Meyers gegenüber dem Pflegepersonal und ihren MitbewohnerInnen. Sie kann diese nun ansehen und ein ihr entgegengebrachtes „guten Morgen" erwidern und verweigert sich auch nicht mehr den von außen kommenden Kontaktversuchen. Ihre fast meditative Maltechnik ermöglicht es ihr, mit dem Malen in eine Gruppe zu gehen. Dort wird sie in ihrem Tun von den anderen wahrgenommen. Sie wird auf die Weite ihrer Bilder angesprochen und beginnt, im geschützten Raum der Malgruppe über die Bilder und auch über ihre Gefühle zu sprechen.

Nicht nur dass Frau Meyer einen Ausdruck für ihre Gefühle findet. Gemeinsame Betrachtungen von Bildserien durch den Kunsttherapeuten und die pflegenden BegleiterInnen können diese Seiten des Betreuten erleb- und verstehbar machen. Der Transfer aus den kreativen Therapien in die Pflege ist von großer Bedeutung für die Alltagsgestaltung.

Über die kreativen Therapien können nicht nur die Emotionen ausgedrückt und ausgelebt werden. Es können auch emotionale Stimmungen hervorgerufen werden, um darüber zum Beispiel biographische Erlebnisse wachzurufen. Denn alle im Langzeitgedächtnis abgespeicherten Lebensereignisse sind eng mit bestimmten Sinneseindrücken verbunden. Dieses macht es möglich, über Sinneseindrücke bestimmte, mit diesen verbundene, Lebensgeschichten zu wecken. Neben dem Gehör (bestimmten Geräuschen und Musikstücken) ist auch der Geruch ein sehr emotional geprägtes Sinnesorgan. Kommt man in die Wohnung der Großeltern, sind es nicht nur die visuellen Eindrücke, die die Umgebung wohlbekannt sein lassen, es sind vielleicht eher die Gerüche, welche das Gefühl der Vertrautheit aufkommen lassen. Jeder Ort und viele Tätigkeiten haben ihren ihnen eigenen Geruch. Eine Tischlerei z.B. riecht gänzlich anders als eine Schlosserei, eine Schneiderei hat einen anderen Geruch als die Wäscherei und auch Ostern riecht anders als Weihnachten. Der Ausspruch „ich kann dich gut riechen" ist kein symbolischer; ob wir einen Menschen sympathisch oder eher unsympathisch finden, hängt sehr stark auch an seinem Geruch, der uns angenehm ist oder auch nicht. Unterschiedliche Gerüche lösen damit verbundene Gefühle aus. Somit geht es nicht nur um das Anregen von Erinnerungen, sondern vor allem um das Wecken bestimmter Gefühlsstimmungen. Diese direkte Verknüpfung von Geruch und Empfindung macht sich die Aromatherapie zu Nutze.

Strukturen haben nur dann einen Sinn, wenn der von diesen Strukturen Betroffene diese auch als sinnhaft erleben kann. Gehen die Verbindungen zwischen dem Wahrgenommenen und dem gespeichertem Wissen verloren, verlieren von außen gesetzte Strukturen ihre Wertigkeit und können somit nicht mehr als sinnhaft erlebt werden. Wie schon weiter oben beschrieben sind Strukturen für die Lebensgestaltung immanent wichtig. Somit müssen individuelle Sinnstrukturen in der Begleitung von Menschen mit Demenz gesucht werden. Hier leisten die kreativen Therapien einen großen Beitrag.

In dem Sonderraum Therapie können auch von außen als „verrückt" erlebte Sinnstrukturen ihren Platz finden, um entdeckt zu werden. Auch bieten die kreativen Therapien Ausdrucks- und Zugangswege, um den individuellen Sinn erlebbar werden zu lassen. Bei der Suche nach Sinnstrukturen können diese unter Umständen im Biographischen gefunden werden, denn Wahrnehmung geschieht in der Verknüpfung vom Sinneseindruck mit schon Erfahrenem, dem Gelernten. Aus dieser Verknüpfung ergibt sich die individuelle Sinnhaftigkeit. Aber Sinnstrukturen entwickeln sich im Lebensprozess fließend weiter. Dieses Entwicklungspotential kann nicht per se den Menschen mit Demenz abgesprochen werden. Auch in der Erkrankung bleibt die

Persönlichkeit erhalten und entwickelt sich in der – wie auch immer gestalteten – Auseinandersetzung mit der Erkrankung weiter. Dass die Betroffenen nach Wegen suchen, mit dieser zurechtzukommen zeigt sich in den vielfältigen Kompensationsbestrebungen bezüglich krankheitsbedingter Fähigkeitsverluste.

In der therapeutischen Auseinandersetzung gilt es, nach alten wie auch nach neuen Sinnstrukturen zu suchen und ihnen den notwendigen Entfaltungsraum zu geben.

Frau Schüler ist logorhoeisch. Und sie redet sehr laut; etwa so, als ob sie eine Ansprache hält – dies aber ununterbrochen. Ihre Umgebung ist von diesen Daueransprachen entsprechend verwirrt und nervös. Frau Schüler wiederum steigert die Dynamik ihrer Ansprachen in ein Schreien, weil sie durch den Rückzug der anderen verletzt ist und umso mehr Aufmerksamkeit erlangen möchte. In der geschützten Atmosphäre einer Musiktherapiestunde können ihre Ansprachen so eingebaut werden, dass sie für alle einen Sinn ergeben. Sie kündigt Lieder an und argumentiert vehement für deren Wichtigkeit. Alleine kann sie aber nicht zu singen beginnen. Die Musiktherapeutin hilft ihr dabei. Dafür muss sie Frau Schüler auch schon einmal scheinbar radikal unterbrechen. Singt Frau Schüler dann, erhält sie großen Beifall von der Gruppe, weil sie sehr schön singt und immer die „richtigen" Lieder wünscht. Sie hat jetzt das Gefühl, dass man sie wahrgenommen und verstanden hat.

Im Transfer dieser erlebten Sinnstrukturen in den Alltag können Verhaltensweisen des Menschen mit Demenz verstehbar werden. Dadurch verändern sich die Begegnungsebenen im Alltag.

Therapeuten und Betreuer als Detektive

Die Kulturpraktiken, die tief in dem Berg des menschlichen Wissens verankert sind und nach Ausdruck streben, sollen also von KreativtherapeutInnen und von den BetreuerInnen aufgespürt werden. „Biographisches Arbeiten" ist ein Ansatz, die individuellen Kompetenzen, Bedürfnisse und Gewohnheiten zu erforschen. Wir möchten aber auch diesen Begriff noch einmal hinterfragen.
Einerseits wird er häufig zu eng gefasst. Biographiebögen fragen meist nur nach den Gewohnheiten der letzten Lebensjahre einschließlich des Berufs und dem Zusammenleben mit dem Partner oder den Kindern. Kann ein Mensch mit Demenz das nicht mehr beantworten, werden Angehörige, wenn vorhanden, danach gefragt. Bei weiter fortgeschrittener Erkrankung aber nimmt beispielsweise die Bedeutung der beruflichen Betätigung stark ab (bis auf einige automatisierte Handlungen wie das frühe Aufstehen eines Bäckers, die Redegewandtheit einer Lehrerin usw.). Auch die Bedeutung des Lebenspartners schwindet. Er wird nicht mehr erkannt, er verschwimmt in

der Erinnerung mit Vätern, Brüdern oder Söhnen bzw. mit Müttern, Schwestern, Töchtern. Das Lebensgefühl der Kindheit tritt verstärkt hervor und darüber können die Angehörigen meist kaum Auskunft geben, denn sie kennen den Menschen mit Demenz ja erst seit dessen frühem Erwachsenenalter (es sei denn, es handelt sich um Geschwister). So müssen wir uns Wissen darüber aneignen, wie man mit geringen Informationen über das Individuum möglich viele Informationen rekonstruiert.

Andererseits wird der Begriff des biographischen Arbeitens häufig zu weit gefasst: Alles ist Biographie. Dann ist er aber nicht mehr sehr nützlich. Wir wollen hier versuchen, diesen Berg des Wissens, der sich im Laufe eines 90-jährigen Lebens angesammelt hat, nach einigen Dimensionen zu sortieren. Woher kommen die Erfahrungen, die sich auf diesem Berg anhäufen?

Das Biographische soll hier zunächst ganz streng als eine chronologische Dimension aufgefasst werden: Der Lebenszyklus gliedert sich in bestimmte Lebensphasen, in denen typische Aufgaben und Erfahrungsbereiche anstehen (vgl. Erikson, 1988): als Säugling und Kleinkind „Urvertrauen" und das Erleben von Autonomie und Scham zu entwickeln, Beziehung zur Mutter und zum Vater aufzubauen, als Spielkind die Kulturpraktiken des Elternhauses zu erwerben, die Geschwister wahrzunehmen und Eigeninitiative, aber auch so etwas wie Schuldgefühle herauszubilden, im Schulalter die Anforderungen einer größeren Gemeinschaft zu erleben und ihr kompetentes Mitglied zu werden, in der Adoleszenz mit Gleichaltrigen die konfliktreiche Arbeit an der Identität zu proben, im frühen Erwachsenenalter Intimität, aber auch Rivalität zu erleben, im Erwachsenenalter Schöpfertum und Fürsorglichkeit für das eigene Leben und die Nachkommen zu entwickeln und zielgerichtet und „vernünftig" zu handeln, und schließlich im Alter das Leben zu bilanzieren, anzunehmen. Die jeweilige Lebensphase steuert sehr die Art der Wahrnehmung der Welt. Da Menschen mit Demenz häufig eine – oder hin und her schwankend mehrere – dieser Phasen als real wieder erleben, ist die Fähigkeit der BetreuerInnen sehr wichtig, einzuschätzen, in welcher der Phasen sich die zu Betreuenden gerade befinden. Grundregel ist: Bei Menschen mit Demenz werden die Erfahrungen wichtiger, die die frühkindliche Prägung und die orientierungsbildenden Erlebnisse der Jugend ausmachen.

Ein Bewohnerin eines Pflegeheims, die noch eher am Beginn der Erkrankung steht sowie am Beginn der Eingewöhnung in die neue Umgebung, reagiert auf beides wie ein „verletztes Tier" und schlägt sowohl physisch als auch psychisch um sich, verletzt andere in einer Art Flucht nach vorn. Ihr Selbstverständnis und ihre Selbstkontrolle gehen ihr verloren – das spürt sie sehr genau. Sie legt sich häufig ins Bett, und wenn man sie anspricht, ob sie gern an etwas teilnehmen würde, reagiert sie schreckhaft oder zornig. Auf so eine Reaktion gefasst, drehte sie sich kürzlich plötzlich um, breitete die Arme aus, ließ sich umfassen, zog die Betreuerin in ihr Bett hinein und war glücklich, jemanden bei sich zu haben. Sie lebte in diesem Moment in der Erfahrungswelt eines ca. sechsjährigen, in hohem Maße schutzbedürftigen Kindes, das schon den ganzen Tag darauf gewartet hat, dass die Mutter wieder da ist.

Diese lebensphasentypischen Reaktionen werden aber noch von anderen Dimensionen überlagert:
Einige Arten der Verarbeitung von Erfahrungen sind universal, d. h. anthropologische Konstanten, weil z.B. das menschliche Gehirn auf eine bestimmte Weise organisiert ist. Darauf weist Wojnar (1994) häufig hin: beispielsweise weckt ein Flüstern eines beliebigen Textes in das linke Ohr das Gefühl von Vertraulichkeit, weil über diese Seite die Emotionalität eher angeregt wird als die Rationalität, und weil Flüstern ein Gefühl von Exklusivität repräsentiert. Über den Klang der Sprache und eben über den Weg der Wahrnehmung werden basale Informationen transportiert. Die meisten dieser Erfahrungen werden sehr früh im Lebenslauf angelegt, wenn man nicht sogar davon sprechen kann, dass sie „archetypisch" sind. Der große Komplex der Emotionalität, auch die körperlich-sinnliche, wird zudem in dieser frühen Phase angelegt.

Andere Erfahrungen sind nicht mehr ganz so universal, sondern abhängig vom Kulturraum, wie z.B. die Geste des Handgebens bei der Begrüßung. In Mitteleuropa ist das üblich, in Asien ist es nicht üblich. Stattdessen macht man dort eine Verbeugung. Diese Geste ist hierzulande so früh (spätestens, wenn das Kind laufen kann, wird es ihm gelehrt) gelernt und sicher beherrscht, dass sie auch bei Menschen im weit fortgeschrittenen Stadium der Demenz noch erkannt wird. Wenn sie von ihnen selbst nicht mehr ausgeführt werden kann, deutet das meist sogar auf eine Apraxie hin.

Hinzu kommt die historische Zeit, die „Moden", das was „damals" oder „heutzutage" üblich war oder ist. Das Handgeben ist heutzutage in weiten Kreisen „out". Ein warmherziges „Hallo" mit vielleicht noch leicht winkenden Fingern ist in den meisten Begegnungen heute die angemessene Begrüßungsformel. Aber selbst unter engen Vertrauten gaben sich die Menschen 1930 die Hand bei der Begrüßung. Das Händeschütteln ist den Menschen mit Demenz eine vertraute, da biographisch verankerte Geste, deren Bedeutung sie kennen. Somit können sie die Situation „Begrüßung" als solche einschätzen und entsprechend reagieren. Dies vermittelt ihnen in solchen Momenten oder Situationen Sicherheit. In diesem Sinne sollten alle Kulturpraktiken mit dem geschichtlichen Blick bedacht werden, sei es die Aufforderung zum Tanz, Redefloskeln, geschlechtsspezifische Aufgabenzuweisungen etc.

Wie das Handgeben sind viele andere Kulturpraktiken eine Frage der historischen Zeit. Die großen historischen Ereignisse wie Krieg, wirtschaftliche Rezession, Verkündung einer Republik oder Diktatur bringen jeweils große Umbrüche im Lebensgefühl mit sich. Mussten Jugendliche zur Kaiserzeit ihre Eltern noch mit „Sie" anreden, erlebten sie in der faschistischen Zeit eine ungeheure Aufwertung ihres

Jungseins und durften, ja sollten es sogar gegen die Erwachsenen ausspielen. Es kommt auf das jeweilige Alter an, in dem man diese Umbrüche erlebt. Muss man mit 16 Jahren in den Krieg ziehen, wird man von ihm sehr viel mehr geprägt, als wenn man ein „reifer" Mann ist. Eine Frau, die 1910 geboren wurde, war zu der Zeit, als die Mädchen in die BDM[4]-Guppen gehen mussten, bereits 25 Jahre alt. Es hat sie nahezu unberührt gelassen. Eine nur zehn Jahre später, also 1920, geborene Frau war dann 15 Jahre alt, also genau in dem Alter, in dem man nach Orientierungen sucht und sie dort vielleicht gefunden hat.

Die Geschichte drückt sich immer auch in der „Mode", im Stil der Gegenstände aus. Gestalten wir eine Einrichtung für Menschen mit Demenz mit Gründerzeitmöbeln oder im Stil der 50er Jahre? Da gibt es erstens institutionelle Grenzen und zweitens liegt hier die Gefahr verborgen, dass über das Ziel hinausgeschossen wird. In meiner künstlerischen Arbeit mit Hochbetagten passiert es mir z.B. immer wieder, dass, wenn wir neue biographische Geschichten für ein neues Stück sammeln, die von mir als Trigger mitgebrachten Gegenstände den alten Menschen eigentlich nur aus den Erzählungen ihrer Großeltern oder Eltern her bekannt sind. Oft fehlt uns einfach das Gespür, welche Gegenstände aus welcher Zeit stammen. Alt ist für mich jungen Menschen halt alt. Und auch das Bewusstsein, dass die heutigen hochbetagten Menschen nicht mehr aus dem 19. Jahrhundert stammen, ist nicht immer vorhanden. Die gemeinsame Ausfahrt mit Frau und Kind mit dem 250 BMW Gespann ist vertrauter als die mit dem Pferdegespann.

Eine weitere wichtige Dimension ist die Schicht bzw. das Milieu. Auch zur Kaiserzeit mussten nicht alle Kinder ihre Eltern mit „Sie" anreden. In der Arbeiterschicht war das nicht üblich. Aber einen Knicks zu machen haben alle Kinder spätestens in der Schule gelernt. Und auch Arbeiterkinder mussten in die Schule gehen. Nicht zuletzt wird an dem kulturellen Repertoire eines alten Menschen mit Demenz sehr deutlich, welchem Milieu er entstammt. Allein die Musik, die ein Mensch kennt oder kann, gibt oftmals deutliche Hinweise auf seine Herkunft. Deshalb ist es im biographischen Fragebogen so wichtig, den Beruf der Eltern zu erheben. Ein Kind reicher Eltern konnte vielleicht Klavier lernen, hat sich selbst bei Kunstliedern begleitet, kennt Mozart, Schubert und Schumann und mag keine Schunkellieder, weil sie zu Hause verpönt waren. Ein Kind einer katholischen Landarbeiterin kennt Kirchenlieder und viele traditionelle Volkslieder, ein Kind eines nicht sehr religiösen Arbeiters in der Großstadt kennt alle Gassenhauer einschließlich frecher, gern auch obszöner Umdichtungen und reagiert selbst auf Mozarts „Kleine Nachtmusik" mit Verwirrung.

---

4 BDM = Bund deutscher Mädel; für Jungens: HJ = Hitlerjugend

Natürlich spielt auch das Geschlecht eine Rolle. Für diese Generation kann man ziemlich sicher von einer klassischen Rollenverteilung ausgehen. Männer interessieren sich für Technik, weinen nicht, sind weniger an Geselligkeit interessiert. Frauen singen und tanzen gerne, sind kommunikativer, an Gemeinschaftlichkeit orientiert usw.

Bringe ich das Grammophon mit, werden die geschlechtsspezifischen Reaktionen sehr deutlich. Ein Mann wagt sich, das Gerät anzufassen, kann es meist noch bedienen, kurbeln, Nadeln wechseln, erweist sich als Sammler, weil er alle Musikgruppen oder Sänger, die auf den Schellacks genannt werden, kennt. Fordert ihn jemand zum Tanz auf, zögert er. Die Frauen tanzen auf den kleinsten Wink, fangen an mitzusingen, zu erzählen, welche der Männer ein Grammophon besaßen (Vater, Bruder, Freund,...), zieren sich aber, das Gerät anzufassen. Sie waren dafür nicht zuständig.

Der Berg der Erfahrungen mischt sich also aus all diesen Dimensionen in eine individuelle „biographische" Erfahrung, auch soziale Persönlichkeit genannt. Zu diesem Gemenge kommt dann noch die psychologische Dimension der „Persönlichkeit", die sich in Charaktereigenschaften ausdrückt: ängstlich, vertrauensvoll, erregt, entspannt, zugewandt, introvertiert, neugierig, desinteressiert usw.

Was können Kreativtherapeuten Spezifisches leisten?

In der neuen Kultur der Betreuung von Menschen mit Demenz, wie sie zum Beispiel bei Wißmann (2004 a) beschrieben wird, hat die Pflege bereits gelernt – bzw. ist sie gerade dabei – diese Aspekte in die Arbeit zu integrieren. Tom Kitwood ist dabei der Vordenker des momentan wichtigsten Konzepts der personenzentrierten Pflege. Erwin Böhm (biographieorientiertes Arbeiten), Naomi Feil (Validation), Barbara Romero (Selbst-Erhaltungstherapie), Jan Wojnar (Milieutherapie) haben im deutschsprachigen Raum die Entwicklung einer guten Pflege vorangetrieben. Gute Pflege von Menschen mit Demenz heißt: die traditionellen Pflegeaufgaben wie den Erhalt und die Aktivierung von eher funktionsbezogenen Alltagskompetenzen zu ergänzen mit – oder gar zurückzustellen zugunsten – der Pflege der „Person". Dies ist ein quasi therapeutisches Anliegen: Die Pflege der neuen Pflegekultur lernt – ähnlich wie es Psychotherapeuten lernen –, ihre eigene Person als Übertragungsobjekt für fehlende Kompetenzen des Patienten zur Verfügung zu stellen. Dazu gehört, eigene „Interessen" zurückstellen zu können, wie z.B. vom Gegenüber als Individuum erkannt zu werden, bei Diskussionen oder Situationsdefinitionen „Recht" zu haben, immer den Überblick behalten zu wollen, „erfolgreich" zu sein, zielgerichtet zu handeln und vieles mehr. Zudem gehört die Bereitschaft zu einer persönlichen Beziehung zu dem Menschen mit Demenz bis hin zu sehr vertraulichem Köperkontakt, bei gleichzeitigem

Wissen darum, dass es keine Exklusivbeziehungen gibt.[5]
Wenn jetzt die Pflege diese Aufgaben leisten kann, zudem über vieles von dem oben beschriebenen Wissen verfügt: Wozu brauchen wir dann noch Therapeuten?
Drei Gründe sehen wir, die Kompetenz eines Therapeuten zusätzlich zur neuen Kultur der Pflege zu nutzen: erstens seine „Sonderrolle", zweitens sein Spezialwissen und drittens seine Kompetenzen, Gruppendynamiken zu steuern.

- Therapeuten nehmen eine „Sonderrolle" ein: allein aus der Tatsache, dass sie meist nur in geringer Zahl auftreten und seltener anwesend sind als die Pflege, ergibt sie sich. „Sonder"-rolle bedeutet nicht „besser", „wichtiger", sondern eben erst einmal nur „anders". Was ist anders? Die Pflege hat eine Alltagsbeziehung. Sie ist auf „Normalität" und auf Kontinuität ausgerichtet. Die Alltagsbeziehung verträgt nur begrenzt Sondersituationen. Die Sonderbeziehung verträgt den Alltag nicht. Dafür kann man in ihr auch mal unnormal sein, experimentieren, ungewöhnlichen Wünschen und Bedürfnissen nachgehen. Jeder Mensch, auch Menschen mit Demenz, brauchen beides. Auch in Krisen sind Sonderbeziehungen wichtig, denn Krisen sind immer ein Aufbrechen der Normalität und können eher von denen reguliert werden, die nicht in die Krise verwickelt sind. Eine Sonderbeziehung bringt neue Perspektiven für den Betreuten.
- Kreativtherapeuten bringen ihr Spezialwissen ein und zudem eine große Vielfalt an eigenen Erfahrungen in verschiedenen Lebenswelten. Charakteristisch für Menschen, die diese Berufe ausüben, ist, dass sie selbst oftmals sehr „bunte", und damit auch brüchige Biographien haben[6].
Das erschließt ihnen leichter die Vielfalt der Wirklichkeiten von Menschen mit Demenz. Aber sie sind auch durch ihr großes Handlungs- und Wissensrepertoire in ihrem Spezialgebiet in der Lage, die oftmals sehr versteckten Ressourcen von Menschen mit Demenz zu entdecken und ihre diesbezüglichen Reaktionen zu interpretieren. So kann z.B. der Musiktherapeut differenzierter verstehen, warum ein Mensch auf ein Lied reagiert und warum der andere nicht, und er hat die Zeit und das Wissen, ein passendes Lied zu suchen. Ein Clown ist darauf spezialisiert, die Heiterkeit und die Lust am Rollenspiel zu provozieren und sieht sofort, wer solche Samenkörner – vielleicht bis dahin unentdeckt – in sich trägt. Die Kreativtherapeuten verfügen zudem über ein großes Repertoire an Impulsen zum Tätigwerden. Gelingt ein Tätigwerden, dann wird dem Menschen mit Demenz ebenso wie dem Therapeuten seine neue Erfahrung sicht-oder hörbar, ermöglicht neue

---

5 Diese Aufzählung von Kompetenzen orientiert sich am Vergleich mit (psycho-)therapeutischem Handeln. Die Pflege (vgl. Wißmann, 2004 b) wie auch die Therapeuten brauchen darüber hinaus natürlich noch andere Kompetenzen.
6 In der AG „Sinnliche, körperliche und kreativitätsbezogene Zugangsweisen zu Menschen mit Demenz" innerhalb der „Werkstatt Demenz" im September 2003 in der Stiftung Schönholzer Heide in Berlin (2003) hatten die 14 Mitglieder der Arbeitsgruppe insgesamt 50 verschiedene Berufe

Eindrücke und neue Hinweise auf Ressourcen – also auch von hier aus neue Perspektiven auf den Betreuten. Kreativtherapeuten können darüber hinaus mit ihrem Medium besondere Atmosphären schaffen, in denen beides Platz haben darf: Struktur und Chaos, und eben die ganze Vielfalt von Phantasien und Wirklichkeiten.

- Therapeutische Arbeit ist im Bereich der Altenarbeit meist Gruppenarbeit und (vielleicht zu unrecht) weniger Einzelarbeit. Ein Therapeut hat – zu dem Personsein im Einzelkontakt hinzugelernt, Gruppendynamiken zu steuern, wie z.B. unterschiedliche Interessen gleichzeitig zum Zuge kommen zu lassen, Kontakte der Gruppenmitglieder untereinander anzubahnen, Stimmungen und Atmosphären zu gestalten, in denen ein angstfreies Miteinander möglich oder ein Streit konstruktiv wird.

Welche Voraussetzungen müssen Kreativtherapeuten vorfinden, um handlungsfähig zu werden?

- Ein Grundverständnis der Institution für den personenzentrierten Ansatz und den Wert von körper-, gefühls- und kreativitätsbezogenen Prozessen.
- Ein Mindestumfang an Zeit für diese Prozesse: Der Therapeut sollte nicht nur als Gast und Aushängeschild für zwei Nachmittage pro Woche benutzt werden. Er muss Zeit haben, flexibel und situativ handeln zu können. Kreative Prozesse brauchen Gelegenheiten; diese stellen sich nicht immer dienstags um 15.00 ein und hören nicht pünktlich um 16.00 auf. Wichtig ist die Chance, Strukturen der „Beiläufigkeit" zu schaffen, wie z.B. im Bereich der Kunsttherapie im offenen Atelier (Ganß, 2004), in denen Begegnungen stattfinden dürfen, aber nicht erzwungen werden.
- Kontinuität und Verlässlichkeit: Die in Gang gesetzten Prozesse müssen weitergeführt werden können und sollten nicht daran scheitern, dass der Patient oder Bewohner so früh schlafen gehen musste, weil sonst die Pflegehandlungen nicht mehr ausgeführt werden konnten.
- Bereitschaft aller an der Betreuung Beteiligten, die durch die Therapie geweckten Veränderungen des Patienten mit zu tragen – auch und gerade dann, wenn eine Vitalisierung z.B. erhöhte Aufmerksamkeit fordert.
- Platz für den Austausch der Erfahrungen aller an der Betreuung Beteiligten, indem Selbstreflexion und ergebnisorientierte Reflexion möglich ist, sowie konkrete Beteiligung an der Pflegeplanung
- Möglichkeiten des Transfers in den Betreuungsalltag: Neben dem Austausch der Erfahrungen ist auch die unmittelbare Beteiligung anderer Betreuer in der Therapie sinnvoll und nötig, um die Prozesse mit „eigenen Augen" wahrzunehmen und Anteile davon in den Alltag zu transportieren.
- Respektieren, dass es auch Schutzräume geben muss: In therapeutischen

Prozessen – ebenso wie in einigen pflegerischen Prozessen – können sehr intime und zerbrechliche Situationen entstehen, die entweder ungestört oder von Dritten unbeobachtet bleiben können müssen.
- Andererseits ist selbstverständlich von den Therapeuten eine Offenheit zu verlangen, Einblick nehmen zu können in die von ihnen gestalteten Prozesse, sowie Verständnis und Respekt für die Perspektive des Pflegealltags zu erwarten.

Literatur:

Böhm, Erwin
Ist heute Montag oder Dezember?
Erfahrungen mit der Übergangspflege
Bonn 1999

Böhm, E.
Verwirrt nicht die Verwirrten.
Neue Ansätze geriatrischer Krankenpflege
Bonn, 1988

Bourdieu, P.
Die feinen Unterschiede.
Kritik der gesellschaftlichen Urteilskraft
Frankfurt/M., 1982

Erikson, E.H
Der vollständige Lebenszyklus
Frankfurt a.M., 1988

Gremel, Maria
Mein Leben. Mit neun Jahren im Dienst 1900-1930. Vom Land zur Stadt 1930 - 1950
Wien: Böhlau, 2002

Gundudis, Konstanze
Eurythmie im Seniorenheim
In: Peter Wißmann (Hrsg.): Werkstatt Demenz, Hannover, 2004

Hausmann, Sabine
Humor in der Betreuung von Menschen mit Demenz
In: Peter Wißmann (Hrsg.): Werkstatt Demenz, Hannover, 2004

Hg.: Fuchs-Heinritz, W. et al
Lexikon zur Soziologie
Opladen, 1994, S. 342

Mannheim, K.
Das Problem der Generationen
In: Kölner Vierteljahreshefte für Soziologie (7), S.157-185,309-330.
Auch (gekürzt) in: Kohli, M. (Hg) (1978): Soziologie des Lebenslaufs, Darmstadt/Neuwied

Muthesius, D. (2000):
Gefühle altern nicht:
Musiktherapie mit dementen Patienten
In: Fortschritte und Defizite im Problemfeld Demenz. Referate auf dem 2. Kongress der Deutschen Alzheimer Gesellschaft, 9.-11.September 1999, Tagungsreihe der Deutschen Alzheimer Gesellschaft e.V.
Berlin, 2000, S. 167-179

Rodschinka, Sonja und Brand, Heiko
Verbesserung der Pflege und Betreuung von Menschen mit Demenz – Erarbeitung und Umsetzung des Dementia Care Mapping-Verfahrens, Robert Bosch Stiftung; 2001

Stern, D.N.
Die Lebenserfahrung des Säuglings.
Stuttgart, 1994

Stiftung Schönholzer Heide (2003)
www.stiftung-schoenholzer-heide.de/index10.htm

Watzlawick, P. et. al
Menschliche Kommunikation. Formen, Störungen, Paradoxien
Bern, Stuttgart, Wien, 1982

Wißmann, Peter (a)
Die Begleitkultur
In: Peter Wißmann (Hrsg.): Werkstatt Demenz, Hannover, 2004

Wißmann, Peter (b)
Personenzentrierte Betreuung
In: Peter Wißmann (Hrsg.): Werkstatt Demenz, Hannover, 2004

Wojnar, J.
Psychodynamische Aspekte der institutionellen Versorgung von Demenzkranken
In: Psychotherapie bei Demenzen
Hg: Hirsch, R.D. et al.
Darmstadt, 1994

BUCH 2   BILDER AUS DER PRAXIS

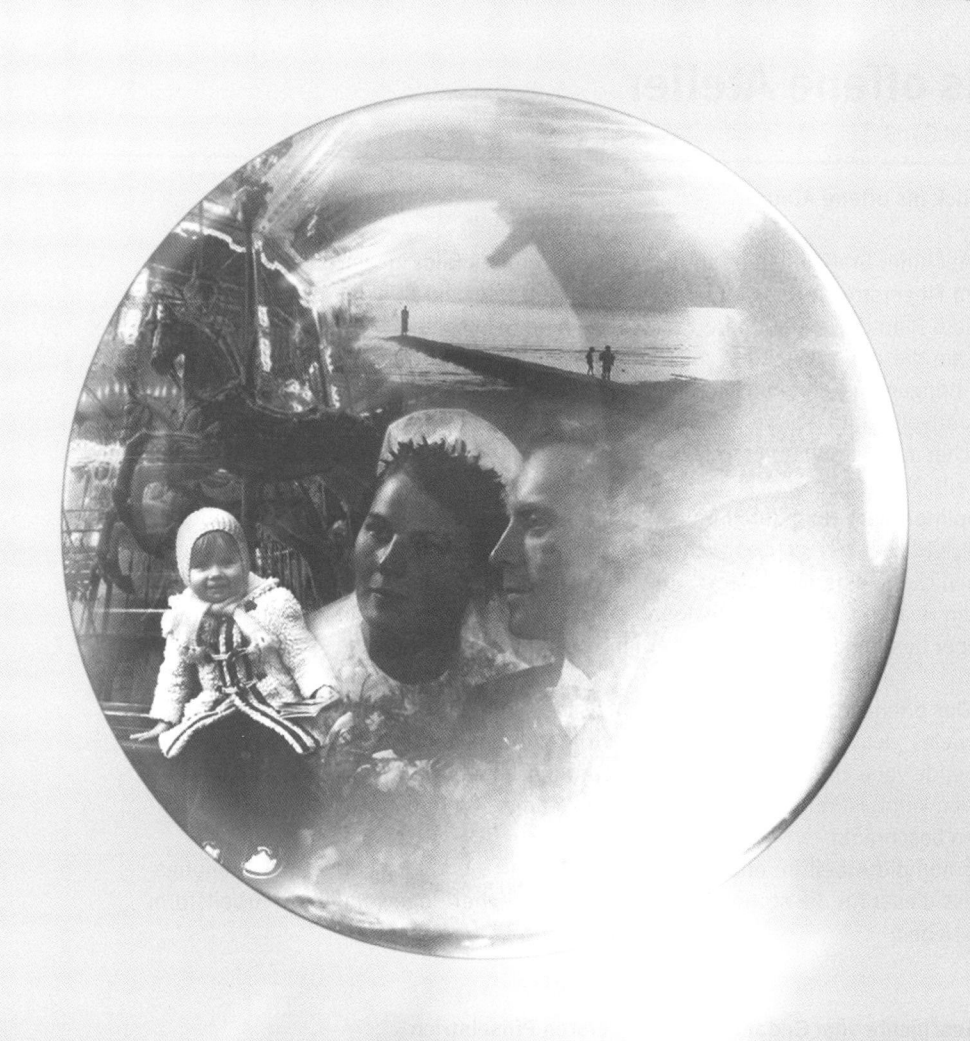

8 Das offene Atelier

Michael Ganß

BUCH 2 BILDER AUS DER PRAXIS

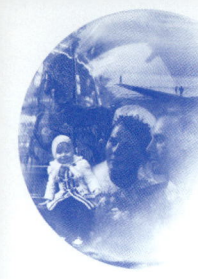

Das offene Atelier
Michael Ganß

Ein Blick ins offene Atelier

Auf einer Staffelei steht ein 1,5 x 1 Meter großes Bild, in welchem eine Frau mit zartem Fingerstreich hauchdünn ein helles Blau über ein dunkles legt, so dass das dunklere Blau durch die obere Farbschicht hindurchscheinen kann. Langsam durchwirkt sie die große Fläche in meditativer Stimmung und nichts scheint sie aus der Ruhe bringen zu können. Nicht einmal das wilde Reißen der Nachbarin, die schnell und kraftvoll bunte Werbeseiten aus Illustrierten reißt – zerfetzt –, um sie schnell und zielsicher auf dem Blatt vor sich zu arrangieren, plötzlich nach dem großem Malerpinsel greift. Nichts beeinflusst die Frau an der Staffelei. Ein Hämmern und das Geräusch von splitterndem Holz durchdringen den Raum, mühsam und langsam entsteht das Wort „ICH" auf der großen weißen Fläche und ein Pinsel verharrt minutenlang in einem dicken gelben Farbklecks - die Zeit scheint stillzustehen – dann wird der Pinsel mit den Haaren in der Farbe bleibend auf das Blatt gelegt und ein mühsam errungenes aber bestimmtes „hier gehört er hin" beendet den Malprozess.

Das offene Atelier ist, wie sein Name schon sagt, ein offener Ort, also ein Ort, an dem vieles gleichzeitig geschehen kann. Hier gibt es keine Vorgaben und jeder Teilnehmende versucht, sich nach seinen Bedürfnissen auszudrücken. Das, was dort geschehen kann, ist ausschließlich durch die Raumgröße und den Mut des (Er-) Schaffenden beschränkt.
Bevor nun die Arbeit im offenen Atelier dargestellt wird, wird kurz der Entstehungsprozess dieser für die stationäre Altenarbeit doch eher ungewöhnlichen Arbeitsform beschrieben.

Die Geschichte vom Gedanken bis zum ersten Pinselstrich

Die langjährigen Beobachtungen und Erfahrungen mit einmal wöchentlich stattfindenden Malgruppen im Rahmen von – mehr oder weniger umfassenden – Aktivierungsprogrammen in unterschiedlichen Altenhilfeeinrichtungen sowie die veränderte Situation bezüglich pflegebegleitender Angebote – im Rahmen der Einführung der Pflegeversicherung –, forderten eine veränderte Betrachtungsweise der kunsttherapeutischen Angebote heraus.
So entstand die Idee: „offenes Atelier".
Es war zunächst schlicht der Gedanke, in einem Altenpflegeheim ein Kunstatelier einzurichten, ähnlich einigen Projekten aus dem Umfeld der Psychiatrie und der Arbeit mit geistig behinderten Menschen, wie z.B. dem Blaumeier-Atelier in Bremen oder

den Schlumpern in Hamburg.

Die tiefgreifende Wirkung künstlerischer Arbeit in diesen Feldern ist seit dem Engagement von Hans Prinzhorn (1886 bis 1933) und seinem Buch „Die Bildnerei der Geisteskranken" (1922) bekannt und als therapeutisches Mittel anerkannt. Um 1940 prägte Dubuffet den Begriff „Art Brut" und erhob die Bildnereien dieser Randgruppe in den Stand der Kunst und ließ sich von ihnen für seine eigenen Werke inspirieren. Nun möchte ich eine Altenhilfeeinrichtung weder mit der Psychiatrie noch mit einer Einrichtung für geistig Behinderte gleichsetzen, doch haben mich die Erfahrung aus diesen Bereichen inspiriert, einen Transfer der Atelierarbeit in die Altenarbeit zu wagen.

Diese Idee stellte ich mehreren Altenhilfeeinrichtungen vor – und wurde jeweils mit einem freundlichen Lächeln verständnislos verabschiedet. Meine Idee schien den Einrichtungen anscheinend realitätsfern zu sein. Lediglich ein Pflege- und Seniorenheim, welches – bedingt durch die Einführung der Pflegeversicherung – nur noch einen sehr rudimentären begleitenden Dienst aufwies, zeigte skeptisches Interesse. Die Darstellung meiner Idee, ein Atelier in der Einrichtung einzurichten, rief auf der Leitungsebene zunächst sehr unterschiedliche Resonanzen hervor. Da war zum einen die Neugierde auf diese unkonventionelle – als verrückt empfundene – Idee. Zum anderen – die Neugierde bei weitem überwiegend – die üblichen, mir bis dato wohlbekannten, Bedenken. Diese Bedenken seien hier nur kurz angerissen: solch eine Arbeit sei seit Einführung der Pflegeversicherung nicht mehr finanzierbar, die BewohnerInnen seien einerseits nicht in der Lage, kunsttherapeutisch zu arbeiten, hätten andererseits aber auch gar kein Interesse an solch einer Art von Arbeit, den MitarbeiterInnen aus der Pflege sei eine derartige Arbeit so fremd, dass sie diese nie unterstützen würden. Vor allem aber wurde von Seiten des Trägers die Notwendigkeit sowie der Nutzen (psychosozial-) therapeutischen Arbeitens zum damaligem Zeitpunkt nicht gesehen, was eine Umsetzung zum damaligem Zeitpunkt unwahrscheinlich erscheinen ließ. Der begleitende Dienst bestand aus den üblichen Angeboten aus dem Spektrum der Beschäftigung. Singkreise- und Bastelnachmittage sowie regelmäßige Ausflüge wurden initiiert. Diese Angebotspalette wurde als ausreichend angesehen, da die BewohnerInnenbedürfnisse damit scheinbar befriedigt waren.

Irgendwie obsiegte schließlich doch die Neugierde und der Mut zum Unkonventionellen. Mit dem Gedanken, einer verrückten Idee eine Spielfläche zu erschaffen, wurde das auf ein halbes Jahr befristete Pilotprojekt gestartet. Im Verlauf des Jahres 1997 wurde ein Raum mit großen Fenstern leer geräumt; dieser sollte fortan als Kunstatelier dienen.

Das Pflege- und Seniorenheim „Am Wildpark" in Bremervörde liegt am Stadtrand mitten in einem Waldstück. Dieses natürliche, idyllisch zu nennende Umfeld mit Wald, Weiden für Schafe und Ziegen und einer großen Vogelvoliere wird von den Bewohner-

Innen ausgiebig genutzt, indem die BewohnerInnen allein oder in Begleitung von Pflegekräften diesen Außenbereich aktiv nutzen für Spaziergänge, die Begegnung mit den Tieren oder die Versorgung dieser. Das Umfeld des Heimes ist in das Aktivierungsangebot für die BewohnerInnen integriert. Die dort lebenden Menschen, auch die an Demenz erkrankten, sind vertraut mit dem über das Gebäude hinausgehenden Lebensumfeld. Dies ist wichtig erwähnt zu werden, denn das Atelier ist nicht direkt aus dem Wohnbereich zugänglich, sondern liegt etwas ausgegliedert an der Peripherie des Gebäudes. Somit müssen die BewohnerInnen, wollen sie in das Atelier gelangen, zunächst aus dem Haus treten und einen kleinen Weg über das Grundstück zurücklegen, um dann von draußen in das Atelier zu gelangen. Von hier hat man einen freien Blick auf die zum Heim gehörende Weide mit Schafen und Ziegen sowie in den Wald hinein.

Ein Novum ist es, dass das Atelier als Raum kein Mehrzweckraum ist, sondern ausschließlich dem künstlerischen Schaffen dient. Gerade diese Ausschließlichkeit der Nutzung ermöglicht es, dass die besondere Atelieratmosphäre entstehen kann. Der Raum ist geprägt durch seine Ausstattung mit Staffeleien, Modellierböcken, Hobelbänken etc. Hier darf Farbe auf den Boden träufeln, alles stehen und liegen bleiben, hier dürfen angefangene Arbeiten an Ort und Stelle auf die Weiterarbeit warten. Kein Räumen, Putzen und Acht-Geben-Müssen behindert hier das, was entstehen will.

Nun war es in der Anfangszeit nicht so, dass die BewohnerInnen nur so auf ein Kunstatelier gewartet hatten. Die BewohnerInnen, zumeist ländlich geprägt, haben sich ihr Leben lang nicht mit Kunst oder Kultur – hier als reduzierter Begriff benutzt, der mit Kultur die künstlerischen Angebote innerhalb der gesellschaftlichen Kultur betitelt, wie z.B. Bühnentheater, Konzerte sogenannter anspruchsvoller Musik – auseinandergesetzt. Gemalt haben sie, wenn sie es überhaupt getan haben, das letzte Mal mit ihren Enkeln, die nun auch schon erwachsen sind. Und einhellig behaupten alle hochbetagten Menschen, mit denen ich arbeite – „Malen, das kann ich nicht!" – oder – „Kinder müssen malen, ich in meinem Alter doch nicht mehr." – Kunst ist ihnen absolut fremd und wenn sie nicht mit dem kindlichen Tun in Verbindung gebracht wird, dann ist sie mit der Profession des Künstlers verbunden. Die bildende Kunst macht anscheinend Angst. Diese Einordnungen von Kunst hemmt die Menschen, selber Kunst als Ausdrucksmittel für sich zu nutzen.

Hierin unterscheidet sich die bildende Kunst grundlegend z.B. von der Musik. Musik wird in der Regel als Freizeitbeschäftigung und als Kunstform betrachtet und als grundsätzlich jedem Menschen zugänglich: Gesungen haben alle Menschen – vor allem die heute Hochbetagten – auch noch als Erwachsene.

In meinem Versuch der Umsetzung der Idee der bildnerischen Arbeit mit den BewohnerInnen stießen in der Anfangszeit an dieser Stelle die Bedürfnisse der alten Menschen und meine Idee der künstlerischen Atelierarbeit aufeinander. Es galt eine Verbindung herzustellen.

Bevor ein einziger Pinselstrich im Atelier versucht wurde, baute ich außerhalb des

Ateliers eine persönliche Beziehung zu den Menschen des Heimes auf. In der Anfangszeit haben wir mehrere Ausflüge zusammen unternommen, die geprägt vom gemeinsamen Kaffeetrinken und dem persönlichen Austausch waren. Wie zufällig gelangten wir dabei immer auch an Orte, an denen Kunst gegenwärtig war. Oft war es moderne Kunst und die Alten fanden sie eher abschreckend oder lustig als ansprechend. Im Laufe der Zeit entdeckte dann doch jeder für sich immer mal wieder eine interessante Erscheinung an diesen ihnen so unbekannten Dingen und bereitete damit den Mut, es doch auch einmal zu versuchen. Der Spruch – „Das kann doch jeder" – wollte ausprobiert werden.

Die inhaltlichen Gedanken zur offenen Atelierarbeit

Die vielfältigen pädagogischen Bemühungen, aktivierende Angebote für SeniorInnen zu machen, sind nach wie vor von einem eher traditionellen und unreflektierten Verständnis von Seniorenarbeit geprägt. Die Aktivierungsangebote dienen vornehmlich dem Zeitvertreib und sind verhaftet mit dem weit verbreiteten Altersstereotyp, welches davon ausgeht, dass alte Menschen durch Lethargie sozial gefährdet seien und aus diesem Grunde irgendwie beschäftigt werden müssten, Ruhe und Besinnung wird dabei nicht als Qualität betrachtet. Oder die Aktivierungsangebote entspringen dem Wunsch nach einem pädagogischen Vermittlungsprozess. In diesem werden die Inhalte vom Vermittler/von der Vermittlerin festgelegt, ebenso werden die Ziele und Wege von außen formuliert, und deren Umsetzung erfolgt mit entsprechendem output- gesteuerten Medieneinsatz. Oder die Umsetzung richtet sich ausschließlich nach der Qualifikation der begleitenden Persönlichkeit.

Selbstbestimmung – nicht einmal im von außen erfassbaren Rahmen – entsprechend individueller Fähigkeiten, wird nicht abgefragt und berücksichtigt. Zum anderen sind die Angebote, trotz aller Kenntnis vom differenten Altenbild, oft so ausgelegt, dass der Versuch unternommen wird, mit wenigen speziellen Angeboten möglichst viele Alte zu erreichen, statt mit möglichst vielen Angeboten den differenten Bedürfnissen der alten Menschen möglichst nahe zu kommen (vergl. Tokarski, 1989). Die gerontologischen Erkenntnisse, dass es keine altersspezifischen Interessenhäufungen gibt – hierin unterscheidet sich der hochbetagte Mensch nicht von der mittleren Altersspanne – hat scheinbar noch keinen Einzug in die so genannten Aktivierungsangebote der Altenhilfe gefunden. Zum anderen gilt es zu berücksichtigen, dass die Altersspanne der Menschen mit denen ich in Altenhilfeeinrichtungen zusammen arbeite, etwa vierzig Jahre umfasst, was übertragen auf das mittlere Alter bedeuten würde, einheitliche Gruppenangebote für Menschen zwischen zwanzig und sechzig Jahren anzubieten. In diesem Zusammenhang spricht Zeman (vergl. Zeman, 2002) von der Notwendigkeit des genaueren Eingehens auf die Zielgruppen. Durch Bedürfniseruierung sollen die Angebote eine bessere Passform bekommen.

Mit diesem Gedanken und dem Wissen von der Wirkung des künstlerischen Tuns auf den Menschen wollte ich einen Raum schaffen, in dem künstlerisches Handeln lebendig werden kann. Somit verbot sich in der inhaltlichen Gestaltung der Atelierarbeit jegliche Form der bewohnerInnenbezogenen Termin- und Gruppenplanung entsprechend dem: „wann – was – wer – wo – wie", wie sie zumeist in Altenhilfeeinrichtungen anzutreffen ist und auch von der Heimaufsicht gefordert wird – weil Kreativität sowie das Bedürfnis nach künstlerischem Ausdruck nicht terminiert abrufbar ist.

Das Atelier sollte allen BewohnerInnen der Einrichtung offen stehen, es sollte keine festen Gruppenzuordnungen und feste Zeiten für die einzelnen BewohnerInnen geben. Aus diesen Gedanken und Prämissen heraus konnte nur das offene Atelier entstehen.

Aus diesen Rahmenbedingungen für die Arbeit im Atelier ergibt sich, dass keine Gruppenarbeit im eigentlichen Verständnis stattfindet, sondern Einzelarbeit im Rahmen der Gruppe geschieht. Da das Atelier allen BewohnerInnen offen steht, sind die Menschen mit Demenz, welche in einer gesonderten Wohngruppe leben, in dieses Geschehen integriert, für sie gibt es kein gesondertes kunsttherapeutisches Angebot.

Für das Atelier gibt es weder feste Gruppen noch irgendwelche festen Anfangs- oder Endzeiten. Die Menschen kommen und gehen so, wie sie es wollen. Dadurch bedingen sich stetige und fließende Wechsel in der Gruppenzusammensetzung, ebenso fließend integrieren sich die Menschen mit Demenz in dieses Geschehen.

In der kunsttherapeutischen Arbeit geht es mir darum, dass die Menschen die Kunst für sich als Ausdrucksmittel nutzen können. Gerade wenn im Prozess des Alterns zusehends die in der Regel vertraute verbale Kommunikationsform abhanden kommt, ist es notwendig, auf andere Formen des sich Mitteilen-Könnens zugreifen zu können. Der Verlust der Verbalisierungsfähigkeit tritt besonders deutlich bei der Alzheimer Demenz zutage. Krankheitsbedingt verlieren die betroffenen Menschen im Krankheitsverlauf häufig schon sehr früh die Fähigkeit, ihre Gedanken und Gefühle in Worte zu fassen, oder auch die Worte der anderen mit den entsprechenden Bildern zu verbinden. Damit sind sie aus den verbalkommunikativen Prozessen weitestgehend ausgeschlossen. Das Bedürfnis, sich mitzuteilen, ist für alle Menschen als soziale Wesen ein Grundbedürfnis. Betrachtet man die oft verzweifelte Suche nach Ausdrucksmöglichkeit von an Demenz erkrankten Menschen, so wird die Not, welche durch den Mangel an verbaler Kommunikationsmöglichkeit entsteht, sichtbar. Trotz aller von Unbetroffenen empfundenen Defizite im sozialen Verhaltenskontext bei Demenzerkrankung bleiben die Betroffen soziale Wesen, die kommunikativ an ihrem sozialen Umfeld teilhaben wollen. Diesem Bedürfnis Rechnung zu tragen, ist eines der Anliegen der Atelierarbeit.

Im Atelier soll nach dem individuellen Ausdruck gesucht werden. Das heißt, es gibt nicht ein Thema für alle, sondern es kann nur individuell und selbstbestimmt gearbeitet werden. Meine Aufgabe ist es, die Menschen in diesem Prozess individuell zu begleiten. Des Weiteren schaffe ich den Raum, in dem Ausdruck stattfinden kann. In meiner Begleitung suche ich mit den sich mir anvertrauenden Menschen gemeinsam nach den Wegen, welche ihren Anliegen Ausdruck geben könnten und welche sie sich trauen, zu gehen.

Das Atelier stellt ein Handlungsfeld dar, in dem auf künstlerischer Ebene autonom das Handlungsbedürfnis auf vielfältigste Weise umgesetzt werden kann. Kunst in ihrer freien Form lässt alles zu und bietet durch ihre unbegrenzten Möglichkeiten jedem Handlungsbedürfnis einen Wirkungsraum, in welchem das Handeln über die daraus entstehenden Veränderungen zum Ausdruck gebracht werden kann.

Die offene Form des Ateliers ermöglicht die Wahrung eines ausgeprägten Maßes an Autonomie bei den Teilnehmenden, denn sie selbst entscheiden sich ob, wann und wie sie am Ateliergeschehen teilnehmen. Allerdings stößt diese Form der Ateliergestaltung in der Arbeit mit Menschen, die an Demenz erkrankt sind, unweigerlich an Grenzen. Das größtmögliche Maß an Autonomie auszuloten ist ein individueller, fließender, sich ständig verändernder Prozess. Dieses Ausloten ist bei allen Menschen, mit denen ich zusammenarbeite, notwendig, nicht nur bei den an Demenz erkrankten Menschen.

Was bedeutet Autonomie

Autonom: selbständig, unabhängig, nach eigenen Gesetzen lebend
(Meyers Großes Taschenlexikon, 1983).

Demenz – Autonomie: ist dass nicht ein Wiederspruch in sich?

Die Autonomie wird gesellschaftlich als Gut sehr hoch gehalten und als Maßstab für uneingeschränkt selbstbestimmtes Leben betrachtet. Wird die Definition – selbständig, unabhängig, nach eigenen Gesetzen lebend – als Maßstab angewandt, kann, ohne einen Nachweis führen zu müssen, behauptet werden, dass es eine rein autonome Lebensgestaltung zumindest in unserer Gesellschaft nicht geben kann. Wir sind weder unabhängig, noch können wir nach unseren eigenen Gesetzen leben, selbst die sogenannte Selbständigkeit ist abhängig von der Eingebundenheit in Gesellschaft. In diesem Zusammenhang wird häufig von der bedingten oder der Teilautonomie gesprochen. Aber stellt der Begriff – Teilautonomie – nicht einen Wiederspruch in sich dar? Ist das Abwägen-Können zwischen einer handvoll Alternativen bereits autonome Lebensgestaltung? Wenn es Autonomie im gesellschaftlichen Leben aber nicht gibt, gibt es dann einen Verlust der Autonomie bedingt durch die Demenzerkrankung?

Eine weitere Betrachtung der Definition des Begriffes Autonomie ist die Möglichkeit des Menschen, sein Verhalten in weitgehender Selbstbestimmung und Selbstverantwortung zu regeln. Kruse definiert die Selbstverantwortung wie folgt:

„Selbstverantwortung beschreibt die Fähigkeit und Bereitschaft des Individuums, den Alltag in einer den eigenen Leitbildern eines guten Lebens entsprechenden, das heißt, den eigenen Bedürfnissen, Normen und Werten folgenden Art und Weise zu gestalten und sich reflektiert mit der eigenen Person („Wer bin ich? Was möchte ich tun?") sowie mit den Anforderungen und Möglichkeiten der persönlichen Lebenssituation auseinander zu setzen." (Kruse).

Wie sieht es vor diesem Hintergrund mit der Autonomie des Menschen aus, wenn es um die Begleitung von Menschen mit Demenz geht? Zeman formuliert hierzu:

„Ist die Orientierung an der Autonomie eines Menschen nicht völlig verfehlt, wenn er von der Hilfe anderer völlig abhängig ist? Welche Rolle spielen lebensweltliche und biographische Orientierung in einer Situation, die von den Notwendigkeiten institutioneller Versorgungsabläufe geprägt ist und die Person zum Fall, zum Pflegefall, geworden ist? Und wie ist ein Dialog möglich, wenn das Gegenüber sich nicht mehr zu artikulieren versteht? Immer sollte zunächst von der grundsätzlichen Möglichkeit, diese Orientierungen aufrechtzuerhalten ausgegangen werden. Hilfsbedürftigkeit und Autonomie sind keine einander grundsätzlich ausschließenden Alternativen. Immer geht es ja um eine Balance beider." – „...selbst mit demenziell schwer kranken Menschen ist es, wie wir heute wissen, möglich, Formen des Dialogs zu finden und ihre Befindlichkeiten damit zu verbessern, durch einen Dialog zu führen und dadurch ihre Bedürfnisse zu ermitteln." (Zemann, a.a.O.).

Wenn autonome Lebensgestaltung bedeutet, die Gestaltung des Lebens nach den eigenen Bedürfnissen und auch eigenen Gesetzen vorzunehmen, sind dann nicht die Menschen mit Demenz autonomer als die nicht oder noch nicht an Demenz erkrankten Menschen? Ist es nicht gerade ihre Autonomie, ihr nur an den eigenen Bedürfnissen orientiertes Verhalten, welches es den nicht erkrankten Menschen so schwer macht, mit ihnen zu leben oder umzugehen? Oft ist von außen schwer zu beurteilen, was die Menschen mit Demenz bewegt, bestimmten Handlungsimpulsen nachzugehen. Ist es nicht Freiheit, sich nicht durch gesellschaftskonforme Werte, Normen und Verhaltensmuster steuern zu lassen? Dieses Sich- Nicht- Steuern- Lassen bedeutet Autonomie. Ruft nicht gerade dieses Autonom- Sein die Aggressionen hervor, die im integrativen Zusammenleben den demenziell erkrankten Menschen von den Nichterkrankten entgegengebracht wird?

Wie sieht es bei der Frage nach dem „Wer bin ich?/Was will ich?" aus? Auch diese eher philosophische Fragestellung ist von außen nicht zu beantworten, zumal der

Austausch über die inneren Werte oder über philosophische Fragen zwischen nicht Dementen mit den an Demenz erkrankten Menschen sehr stark gestört ist. Der Austausch über die Innenansichten des erkrankten Menschen ist nicht oder fast nicht möglich. Ist es aber nicht die Innenwelt, die Beschäftigung mit sich selbst, welche die Frage nach dem „Wer bin ich?" beantwortet und ist nicht eine intrapersonelle Auseinandersetzung verantwortlich für das „Was will ich?" Diese Fragen können nur vom Individuum selbst ergründet werden. Wer möchte sich anmaßen, zu klären, wie weit das Sich- Selbst- Bewusst- Sein eines Menschen, gleich ob dement oder nicht, reicht. Könnte nicht das engagierte Handeln der Menschen mit Demenz ein deutlicher Hinweis darauf sein, dass sie in sich ein Bild von dem „Wer bin ich?/Was will ich?" tragen?

Bezüglich des Reflexionsvermögen ist zu bemerken, dass dieses von Menschen mit Demenz kaum gezeigt wird. Oder besitzt es für Menschen mit Demenz einfach eine andere Relevanz, ist vielleicht das einfach Da-Sein wichtiger? Aus dem scheinbaren Reflexionsmangel heraus die Autonomie gänzlich in Frage zu stellen, scheint mir fragwürdig.

Da es in der Atelierarbeit so gut wie keine Vorgaben gibt, ergibt sich für die Teilnahme ein großer Entscheidungsfreiraum, welcher mit eigenem Tun gefüllt werden muss. Selbstständiges aus dem Inneren erwachsendes Handeln wird möglich. Es wird nicht nur zugelassen, sondern ist gefordert. Dies steht im Gegensatz zu vielen Alltagssituationen, in denen das nach Autonomie strebende Handlungsbedürfnis der Menschen mit Demenz sehr häufig eingeschränkt wird, da es nicht dem „So macht man das" entspricht.

Die Atelierarbeit

Im Folgenden werde ich die Atelierarbeit konkret darstellen. Dazu werde ich das Atelier in seiner gewachsenen Eingebundenheit in den Heimbetrieb beschreiben und exemplarisch die Arbeit dort vorstellen.

Wie bereits angeführt steht das Atelier allen in dem Pflege- und Seniorenheim „Am Wildpark" lebenden Menschen frei zur Verfügung. Der anfängliche Gedanke, dass das Atelier auch unabhängig von meiner Anwesenheit von den BewohnerInnen genutzt werden könne, hat sich nicht umsetzen lassen, da diese Möglichkeit zum einen so gut wie gar nicht genutzt wurde, was wohl auch daran lag, dass der Raum nur von außen zugänglich ist. Zum anderen waren die wenigen, die im Verlauf der Jahre unabhängig von mir dort gearbeitet haben, dann zumeist alleine dort und fühlten sich mit dem Alleinsein im Atelier eher unwohl. Dieses ist für mich bedeutungsvoll, da es meiner Ansicht nach deutlich aufzeigt, dass es nicht ausschließlich das künstlerische

Schaffen ist, welches die Menschen ins Atelier kommen lässt. Es ist auch das kommunikative Geschehen, welches im Atelier beim gemeinsamen Tun entsteht – dies macht ihnen Lust, daran zu partizipieren.

Da das Atelier als völlig freier Raum nicht angenommen wurde, beschränkt sich die Nutzungszeit auf fünf Tage in der Woche mit insgesamt zwanzig Stunden, in denen ich im Atelier anwesend bin. Durch die offene Form des Ateliers bedingt, ist für mich nicht vorhersehbar, wer wann kommt. In der Regel haben sich die Teilnehmenden eine eigene Struktur gegeben. Diese eigenen Strukturen führen jeweils nach einer Zeit der Eingewöhnung und dem Vertrautmachen mit dem Atelier dazu, dass sich die Teilnehmenden jeweils selbst feste Arbeitszeiten geben. Da diese dann zumeist eingehalten werden, wissen die anderen TeilnehmerInnen fast immer doch, wer zu ihren Arbeitszeiten anwesend sein wird. Dies äußert sich auch darin, dass sie einzelne Personen vermissen, wenn diese einmal nicht zur gewohnten Zeit im Atelier sein sollten. Hieraus ergibt sich, dass die Offenheit nicht in ein Chaos führt, sondern sich eigene Strukturen herausbilden. Diese selbst gewählten Strukturen besitzen eine hohe Akzeptanz von Seiten der BewohnerInnen und geben ihnen all die positiven Dinge, welche den Strukturen nachgesagt wird, ohne dass sie von außen gesetzt werden müssen. Die selbstständig das Atelier nutzenden Menschen sind in der Regel nicht demenzerkrankt. Diese nicht demenzerkrankten Menschen gehen dann im Atelier nach eigenen Gesetzmäßigkeiten in ihre künstlerischen Arbeiten. Sind ihre anfänglichen Bedürfnisse befriedigt, tauchen sie zumeist in ihren Schaffensprozess ein. In der künstlerischen Auseinandersetzung dieser Menschen wird meine Person, vor allem beim Einstieg in die künstlerische Arbeit, entweder auf der menschlichen oder der künstlerischen Ebene gefordert. So ist das Bereitstellen der Materialien genauso wichtig wie der Austausch mit mir – sowohl über Persönliches und Alltägliches als auch über ein mögliches weiteres Vorgehen in den Werken.
Dabei sind die Materialien, mit denen gearbeitet wird so vielfältig, wie es aus der künstlerischen Moderne bekannt ist. Da es mir in meiner Arbeit ausschließlich um die Suche nach Ausdruck der individuellen Belange geht, bestimmen diese Anliegen sowie persönliche Vorlieben die verwendeten Materialien. Denn jedes Material hat eine eigene ihm innewohnende Ausdrucksqualität, welche für den künstlerischen Prozess genutzt werden kann. Somit wird im Atelier gleichzeitig mit den unterschiedlichsten Materialien gemalt, in Stein oder Holz gebildhauert, mit den vielfältigsten Materialien plastiziert, installiert, arrangiert, aber auch geplaudert und debattiert. Jeder taucht in die Prozesse seiner/ihrer eigenen Arbeiten ein. Es nehmen aber auch alle an den Prozessen der anderen teil. Dieses Teilhaben an den Entstehungsprozessen geht über die aktiv Schaffenden hinaus: regelmäßig kommen BewohnerInnen ins Atelier, die nicht selbst künstlerisch handelnd teilnehmen, um an dem, was dort geschieht, teilzuhaben. Einige von ihnen sind fest mit den einzelnen Werken, die im Atelier entstehen, verbunden, was sich vor allem immer wieder in den Ausstellungen zeigt. Dabei rezipieren sie die Entstehungsprozesse und sind damit aktive Kommuni-

kationsträger und auch aktiv Teilnehmende. Die meisten Teilnehmenden arbeiten an längerwierigen Kunstwerken.
Nach der Einstiegsphase werde ich zumeist erst wieder bei Beendigung ihrer Schaffenszeiten auf vielfältiger Ebene benötigt – als Künstler, Mensch und Therapeut – somit entsteht ein Freiraum für mich.

In diesen Schaffensraum hinein begleite ich die Menschen mit Demenz. Ich suche sie in ihrem Wohnumfeld auf und versuche aufzuspüren, wer von ihnen gerade ein Bedürfnis nach Ausdruck haben könnte. Die Begriffe Atelier und Kunst etc. können in der Regel von den Betroffenen nicht in entsprechende innere Bilder umgesetzt werden. So scheinen die Menschen mit Demenz aber doch meine Person mit einem bestimmten Tätigkeitsfeld verbinden zu können. Zumeist signalisieren sie mir sehr deutlich, ob sie mit mir den Weg ins Atelier machen wollen oder nicht. Die Entscheidung obliegt dabei gänzlich ihnen. Da es keine festen Zeitfenster für die Arbeit der einzelnen Menschen gibt, kann auch kein Versuch des „Abschiebens" ins Atelier im Pflegealltag geschehen.

Entscheidet sich nun eine Bewohnerin mit mir ins Atelier zu gehen, kommen wir gemeinsam in eine intensive Arbeitssituation hinein. Trotz aller Offenheit, hat doch jeder im Atelier, so weit das irgend möglich ist, einen festen Arbeitsplatz. Wenn abzusehen ist, wen ich zur Teilnahme ansprechen möchte, steht das zuletzt bearbeitete Werk der/des Betreffenden an diesem festen Platz.

Gegen alle Postulate für die sogenannten 10 Minuten Aktivitäten gehen die Menschen mit Demenz im Atelier fast immer in langwierigere Ausdrucksprozesse, die sich zum Teil über mehrere Wochen hinziehen.
Betreten sie das Atelier, kann ich immer wieder feststellen, dass sie ohne zu zögern auf ihre begonnenen Arbeiten zugehen und sie diese im Verlauf der Atelierzeit ohne Bruch weiterbearbeiten.Die einzelnen Arbeitsphasen haben dabei sehr unterschiedliche Zeitumfänge, manchmal sind es nur fünf Minuten, dann vergehen aber immer wieder auch über ein bis zwei Stunden intensiver Arbeit. Das Wiedererkennen der eigenen Arbeiten steht im Widerspruch zu den Alltagserfahrungen der an Demenz erkrankten Menschen, die zum Teil geprägt sind von umfassender Orientierungslosigkeit zu den sie umgebenden Dingen.

Das Phänomen, dass die Menschen mit Demenz ihre eigenen Arbeiten erkennen können, ist noch nicht schlüssig erklärbar. Ich führe dieses Phänomen darauf zurück, dass sie sich in den eigenen Bildern wiederfinden, welche Ausdruck ihrer inneren Bilder sind. Innere Bilder, die in ihrer Biographie oder dem emotionalen Erleben gründen und ihnen somit zutiefst vertraut sind. Diese Übereinstimmung von Außenwahrnehmung und innerem Bild ermöglicht ein Wiedererkennen, trotz ihrer Wahrnehmungsbeeinträchtigung.

Ich gehe davon aus, dass durch die Demenzerkrankung eine Beeinträchtigung der Wahrnehmungsverarbeitung vorhanden ist, was sich aus der starken Beeinträchtigung des Kurzzeitgedächtnisses ableiten lässt. Ich möchte hier nicht weiter auf die neurologischen Prozesse im Krankheitsverlauf eingehen, aus denen diesbezüglich Ableitungen möglich sind. Und doch kann allein aus der Beobachtung heraus eindeutig festgestellt werden, dass die erkrankten Menschen weiterhin wahrnehmen und auch wiedererkennen können.

Das Wahrgenommene kann häufig jedoch nicht mit dem im Gehirn abgespeicherten Dingen in „adäquater Weise" verknüpft werden. Sichtbar wird dies an Handlungen, die unter Umständen nicht der aktuellen Situation entsprechen. Ebenso ist durch das Nicht- Verknüpfen- Können vom Wahrgenommenen mit schon Erlerntem ein Wiedererkennen oder Lernen neuer Zusammenhänge stark beeinträchtigt aber nicht unmöglich, denn es ist beobachtbar, dass Menschen mit Demenz z.B. bei einem Einzug in ein Heim sich nach einer Einlebezeit dort im gewissen Umfang zurechtfinden, sie neue Wege gelernt haben oder auch Menschen, die ihnen dort regelmäßig begegnen, wiedererkennen, auch wenn sie sich deren Namen nicht merken können. Dieses sind Lernprozesse und lassen sich trotz Demenzerkrankung mit den Lerntheorien erklären.

In der freien künstlerischen Arbeit tauchen die Menschen in einen intensiven Prozess der Auseinandersetzung mit sich selbst ein. Dieser basiert darauf, dass das Bild – hier als Synonym für alles künstlerisch Sichtbare, sei es nun das Bild, die Plastik, das Arrangement, eine flüchtige Erscheinung – nur durch die eigene bewegte Handlung entsteht oder sich verändert. Nur das eigene aktive Tun lässt etwas geschehen und dieses Geschehen wirkt zurück. Sie nehmen sich selbst in dem, was dort entstanden ist, wahr. Im weiteren Prozess muss auf das, was entstanden ist, reagiert werden und die weiteren Handlungen treten unweigerlich in Beziehung zu den vorherigen Handlungen. Das ein Bild immer eine persönliche Entäußerung ist, macht es ja gerade auch aus, dass viele Menschen Angst vor dem bildnerischen Gestalten haben und sich diesem eher verweigern. Diese Verweigerung gründet nicht nur in dem Selbstglauben des „ich kann nicht Malen" sondern vor allem in der Angst, sich in den Bildern ohne Maske zu zeigen, ohne es zu wollen. Wenn man sich auf diesen Prozess einlässt, findet in der Kommunikation mit dem Bild eine intensive Auseinandersetzung mit sich selbst statt, welche im Bild nach außen erleb- und sichtbar wird.

Kommen Menschen mit Demenz ins Atelier und sehen sich einem Teil von sich selbst gegenüber, können sie diesen Eigenanteil erkennen. Erstaunlicherweise findet dieses auch noch Wochen später statt. Gehen wir gemeinsam durch eine eigene Ausstellung, erkennen sie in der Regel ihre Werke wieder. Dabei können sie dieses nicht benennen, verneinen auf Nachfragen sogar, jemals gemalt zu haben, und doch gehen sie durch die Ausstellung und bleiben spontan vor ihren eigenen Arbeiten stehen und manchmal äußern sie ein „die sind aber schön". Dieses Sich- Angesprochen- Fühlen von den eigenen Bildern ist Zeichen dafür, dass sie einer vertrauen Entäußerung ihrer Innenwelt gegenüberstehen, die sie hier anspricht. Genau dieser sie ansprechende

Bereich soll in der gemeinsamen Arbeit ergründet werden. In der Atelierarbeit ist dies auf Grund der Form und der Kontinuität des Angebotes möglich. Hier können auch die Menschen mit Demenz in eine langwierige und intensive Arbeit eintauchen.

Betrachtet man Bilder, die von Menschen mit Demenz gearbeitet wurden, dann scheinen sie häufig aus einem willkürlichen Arrangement von Linienfragmenten oder Punkten zu bestehen. Im Entstehungsprozess der Bilder treten die im Folgenden beschriebenen Phänomene auf.
Zum einen finden die Menschen mit Demenz ihre Gedanken und Gefühle – obgleich sie ansonsten kaum noch Worte für ihre Gedanken finden können – im künstlerischen Prozess wieder. In individuell unterschiedlichem Umfang begleiten sie ihren bildnerischen Ausdruck zusehends fließender mit Erzählungen. Diese Erzählungen stehen in einem direkten Zusammenhang zu dem Bild, was daran sichtbar wird, dass die gleiche „Geschichte" wieder- oder weitererzählt wird, wenn das Bild am nächsten Tag weitergemalt wird. Den bildnerischen Prozess beenden die Malenden selbständig und zum selbstbestimmten Zeitpunkt. Beginnen sie ein neues Bild, wird dieses auch mit einer anderen Geschichte verbunden. Das Erzählte scheint häufig einen biographischen Bezug zu haben. Die Erzählungen sind dabei relativ zusammenhangsvoll, solange sie nicht unterbrochen werden. Ein Nachfragen nach Details lässt den Faden zerreißen und es bedarf des erneuten langsamen Eintauchens in den Prozess. Häufig führen derartige Unterbrechungen auch dazu, dass die Verbindung zum Bild vollkommen abreißt und eine Wiederaufnahme erst zu einem späteren Zeitpunkt möglich wird. Es ist anzunehmen, dass mit den Bildern in Verbindung mit den Erzählungen lebensrelevante Situationen von den Betroffenen bearbeitet werden.
Zum anderen lassen sich zwar die Bilder nicht „dechiffrieren", aber in Verbindung mit den Beobachtungen im Entstehungsprozess sowie der Teilhabe an den Geschichten, erschließen sich mir als Therapeuten mit jeder Begegnung, Puzzelteilen gleich, nicht nur biographische Elemente, sondern auch die Gedanken- und Gefühlswelt des Menschen, der sich mir gegenüber öffnet.

Ich möchte noch einmal auf die Situation zurückkommen, in welcher der Mensch mit Demenz in das Atelier hineingeht. Das Atelier hat nicht nur den Namen, sondern auch den Charakter eines Ateliers - in der Wahrnehmung der Teilnehmenden auch den Charakter einer Werkstatt. So stehen und liegen die vielfältigsten Materialien und Werkzeuge herum, viele angefangene oder gerade beendete Werke füllen den Raum und unzählige Spuren der künstlerischen Arbeit prägen den Raum. Da zum Zeitpunkt des Eintretens des Menschen mit Demenz im Atelier schon gearbeitet wird, findet der Betroffene einen durchwirkten Schaffensort vor. Diese intensive Atmosphäre kann vom Menschen mit Demenz wahrgenommen werden und führt zu einem Handlungsimpuls, welcher hier in adäquater Form umgesetzt werden kann. Dieses ist möglich, da zum einen die Atmosphäre des Raumes, aber vor allem auch das Tun der anderen Teilnehmenden ihnen Orientierung gibt. Das Malen zum Beispiel ist für die meisten Menschen mit Demenz eine Aktivität, zu der es keine biographische Verbindung gibt. Somit stellen Papier, Pinsel und Farbe keine Trigger dar, die Erinnerungen oder ein Handlungsmuster wecken könnten.

In Einzelsituationen z.B. im Tagesraum einer Institution kann im Gegensatz dazu immer wieder beobachtet werden, wie Menschen mit Demenz orientierungslos vor Papier, Pinsel und Farbe sitzen, der ganze Körper drückt Verzweiflung aus, eine Verzweiflung, auf die die Betroffenen mit der Flucht aus der Situation und motorischer Unruhe in adäquater Form reagieren. Im Gegensatz dazu stellt die Integration in das offene Atelier einen Orientierungsrahmen dar, welcher – kann er ohne Bedrängnis von außen von den Betroffenen wahrgenommen werden – von ihnen als Hilfestellung angenommen wird. Dabei kommt es durch die beschriebene Atmosphäre zu einer Anregung oder Handlungsorientierung, die ein Beginnen- Können ermöglicht.

Des Weiteren ist in der freien und offenen Arbeit im Atelier Alles möglich. Das heißt auch, dass gar Nichts geschehen kann, denn auch dieses ist Ausdruck. Es gibt keinen Produktzwang, die Handlung muss nicht zu einem sichtbaren Ausdrucksergebnis führen. Alle für den Betroffenen sinnvollen Ausdrucksversuche haben eine Berechtigung und ihnen wird nicht nur von meiner Seite mit Wertschätzung begegnet, sondern auch von den anderen Teilnehmenden wird das Ausdrucksbestreben mit Interesse verfolgt und immer wieder auch wegen seiner großen Freiheit in der Gestaltung bewundert. Gerade die Menschen mit Demenz zeigen große Freiheit im künstlerischen Ausdruck und weisen damit eine hohe künstlerische Kompetenz auf, welche von den anderen als solche wahrgenommen wird. Hierdurch erfahren die Menschen mit Demenz eine Wertschätzung, die ihnen im Alltag selten entgegengebracht wird. Diese ihnen entgegengebrachte Wertschätzung nehmen sie wahr und sie nimmt ihnen einen Teil ihrer Handlungsunsicherheit, die ich im alltäglichem Umgang bei den Betroffenen immer wieder feststellen kann.

Die Vermittlung dieser Wertschätzung findet in einem kommunikativen Prozess statt, welcher nicht arrangiert wird, sondern sich frei einstellt. Diese Erfahrung des Wertgeschätzt- Werdens und des Wertschätzens durch die Nicht- Betroffenen wird von beiden Seiten mit in den Alltag genommen. Unterstützt wird dieser Prozess dadurch, dass in der freien künstlerischen Arbeit im Atelier – anders als in der Alltagssituation, wo die Handlungen der Menschen mit Demenz häufig als verrückt erlebt werden, und dieses Verrückt-Sein von den noch nicht Betroffenen nicht ertragen werden kann – das „Verrückte" im Atelier seine Berechtigung hat. Es führt häufig zu den freieren und damit künstlerischen Ergebnissen, welche von allen im Atelier wahrgenommen werden. Immer wieder lassen sich die Nicht- Betroffenen sogar von den Arbeiten der Demenz erkrankten Menschen anregen, ähnlich den von Dubuffet beschriebenen Inspirationsprozessen.

Als Weiterführung der im Schwerpunkt künstlerischen kommunikativen Begegnung stellen die Teilnehmenden des offenen Ateliers immer wieder ihre Arbeiten im öffentlichen Raum aus. Die Auswahl der auszustellenden Arbeiten erfolgt nach künstlerischen und nicht nach sozialen Aspekten, da es bei den Ausstellungen nicht um die Befriedigung eines voyeuristischen „das können Demente noch" geht, sondern um die Öffnung des kommunikativen künstlerischen Prozesses über das Atelier und auch die Einrichtung hinaus. Bei den ausgestellten Werken wird aus diesem Grund nicht erwähnt, welche Defizite die Ausstellenden vermeintlich haben, da die Werke für sich sprechen und einen kommunikativen Raum zwischen Betrachter und Werk entstehen lassen.

Jede Ausstellung wird mit einer Vernissage eröffnet, an der möglichst alle „KünstlerInnen" des Ateliers teilnehmen, um einen Begegnungsraum zu schaffen für den Austausch zwischen BesucherInnen der Ausstellung und den Ausstellenden. Die Erfahrung zeigt, dass viele Ausstellungsbesucher von den ausgestellten Objekten verwirrt werden, da sie so gar nicht ihren Bildern von Kunst alter Menschen entsprechen. Gerade diese Verwirrung lässt bei ihnen den Wunsch aufkommen, in den Kontakt mit den Ausstellenden zu kommen. Daraus ergeben sich in der Regel vielfältige Begegnungen. Erstaunlicherweise überwinden in ihrer Neugierde die BesucherInnen ihre Hemmungen und gehen unbefangen auf die Menschen mit Demenz zu, womit sie sich auf ein für sie ungewohntes kommunikatives Feld begeben. Häufig kommt es zu langen und intensiven Begegnungen zwischen fremden Menschen.

Durch die Ausstellungen nehmen die Menschen mit Demenz gestaltend am gesellschaftlichen Leben teil, welches ihnen ansonsten zumeist verwehrt ist. In der ihnen hierbei entgegengebrachten Achtung und Bewunderung für ihre künstlerische Kompetenz durch die Besucher – denen diese Kompetenz meist fehlt, denn sie betätigen sich zumeist nicht künstlerisch und stellen schon gar nicht im öffentlichen Raum aus –, erleben sich die Menschen mit Demenz als Teil der Gesellschaft. Ganz im Gegensatz zu der Ausgrenzung, die sie zumeist alltäglich erfahren.

Die Chancen des offenen Ateliers für Menschen mit Demenz

Das Einbinden von kreativen Aktivitäten in den Pflegealltag von Menschen mit Demenz ist durch mehrere Faktoren beeinträchtigt. Kreativität lässt sich nicht zu einem festen Zeitpunkt abrufen. Es kann daher nicht den einen festen Zeitpunkt geben, der von außen gesetzt kreative Phasen bestimmt. Kreativ sein zu können, ist von vielen persönlichen Faktoren wie Stimmung, momentanen Bedürfnissen, etc. abhängig. Hier bietet das offene Atelier ein Angebot, welches von den Betroffenen genutzt werden kann, wenn ihre Befindlichkeit es für sie sinnvoll erscheinen lässt.

Des Weiteren kann die Dauer, in der kreativ gearbeitet wird, nicht im Vorfeld bestimmt werden. Wer weiß im Vorfeld schon, ob dass Bild in fünf Minuten oder erst in drei Tagen fertig sein wird?

Auch im kreativen Tun besteht keine Reglementierung. Soll es nicht bloß ums Zeittotschlagen gehen, sondern um die Suche nach persönlichem Ausdruck, darf es keine Vorgaben dafür geben, was geschehen oder entstehen soll. Diesen Freiraum, in dem Handlungen frei von Werturteilen ausgeführt werden können, benötigen gerade die Menschen mit Demenz. Wird der Versuch des Betroffenen unterstützt, die individuell mit Sinn erfüllte Handlung in den Ausdruck zu bringen, lässt sie sich zum Teil auch entschlüsseln, wodurch eine situationsadäquate Kommunikation möglich wird; die hier gewonnenen Erkenntnisse können dann meist hilfreich und entlastend in den Pflegealltag einwirken.

Das offene Atelier bietet durch seine Struktur einen großen Entfaltungsraum, in dem die Persönlichkeit als solche sichtbar werden kann und ohne Einschränkungen agiert werden kann. Dies befördert autonomes, d.h. selbstbestimmtes Handeln, weil hier alles oder nichts entstehen darf. Das „Verrückte", der andere oder ganz eigene Blickwinkel wird in der Kunst geachtet und somit stellen sich die Handlungen der Menschen nicht mehr als „verrückt" dar, sondern sie gleichen denen der Nicht- Dementen-Künstler.

Die Integration ins Ateliergeschehen bietet einen Orientierungsrahmen, der den Betroffenen Sicherheit vermitteln kann, denn sie erleben ihre eigene Orientierungslosigkeit an sich selbst und suchen nach Orientierungspunkten. In der segregierten Form der Begleitung wird ihnen dieses verwehrt.
Durch ihre Kompetenz im künstlerischen Ausdruck genießen sie Anerkennung, die über die Sondersituation Atelier hinauswirkt.

Das offene Atelier bietet einen kommunikativen Raum jenseits der verbalen Kommunikation. Über den bildnerischen Ausdruck, welcher emotional geprägt ist, wird den Menschen mit Demenz ein differenziertes Ausdruckinstrumentarium an die Hand gegeben, welches sie – aufgrund verlorengegangener Ängste davor – expressiv zu nutzen vermögen.
Über die bildnerische Arbeit lassen sich Stimmungen ausdrücken und in der gemeinsamen Arbeit ist es möglich, diese zu bearbeiten oder aufzufangen. Um diese Chancen der Atelierarbeit möglichst umfassend zu nutzen, bedarf es einer engen Zusammenarbeit mit den pflegenden Begleitern.

Die Grenzen in der Integration der Menschen mit Demenz in das offene Atelier

Die Integration der Menschen mit Demenz ins offene Atelier setzt ein Mindestmaß an Mobilität und Kraft bei ihnen voraus. Zum einen müssen sie den Weg ins Atelier bewältigen können und zum anderen bedarf der künstlerische Ausdruck, das Bewegen von Massen, ebenfalls ein Minimum an Kraft und Beweglichkeit. Wenn diese Voraussetzungen nicht mehr gegeben sind, bleibt noch der rezeptive Einsatz der Kunst, welcher allerdings nicht Schwerpunkt der Atelierarbeit ist, sondern in einem anderem Zusammenhang meiner kunsttherapeutischen Arbeit stattfindet.

Die Menschen, welche im Atelier arbeiten möchten, müssen – gleich ob demenzerkrankt oder nicht – eine Verbindung zum bildnerischen Ausdruck finden können und dieses auch wollen.
Manchmal findet dies auch über Umwege statt. So erinnere ich mich, dass ein weit in der Erkrankung fortgeschrittener Mann, sich beim Anblick von Malgrund, Farbe und Pinsel des Anstreichens erinnerte und sofort zum dicken Pinsel griff, diesen schwungvoll in die Farbe tauchte und dann alles – nur nicht die schöne weiße Fläche – anmalte. Dieses zuzulassen, schaffte den Raum zum Ausdruck und öffnet Zugangswege zum bildnerischen Ausdruck. Hätte ich diesen Prozess unterbrochen, hätte er mit großer Wahrscheinlichkeit den Faden verloren. So konnte er nach mehreren Wochen auf der Malfläche ankommen. Er malte von da an viele monochrome Bilder mit geradezu unglaubliche Tiefe, die in ihrer Farbwahl eindeutig seinen momentanen emotionalen Stimmungen während des Entstehungszeitraumes entsprachen. Er konnte diese in den Bildern zum Ausdruck bringen, was eine auch im Alltag erlebbare Entlastung mit sich brachte. Dort konnte, jeweils nach der kunsttherapeutischen Arbeit im Atelier, ein gewandeltes Verhalten wie auch ein veränderter persönlicher Ausdruck wahrgenommen werden.

Kann ich im Vorfeld keinen zunächst an meine Person gebundenen Zugang zu dem Menschen mit Demenz finden, gelingt auch die Integration ins Atelier meist nicht, da diese mit einer sehr engen Beziehung zu meiner Person verbunden ist.

Da die Integration ins Atelier wie beschrieben der besonders intensiven Begleitung bedarf, kann Integration ressourcenbedingt (Zeit, Intensität) nur in einem bestimmten Umfang geleistet werden; da die anderen Teilnehmenden in dieser Zeit fast ohne meine Unterstützung zurechtkommen müssen. Je nachdem mit welchen Dingen diese sich gerade beschäftigen, ist dieser notwendige Freiraum nicht immer gegeben. Dieser Schwierigkeit könnte durch den Einsatz von zwei Kunsttherapeuten begegnet werden.

Schlussgedanke

Ohne eine enge Verknüpfung von Atelierarbeit und pflegerischer Begeleitung ist diese Arbeit undenkbar, da es einen ständigen Austausch zwischen beidem geben muss, da ansonsten die Chancen des offenen Ateliers nicht nutzbar sind. Die Arbeit bliebe ein Inselerlebnis für die Teilnehmenden ohne Auswirkung auf ihren Alltag, was nicht Sinn der therapeutischen Begleitung wäre.
Diese Verknüpfung kann nur durch das Engagement beider Seiten aufgebaut und aufrecht erhalten werden. Hierzu nehmen die Menschen aus der Pflege immer wieder an den Geschehnissen des Ateliers teil, sei es durch persönliche Teilhabe am Atelier – denn auch für die Mitarbeiter steht dass Atelier offen –, durch Rezipieren oder aktives Mitmachen. Aber auch die sichtbaren Ergebnisse der Arbeit im Atelier gelangen immer wieder über gemeinsame Betrachtungen in den Pflegealltag. Die nicht materialisierten Aspekte gelangen über den erzählenden Austausch in das Bewusstsein der den Alltag Begleitenden.

Bei den Ausstellungen mit der Teilhabe aller „KünstlerInnen" ist die enge Zusammenarbeit unerlässlich, um die Ausstellungen verwirklichen zu können. Üblicherweise gehen mehr als zwanzig Bewohner mit auf die Vernissagen und viele bedürfen einer orientierenden Unterstützung in den ihnen fremden Räumen. Ohne das unterstützende Engagement der Pflegekräfte müsste dieser Teil der Atelierarbeit wegfallen.

Die offene Atelierarbeit schafft einen kommunikativen Gesellschaftsraum, in dem alle Teilnehmenden gleichwertige Glieder einer sozialen Gemeinschaft sind. Auch ist es der Raum für Individualität und Expressivität, wie auch ein Raum der Selbstbezogenheit und Impression.

Der Blick durchs Atelier lässt Frau Kehl mal bei der einen dann beim anderen verweilen, langsam greift sie zum Pinsel, der beim Aufnehmen die gelbe Farbe streift. Der Pinsel ruht lange in ihrer Hand und sie schaut mich still an. Nach einer Weile sucht sie umständlich nach Worten für ein Gespräch mit mir, welches ihr schwer fällt. Eine scheinbar unwillkürliche Bewegung lässt den Pinsel das Blatt auf der Staffelei vor ihr streifen. Der kräftige, kurze, gelbe Strich weckt ihre gesamte Aufmerksamkeit, lange betrachtet sie ihn, er scheint eine Erinnerung auszulösen, denn sie spricht von einem Mann, geht langsam mit dem Pinsel an die gelbe Spur und ummalt sie zaghaft, bis der Pinsel keine Farbe mehr hergibt. Den Mann traf sie an einem See, entnehme ich ihren immer deutlicher werdenden Worten. Sie versucht, mit dem farbentleerten Pinsel weiterzumalen, bemerkt nach einer Weile „der ist leer", was ich bestätige. Sie schaut sich um, ihre Blicke bleiben bei Herrn Tom haften, der schwungvoll ein riesiges Bild malt. Sie bemerkt, dass es schön sei und beobachtet Herrn Tom. Bis sie plötzlich zielstrebig den Pinsel in das Gelb auf der Palette taucht und gedankenversunken ihren gelben Pfaden nachgeht und mir dabei die Geschichte vom Mann und sich selbst am

See erzählt. Frau Helf schaut von ihren Figuren auf, betrachtet das gelbe Bild, steht auf und stellt sich hinter Frau Kehl, betrachtet staunend das langsame Werden. Sie beginnt dann ein Gespräch über Männer und Zudringlichkeiten und wartet geduldig auf die langsamen Erwiderungsversuche von Seiten Frau Kehls.

Durch die positiven Erfahrungen mit der offenen Atelierarbeit in der Begleitung von Menschen mit Demenz ermutigt, hat sich das Pflege- und Seniorenheim „Am Wildpark" dazu entschlossen, eine zweite Kunsttherapeutin einzustellen, damit die Integration der demenziell erkrankten Menschen in das Atelier umfassender geleistet werden kann. Dieser Weg in der Begleitung von Menschen mit Demenz ist zurZeit nicht üblich und wird von den Kostenträgern auch nicht unterstützt.

Der Mensch als lebendiges Wesen hat das ursächliche Bedürfnis handelnd tätig zu werden und kommunikativer Teil einer Gemeinschaft zu sein. Dieses Grundbedürfnis geht mit der Demenzerkrankung nicht verloren und sollte in einer humanen Gesellschaft keinem Menschen verwehrt werden.

Literatur:

Kruse, Prof. Dr. Andreas
Ethik in der Altenhilfe S.18
Institut für Gerontologie, Ruprecht-Karls-Universität Heidelberg

Meyers Grosses Taschenlexikon
Bibliographisches Institut
Mannheim/Wien/Zürich 1983

Prinzhorn, Hans
Bildnerei der Geisteskranken. Ein Beitrag zur Psychologie und Psychopathologie der Gestaltung, Berlin 1922

Tokarski, Walter
Was kann eine entwicklungsorientierte Kulturarbeit aus der Sicht der Sozialen Gerontologie leisten? In: Seniorenkulturarbeit S.54 – 61; Institut für Bildung und Kultur e.V.Remscheid; 1989

Zeman, Dr. Peter
Referat aus Anlaß der Mitgliederversammlung der Evangelischen Arbeitsgemeinschaft für Altenarbeit in der EKD
28./29.10.2002 in Hannover

BUCH 2   BILDER AUS DER PRAXIS

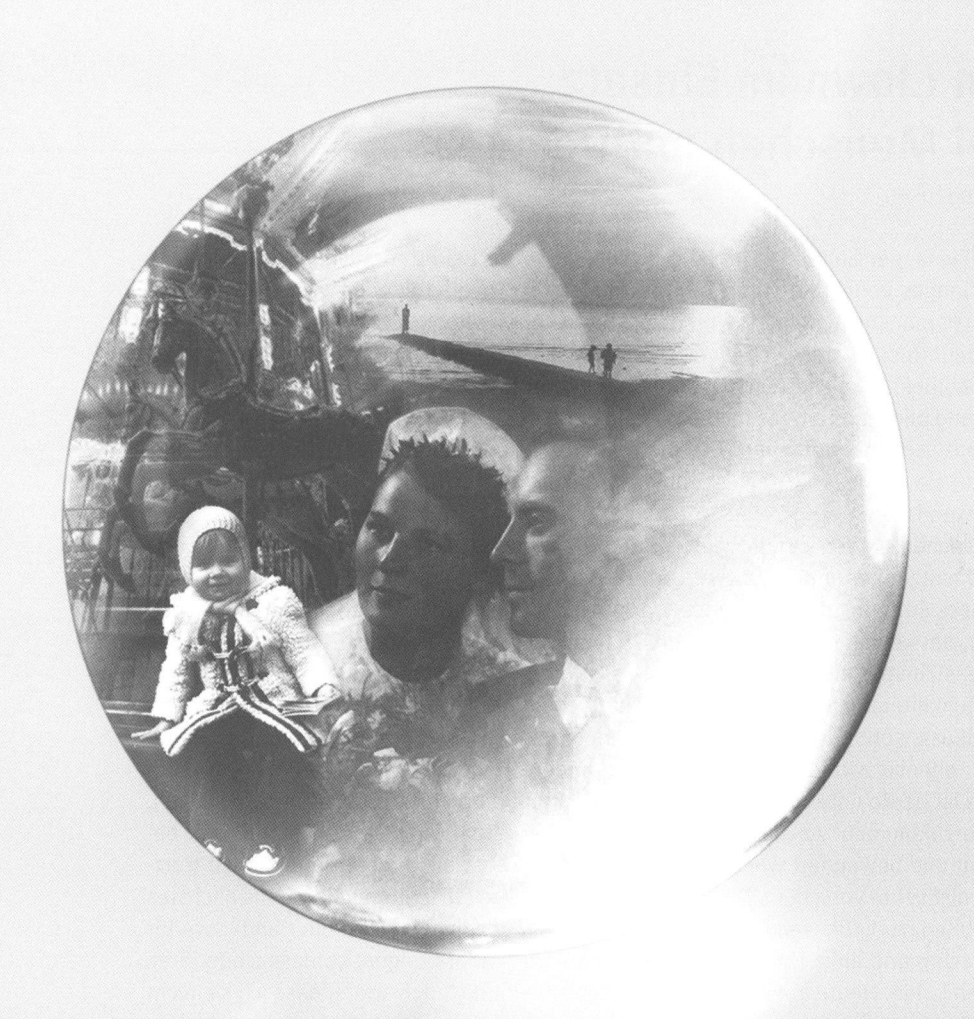

9 Ein Clown im Einsatz bei Menschen mit Demenz

Maike Jansen

Ein Clown im Einsatz bei Menschen mit Demenz

Maike Jansen

Ein langer Gang, die Luft ist geschwängert von Zigarettenrauch. Rechts und links des Ganges gehen die Türen zu den Zimmern ab; zwei, drei oder vier Bewohner pro Zimmer, manchmal mehr. Die meisten Türen stehen offen.

Mit dem Rücken stehe ich einer geöffneten Tür gegenüber; ich drehe mich um, ein strahlendes, zahnloses Lachen kommt mir entgegen – die „Gräfin". Sie liegt in ihrem Bett und blickt uns an. Sie hat bereits gewartet und wie jeden Dienstag werden wir mit diesem Lachen empfangen. Es ist ein stilles, Freude schenkendes Lachen. Fast nie spricht sie und was sie sagt ist „unverständlich". Sie zieht es vor, zu lachen oder sich abzuwenden.

Das Lachen ist von einem Laut der Freude begleitet und ab und zu bringt sie ihre Gefühlsregungen durch weitere Laute zum Ausdruck. In seltenen Fällen gibt sie besondere Erregung durch einzelne Worte wieder, die sie dann wiederholt. Ein Zeichen dafür, dass etwas zu weit gegangen ist, man ihre Grenze überschritten hat. Wir betreten das Zimmer und schon streckt sie uns ihre dünne zarte Hand entgegen. Sie liebt Zärtlichkeiten. Ich werde mit Handkuss begrüßt – kein „höflich distanzierter" Handkuss, sondern ein Handkuss voll inniger Zärtlichkeit – ich erwidere den Handkuss, ebenso zärtlich, möchte auch die andere Hand zur Begrüßung küssen, aber diese ist heute unter der Bettdecke versteckt und da bleibt sie, ist nicht zu bewegen, hervorzukommen. An der rechten Hand entdecke ich ein Perlenarmband, das bestaunt und bewundert werden will. Das freut sie, aber die andere Hand kommt trotzdem nicht zum Vorschein. Diese braucht sie , um ihre Plüschtiere, die wir als nächstes begrüßen, zu liebkosen und im Arm zu halten. Manchmal werden die Handküsse für die rechte und linke Hand zu Wangenküssen und Umarmungen, so dass ich in ihren Armen lande. Heute aber ist die „Gräfin" „wankelmütig". Ich spüre, dass ich sie nicht bedrängen darf, sonst wird sie sich zurückziehen. Langsam setze ich mich. Vorsichtig – sie dreht den Kopf zur Seite, etwas ist nicht, wie sie es wünscht – ich stehe auf, starte einen neuen Versuch, als sie sich mir wieder zuwendet, setze ich mich erneut – ein kleines Spiel, bei dem ich sehr darauf achten muss, wo die Grenze ist – immer wieder dreht sie den Kopf zur Seite, wendet sich ab – ich pendle zwischen stehen und sitzen... bis ich schließlich auf der Kante zum Sitzen komme. Noch einmal nehme ich ihre Hand. Nun sind die Finger an der Reihe, begrüßt zu werden. Jede Berührung begleite ich mit einem Ton. Jede Fingerspitze bekommt ihren eigenen. Ein Rhythmus, eine Melodie entsteht. Über die Fingerspitzen, die Finger hinab, an der Handunterseite entlang auf den Unterarm mit dem Armband. Sie strahlt. Plötzlich wendet sie sich ab, die Hand ist auf Rückzug, auch wenn sie sie mir noch nicht entzieht. Ich weiß nicht, was ich „falsch" gemacht habe, verharre, ziehe meine Hand ein wenig zurück und nun greift sie wieder nach ihr. Noch halte ich inne, bin gespannt, was geschieht. Am Nebenbett beginnt mein Kollege ein Lied für eine Zimmergenossin zu spielen. Meine Hand nimmt die Melodie auf, beginnt langsam zu „tanzen" und so tanzt die ihrige mit. Zaghaft zuerst. Das Gesicht der „Gräfin" wendet sich mir wieder zu und hellt sich auf. Der Tanz weitet sich aus. Die Arme beginnen zu kreisen, zu hüpfen, inne zu halten. Meine Hand hat zuerst die Führung, dann übernimmt die ihrige... Von meinen Händen steigt das Hüpfen über die Arme in die Schultern bis in die Beine, so dass ich auf ihrer Bettkante hin und her wippe. Das Wippen wird größer; ich nehme die Stimme hinzu und komme allmählich zum Stehen, löse mich langsam von ihr – behutsam küsse ich noch einmal ihre Hand, lege sie auf die Bettdecke und tänzle zu meinem Kollegen am Bett der Nachbarin, gemeinsam tänzeln wir zu seiner Melodie hinaus – ihr Strahlen folgt uns...

Die Rolle und ich

...wozu brauche ich aber eine Rolle? Der obige Einführungsbericht fällt anders aus, wenn meine Figur spricht. Der gleiche Abschnitt aus der Sicht von Pippette, meiner Clownsfigur beschrieben, wird unweigerlich ein anderer. Als Spielerin muss ich die Situation analysieren, muss „kühlen Kopf" bewahren, als Figur begebe ich mich auf die Gefühlsebene, schalte den Analytiker in mir aus und spüre meine Empfindungen auf. Die Rolle wird aus meiner Wahrnehmung heraus gespeist. Die eigene Wahrnehmung stelle ich der Figur zur Verfügung – als Basis für das Spiel:

Pippette steht mit dem Rücken zur geöffneten Tür – als Spielerin weiß ich, dass die Tür hinter mir offen ist, die „Gräfin" mir entgegenstrahlt . Das gibt mir Futter für die Situation; drehe ich mich langsam, angstvoll oder voll freudiger Spannung? Diese beiden Ebenen zwischen mir als Spielerin und der als Figur sind Bestandteil des Spiels und laufen immer parallel ab.
– Pippette entscheidet: sie spürt das Lachen, dass ihren Rücken kitzelt. Sie lässt das Strahlen noch ein wenig weiter kitzeln, dann dreht sie sich der Gräfin zu. Das Spiel ist eröffnet: Das Lachen springt zu ihr über, hoppla – steckt sie an und macht sich auf ihrem Gesicht breit. Sie nimmt Anlauf und eilt der Gräfin mit ausgestreckter Hand und eifrigen Schritten entgegen. Keiner küsst sooo schön, sooo zärtlich; sie schmilzt vor Entzücken und „beeilt" sich, den Handkuss in ebendieser Zärtlichkeit zu erwidern. So schööön, fährt es ihr durch die Glieder... Oh, und da gibt's ja noch eine zweite Hand; die will doch auch geküsst sein... Doch sie ist nicht zu finden. Sie sucht und sucht und... – nichts, Enttäuschung macht sich breit, aber da entdeckt sie auch schon ein wunderschönes Armband am Handgelenk der „Gräfin". Ganz wie es einer Gräfin geziemt! Sie staunt. Vorsichtig tasten sich ihre Finger von Perle zu Perle. Plötzlich hält sie inne – sie hat ja noch gar nicht die Bettgenossen der Gräfin begrüßt. Au weia. Das muss sie schnell nachholen. Nach der Begrüßung landen diese beiden in den Armen

der Gräfin, die Pippette wieder die Hand entgegenhält. Allmählich werden die Füße in den hohen Superschuhen – Pippettes ganzer Stolz und Markenzeichen, deren Klappern schon von weitem unüberhörbar über den Gang tönt – heiß. Pippette schielt nach der Bettkante, möchte sich setzen und beginnt sich anzupirschen. Ihr Hintern schiebt sich der Bettstange entgegen. In der Bewegung hält sie inne. Darf ich nicht? Die Gräfin hat den Kopf abgewandt. Unschlüssig steht Pippette da – sie möchte sich doch sooo gern zu ihr setzen. Gespannt wartet sie. Endlich schenkt die Gräfin ihr wieder ihren Blick – jetzt aber; doch nein, aber jetzt... schließlich hat sie es geschafft. Ein wohliger Seufzer entfährt ihr. Die Hand der Gräfin ruht noch immer in der ihren und diese ist sooo weich – überall? Welchen Finger soll sie zuerst nehmen? Hm; schschwiiierig. Der Zeigefinger lacht sie besonders an. Einen Moment noch zögert sie, aber dann - sie begrüßt ihn und er, er grüßt zurück. Sie ist perplex. Sie blickt die Gräfin an. Hast du das gehört - fragt ihr Blick. Auch der nächste Finger grüßt. Gemeinsam gehen sie auf Entdeckung. Eine singende Hand. Pippette und die Gräfin sind sich in ihrer Begeisterung einig. Aufgeregt gehts weiter, schneller und schneller... Plötzlich bleibt die Hand still. Was ist passiert. Pippette schaut die Gräfin mit fragendem Blick an. Diese hat sich abgewendet – oh... Komm, wir versuchens noch mal, oder?... eine Melodie ertönt, bevor die Gräfin antworten kann. Die Melodie gefällt Pippette. Sie lauscht. Die Hand in ihrer Hand beginnt ganz unerwartet zu tanzen. Und plötzlich tanzt auch ihre eigene Hand. Deine Hand kann tanzen. Sie schaut die „Gräfin" an; und meine auch. Auch die Gräfin liebt den Tanz und tanzt begeistert mit. Pippette kann nicht anders; alles muss einfach tanzen. Gegenseitig verführen sich die Hände, die „Gräfin" und Pippette zum Tänzchen. Pippette wird ganz leicht, noch schnell ein letzter Handkuss, und sie schwebt langsam der Musik entgegen...

Die ganze Situation läuft ohne gesprochenen Dialog ab. Das muss nicht zwangsläufig so sein – ist je nach Gegenüber verschieden. Aber um zu kommunizieren brauche ich keine Worte.
Ich empfinde es für mich als Vorteil im Umgang mit Menschen mit Demenz, den Zugang auf der rein emotionalen Ebene suchen zu können oder sogar zu müssen. Ich trete in eine Form der Kommunikation, in der der Mensch mit Demenz keinerlei Einschränkungen hat und mir Gegenüber nicht unterlegen ist. Im Gegenteil, häufig sind diese Menschen viel direkter, da sie ihre Konditionierungen nach und nach verlieren und aus ihren Bedürfnissen heraus agieren. Futter für das Spiel. Das Spiel selbst hat kein Ziel, keine Aufgabe, die zu verstehen ist. Nicht der Verstand wird angesprochen, sondern die Emotionen. Der Mensch mit Demenz nimmt mich wahr; seine Wahrnehmung „funktioniert" uneingeschränkt – und entscheidet „automatisch", ob er sich in ein Spiel mit mir begeben möchte oder nicht – kein bewusster Vorgang, aber das ist auch nicht nötig. Der Mensch mit Demenz ist ein adäquater Partner.
Und als Spielerin habe ich ein reiches Angebot an Möglichkeiten, um mein Gegenüber zum Spielen, zum Kommunizieren zu „verführen". Doch dazu später.

Schon aus den unterschiedlichen Beschreibungen der selben Situation heraus wird erkennbar, dass ein Unterschied zwischen mir und der Figur besteht. Die Rolle fungiert dabei als Puffer, als Schutz – wie eine Verkleidung. Weiß ich, dass mein Gegenüber mich nicht erkennt, kann ich andere Dinge tun, als ohne Verkleidung, Tabus aufheben, das kennt jeder zumindest vom Fasching.

Der Wechsel in die Rolle ist ein äußeres Mittel durch welches ich mich auch innerlich „verändere". Das geschieht mit dem Umziehen und Schminken. Es ist für mich wichtig, vor dem Spiegel zu sitzen und zuzusehen, wie sich das Gesicht mir gegenüber unter meinen Händen verändert. Man kann es auch als eine Art Ritual bezeichnen, in dem ich ruhig werde und mich konzentriere. Meine eigenen Sorgen und Bedürfnisse treten in den Hintergrund, je näher ich der Figur komme.

Der oben erwähnte Schutz betrifft auch die Tiefe des emotionalen Empfindens; und hat für mich die Funktion von psychologischem Selbstschutz; ich muss die Erlebnisse nicht so nah an mich heran lassen. Zwar speise ich sie mit meinen Emotionen, aber ich lasse die Figur sie für mich erleben.

Die Distanz, die hieraus entsteht, gibt mir einen anderen Aktionsfreiraum, lässt mich direkter agieren, denn schließlich bin nicht ich es. Ich lege mit dem Wechsel ins Kostüm und die „Maske" meine eigene Identität beiseite und nehme eine andere an und wenn ich das Kostüm ablege, kann ich langsam – Kleidungsstück für Kleidungsstück – auch ein Stück der Ereignisse ablegen.

Es ist eine Möglichkeit, das, was ich sehe für mich zu abstrahieren, damit es mich nicht paralysiert.

Die Dinge, die wir in Einrichtungen mit Menschen mit Demenz erleben, sind oftmals eine Belastung, konfrontieren mich mit dem Gefühl von Hoffnungslosigkeit, Alter, Verfall... Aspekte, die in unserer Gesellschaft negativ belegt sind. Es ist frustrierend zu sehen, dass Menschen einsam zurück bleiben, hilflos sind und wir nichts daran ändern können. Ich erinnere mich noch, was ich empfand, als ich die Einrichtung das erste Mal betrat. Dabei war ich selbst nur zum „Gucken" – also ohne Kostüm dabei und beobachtete das Spiel von zwei Kollegen. Die Gänge schienen mir trostlos und waren ebenso rauchgeschwängert wie heute. Die Zimmer waren schmucklos, funktional. Die Station strahlte etwas unpersönliches aus. Und die Menschen wirkten resigniert, in sich gekehrt, apathisch oder auch aggressiv. Eine Atmosphäre von Hoffnungslosigkeit stand förmlich in der Luft. Dann begannen die Kollegen zu spielen...

In der Rolle konzentriere ich mich nicht so sehr auf diese Umstände, sondern mein Blick und meine Aufmerksamkeit werden von den Bedürfnissen der Personen in Anspruch genommen.

Die Rolle ist ein technisches Mittel, das mir die Möglichkeit gibt, diese Aspekte zu sehen, und zu entscheiden, ob ich mich persönlich treffen lasse.

In der Figur, die natürlich aus mir heraus kommt und viele Gemeinsamkeiten mit meiner Person hat, kann ich mich also „gefahrloser" zur Verfügung stellen; wenn

jemand über mich lacht, lacht er über die Figur, oder wenn mich jemand anschreit, gilt das Gleiche.
Meine Aufgabe als Spielerin hierbei ist es, meine Wahrnehmung der Figur zur Verfügung zu stellen. Ich muss bereit sein, mich zu öffnen und wach zu sein, mich wirklich auf den Menschen mir gegenüber einzulassen. Es ist ein unsicheres Terrain, denn ich weiß vorher nie, was die Situation bringen wird. Das ist spannend und eine Herausforderung.

Natürlich tangiert es mich trotzdem, was in einer Situation emotional abläuft. Darum empfinde ich es als zusätzliches „Privileg" nicht Teil der jeweiligen Einrichtung zu sein. Ich bin unbelastet, kenne nicht die Schwierigkeiten, die sich innerhalb des Apparates ergeben. Komme gar nicht in Verlegenheit, mich zu fragen, ob ich mich damit nun belasten muss. So bin ich „nur" für die Menschen in der Einrichtung da; genau in diesem Moment und dieser „zählt" – nichts anderes. Es ist die Qualität des emotionalen Empfindens in einem Moment, der mir ein Gefühl von Lebensqualität gibt. Und diese zu erhöhen ist mein Ziel. Also besteht meine Aufgabe darin, meine Antennen auszufahren – Impulse zu empfangen und auszusenden und ohne Wertung in einen spielerischen Kontakt mit meinen Gegenübern zu treten.
(Im Übrigen ist es egal, ob mein Gegenüber der Mensch mit Demenz oder ein Betreuer ist. Das Spiel beginnt in dem Moment, indem ich die Garderobe im Kostüm verlasse.)

Als Spieler habe ich sozusagen zwei Ebenen, die parallel ablaufen. Die „technische" analytische Ebene, die mir die „Spielregeln" vorgibt und die emotionale, die der Rolle, die auf die Wahrnehmung, die ich als Spieler habe reagiert und emotional damit in die Situation geht. Die Rolle reagiert und agiert auf der emotionalen impulsgesteuerten Ebene, auf der auch die Menschen mit Demenz reagieren und agieren. Das schlägt meines Erachtens nach eine Brücke. Die Figur hinterfragt nicht mit dem Intellekt, sondern agiert spontan. Sie ist genauso „dumm", „naiv", fehlerhaft..., scheitert, macht alles falsch, für Menschen mit Demenz kann sie daher eine Sympathiefigur sein, oder sogar jemand, der noch „doofer" ist – endlich, wie schön...

Eine Figur mit einer Palette an Möglichkeiten. Mit eigenen Macken, Absonderlichkeiten. Eigenschaften meiner eigenen Person. Sie werden von meiner Persönlichkeit gespeist, und dann ins Groteske gesteigert. Das Spiel lebt von Überhöhungen. Diese Überhöhung erleichtert den Umgang auch mit schwierigen Situationen. Durch die Überhöhung schaffe ich wiederum eine Distanz, die ein Problem entfernter, nicht mehr so übermäßig erscheinen lässt. Sie verleiht Leichtigkeit; ein Clownsprinzip ...

Was ist „der Clown"?

Ein Mann betritt die große Bühne. Er trägt schwarze, zu lange Hosen, ein weißes Hemd mit schrägsitzender Schleife, eine schwarze Weste und überdimensionierte Schuhe. In seinen riesigen Händen hält er eine winzige Geige samt Bogen. Er will dem Publikum ein Lied auf der Geige vorspielen. Er steht da, schaut ins Publikum. Endlich beginnt er zu spielen. Plötzlich bricht er ab und wirft seinen Bogen gerade in die Höhe, um ihn gekonnt wieder aufzufangen. Doch der Bogen entwischt seinen Fingern und fällt zu Boden. Stille. Das war nicht vorgesehen. Er blickt auf den Bogen am Boden, dann hebt er ihn auf. Er startet einen zweiten Versuch. Zuversichtlich, dass es diesmal gelingen wird, spielt er, wirft den Bogen und... wieder fällt der Bogen zu Boden. Nach dem dritten Mal verschwindet er hinter einem Paravent, der mitten auf der Bühne steht. Man hört Geigespiel. Plötzlich ist es still. Fast im gleichen Augenblick fliegt ein Bogen über dem Paravent in die Luft und kurz darauf geht das Geigespiel weiter. Stolz kommt der Mann hinter dem Paravent hervor. Er beginnt erneut; wirft den Bogen... und wieder fällt dieser zu Boden. Noch zwei weitere Male wird er hinter dem Paravent verschwinden. Hinter dem Paravent gelingt das Kunststück mühelos, doch vor dem Publikum scheitert er immer. Das Kunststück will einfach nicht gelingen. Verärgert gibt er es schließlich auf und spielt einfach nur noch virtuos das Lied auf der Geige. Er spielt und spielt und spielt – plötzlich fliegt der Bogen in die Luft – vertieft in sein Geigespiel, geht es weiter und wieder fliegt der Bogen und das Geigespiel ertönt weiter. Da plötzlich ein fassungslos-freudiges „Nit mööööglich" – ohne es selbst zu merken, hat der Mann den Bogen während seines Spiels in die Luft geworfen und wieder aufgefangen und sein Geigespiel fortgesetzt, ohne dabei das Lied zu unterbrechen.
Diese Situation zeigt, was „Clown" bedeutet. Der Mann auf der Bühne aber war „Grock", einer der größten und bekanntesten Clowns.
Als Kind saß ich gebannt vor dem Fernseher, denn ich selbst konnte ihn live leider nie erleben, da er damals bereits nicht mehr lebte. Aber selbst noch im Fernsehen faszinierte mich, was ich sah und die damaligen Empfindungen sind noch heute lebendig – diese Naivität, die Begeisterung und Emotionalität seines Spiels und ihrer Wechsel war prägend. Grock ist mit seiner „Interpretation" des Clowns die Verkörperung dessen, was ich selbst mit einem Clown verbinde. Es ist weniger entscheidend, was er an Können vorführt, sondern das Pure der Emotionen und ihre Intensität machen das Wesen eines Clowns aus. Es ist die Wahrhaftigkeit dieser Figur, die besticht und in der auch der Hauptteil der Komik begründet liegt. Diese ist auch nicht wirklich zu beschreiben. Denn, wenn zwei Personen das gleiche tun, ist es bei der einen komisch, bei der anderen hingegen eben nicht. Wir können die Komik, das Lachen und die damit verbundene Leichtigkeit nicht von der Figur des Clowns trennen.

Komik ist Teil des Menschen und seiner kulturellen Geschichte.
Seit der Frühzeit gibt es Figuren, die unter dem Sammelbegriff „lustige Personen", ihr Volk und Publikum in ihrer Zeit zum Lachen brachten. Sie hatten die Aufgabe, Ängste

und der Zeit entspringende Themen und Missstände in komisch überzogener Weise darzustellen. Um diese Aufgabe erfüllen zu können, genossen sie das Privileg der „Narrenfreiheit".

Sie orientierten sich am „Volk", entsprachen diesem in ihren Eigenschaften und waren diesem verwandt und verständlich. So ist die „lustige Person", der spätere Clown eine sich immer wandelnde, mit der Zeit sich verändernde Figur, an der wir die Spuren der Zeit in Form von verbliebenen Attributen früherer Zeiten finden können. Attribute, die eine bestimmte Funktion und Bedeutung hatten und Teile der menschlichen Geschichte aufzeigen, bis sie sich wiederum wandeln, weil sie ihre Bedeutung verlieren. Ein Merkmal wird dem Clown wohl aber immer zu eigen sein – die Übertreibung, sei es in äußerlicher Erscheinung oder seinem Gebaren – mit der Aufgabe zu erheitern, zu erleichtern, zu belustigen und zu scheitern.

Übrigens trägt er diesen Namen „Clown" – „Bauer" erst seit etwa 150 Jahren.

Da alle Zeiten und Kulturen die Komik als Element des „Überlebens" nötig hatten und haben, oder besser ausgedrückt, zur Gesundung ihrer Seele – entstand diese Figur. Und wieso sollte dies für den Menschen mit Demenz weniger zutreffen.

Komik ist Ventil für Spannungen und es erleichtert uns die Seele. Wir brauchen sie, um unseren seelischen Ausgleich zu finden und sie lässt Energien wieder frei fließen. Wenn wir von Herzen lachen, entspannt sich der ganze Körper und wir fühlen uns wohl.

Der Clown hat seine eigenen „Tricks" das Lachen hervorzulocken. Er ist eine uns allen verwandte Figur und wir erkennen uns in seinen Wesenszügen wieder. Indem wir über ihn lachen, lachen wir über uns selbst. Und das tut gut.

Er ist ein Kind im Format des Erwachsenen. Neugierig betrachtet er die Welt. Geht mit Naivität auf die Dinge zu und aus seiner Unwissenheit heraus, scheitert er. Dieses Scheitern macht ihn sympathisch. Auch weil sein Scheitern ihn nicht hindern wird, wieder aufzustehen und einen neuen Versuch zu wagen – immer und immer wieder. Und darin steckt seine Leichtigkeit. Nichts lässt ihn je, obwohl scheinbar immer Verlierer, die Flinte ins Korn werfen. Der Zustand von andauernder Hoffnungslosigkeit ist ihm fremd.

Wie das Kind vereint er in sich Attribute wie das Staunen, die Neugierde, die Begeisterung, das Scheitern, Chaos, Direktheit und alle menschlichen Emotionen, zu denen jeder von uns fähig ist, nur dass er sie nicht versteckt. Er gibt seinen Gefühlen, Träumen und Bedürfnissen Ausdruck. Und all diese Aspekte sind bei ihm eingepackt in eine große Portion Naivität. Der Clown kann verzweifeln an etwas, dass er nicht versteht, aber er wird trotzdem immer wieder versuchen es zu begreifen.

Dieses Prinzip der Wiederholung ist ebenfalls ein Clownsprinzip. Der Mann spielt und wirft den Bogen, der auf den Boden fällt. Das tut er einmal, zweimal, dreimal. Es misslingt immer wieder und überraschend, über einen Umweg, gelingt es ihm plötzlich doch. Die Situation hantiert mit der Wiederholung und der Erwartung, die gebrochen wird. Dieses völlig unerwartete Geschehen macht uns ebenfalls lachen, weil es unseren Körper stolpern macht. Außerdem ist der Clown im Stande, wie auch dort, von einer Emotion in eine völlig andere zu wechseln. Ganz unerwartet.

Durch seine Spontaneität verbreitet er ungewolltes Chaos und stellt damit unsere Gesetze von Recht und Ordnung auf den Kopf. Er verweigert unsere Konditionierungen. Er begreift sie nicht; sie entziehen sich seiner Logik. Er hat seine eigene Logik, die bestimmt wird, nicht von der Ratio, sondern von seinen eigenen Gefühlen, über welche er mit seinem Umfeld in Kontakt tritt. Er kann den Tisch, den eine Frau verzweifelt zu decken versucht hat – an dem alle Teile ohne für uns logischen Zusammenhang auf dem Tisch verteilt liegen, ohne Irritation als „Normalität" annehmen oder in Begeisterung über das Durcheinander ausbrechen und so ihren „Fehler", ihr „Versagen" wett machen.

Dabei ist er immer bemüht, eine Aufgabe, die ihm gestellt wird ganz, ganz richtig auszuführen – darin liegt die Tücke. Denn je größer sein Bemühen, umso mehr wird er scheitern.

Er, der „Verlierer", ist den Menschen mit Demenz in seiner Angreifbarkeit ebenbürtig.

Das Spiel mit dem Clownpartner

In die Einrichtungen gehen wir zu zweit Das ermöglicht es uns, einer Person einen anderen Freiraum einzuräumen. Sie kann entscheiden, ob sie ins Spiel einsteigen möchte oder nicht. Es erlaubt uns, Umwege zu nehmen, scheinbar, einen an Demenz erkrankten überhaupt nicht zu beachten. Die Aufmerksamkeit umzulenken. Es kann als unangenehm empfunden werden, Stellung beziehen zu müssen, indem ein an Demenz erkrankter sich ins Spiel einklinken muss. Er müsste sich zwangsläufig verhalten. Durch den Umweg können wir das verhindern. (In der oben beschriebenen Situation gibt es kein Beispiel dafür.)

Wir können ein Spiel „unter uns" initiieren, bei dem die dritte Person ignoriert werden kann.

Wir zetteln z.B. einen Streit untereinander an und konzentrieren uns nur auf den Partner. Der Dritte kann zuschauen und selbst entscheiden, ob und wann er sich einschaltet oder wir bauen ihn durch die Hintertür mit ein, wenn sich die Emotion so gesteigert hat, dass einer von uns es z.B. tooootal daneben findet, dass er sich plötzlich einschaltet, obwohl er das doch üüüberhaupt nicht beurteilen kann. Natürlich ist es eine Behauptung, die zuschauende Person hätte sich eingeschaltet, um sie aus der Reserve zu locken und auf emotionaler Ebene anzusprechen, ohne dass sie Zeit hat zu hinterfragen, sondern eigentlich überrumpelt wird. Es ist ein Spiel mit den Emotionen und Spontaneität ist „gefragt".

Dadurch können wir den Druck nehmen, etwas erfüllen zu müssen. Es gibt nichts, was sie bei uns können, sollen, oder müssen, sondern sie selbst entscheiden, was sie annehmen und goutieren und was nicht. Manchmal schicken sie uns auch einfach weg. Und auch das ist natürlich in Ordnung. Sie genießen bei uns „alle Freiheiten", wir

machen keinen Unterschied zwischen dem Menschen mit Demenz und dem ohne.
Doch noch ein weiterer Faktor macht das Spiel zu zweit vorteilhaft. Wenn mir selbst in einer Situation nichts einfällt, weiß ich um die Unterstützung meines Spielpartners. Wir haben außerdem gewisse Situationen oder Konstellationen, aus denen heraus wir unabhängig von der vorgefundenen Situation etwas entwickeln können. Das heißt, jede der Clownsfiguren hat für sie spezifische und besonders ausgeprägte Charaktereigenschaften und Vorlieben. Von diesen wissen wir als Partner und können ein Spiel in eine entsprechende Richtung lenken. Mein Kollege hat zum Beispiel immer sein Banjo dabei und kann russisch und tschechisch. Das wiederum kann Pippette nicht. Wenn der Partner nun auf einen Bewohner oder auf Pippette in einer dieser Sprachen einspricht, versteht sie nur Bahnhof. Und schon haben wir die Grundlage für ein Spiel – sie vesteht nix und er muss Wege finden, es ihr zu verklickern. Wichtig ist dabei, auf ein eingeführtes Spiel zu beharren. Dadurch können ganz abstruse Situationen entstehen. Und in diese Situationen werden natürlich alle im Raum anwesenden eingebaut. Da kann es sehr turbulent und lebhaft werden. Es bringt ein anderes Tempo in die Einrichtung und konfrontiert die Bewohner mit einer anderen Energie. Aber das natürlich nicht bloß zu zweit.
Ein weiterer Punkt zu zweit ist noch von entscheidender Bedeutung: wir versuchen immer in Paaren männlich – weiblich aufzutreten. Es gibt Menschen mit Demenz, die für eines der beiden Geschlechter zugänglicher sind. Viele Frauen haben es gern von einem Mann bespielt zu werden - vor allem, wenn dieser ihnen auf unbeholfene oder auch ganz direkte Weise den „Hof" macht. Umgekehrt finden es viele Männer toll, wenn Pippette angetippt kommt.
In einer Situation, die ich später noch beschreiben werde, kommt genau dieses Thema zum Tragen und ich darf in einer solchen Situation mich nicht schämen. Da liegt ein Vorteil der Clownsfigur; in ihrer Naivität ist sie ein Stück weit unantastbar, es entsteht keine Peinlichkeit, wenn meine Figur den „Hintergedanken" gar nicht begreift und sie kann trotzdem weiter spielen.
Die Mann/Frau Konstellation lässt auch auf einfache Weise Konkurrenzkämpfe zu. Ein Bewohner macht ihr ein Kompliment. Sie freut sich. Ihr Partner macht eine abfällige Handbewegung. Die hat sie aber gesehen... Und schon geht das Gezeter los... Und natürlich versuchen beide Front zu machen und den „Charmeur" auf seine Seite zu ziehen. All diese Beispiele behandeln bereits auch schon das nächste Thema: Die Improvisation.

Improvisation:
Das Gesetz des „spontanen Spiels" und die Notwendigkeit zu spielen.

So wie Kinder im Spiel verarbeiten, trifft dies auch für Erwachsene, egal welchen Alters zu, wenn wir uns selbst die Möglichkeit dazu geben. Es ist Ventil, um sich von Ängsten, Druck und aufrührenden Ereignissen zu befreien, schafft Erleichterung, so wie das Lachen.

Die Improvisation oder das Stehgreifspiel hilft, dass ein Spiel entsteht. Es ist ein kreativer Prozess mit gewissen „Spielregeln" und „Brücken". Außerdem macht es möglich, alles ins Geschehen zu integrieren. Die Improvisation, ob als Solist oder mit Partnern, sucht den Dialog. Ich kann und muss mich also ganz auf die Bedürfnisse meines Gegenübers einlassen, um diesen Dialog zu schaffen, worum es ja bei den Menschen mit Demenz gehen soll.

Doch was lässt mich spielen, wenn ich nichts weiß – denn wir haben keine feste Nummer, die wir präsentieren? Schließlich „soll" der Partner, in diesem Fall der an Demenz erkrankte, selbst in Aktion treten und nicht wie vor dem Fernseher konsumieren. Seine Aufmerksamkeit möchte ich ansprechen. Das Terrain besteht aus Wachsamkeit und „Unsicherheit" und dem Mut, nichts zu wissen; der Bereitschaft aus dem Moment heraus zu agieren und natürlich der Lust zu spielen. Es ist eine Herausforderung und lässt immer wieder neues entdecken.

Dabei sind es Kleinigkeiten, die ein Spiel eröffnen. Es kann ein Geräusch sein, das eine Erinnerung, ein Bild in mir auslöst, oder ein Geruch, eine Farbe, etwas, das ich sehe... Alles, was in mir Assoziationen auslöst – alltägliches. Die erste Assoziation sollte ich ergreifen und spinne daraus eine Assoziationskette. Wir sagen, der erste Impuls ist der beste – so habe ich nicht Zeit, den Sinn zu hinterfragen, sondern beginne direkt und emotional zu agieren, was für die Qualität des Spiels von entscheidender Bedeutung ist. Ich muss meine Assoziationen immer in einen emotionalen Bezug zu mir selbst bringen, damit sie sich für mein Spiel eignen. Die Emotionen sind es, die mir das nötige Futter geben und wie Wegweiser fungieren. Nun folge ich meinem kreativen Faden, aus dem das Spiel entsteht.

Ich kehre noch einmal zur oben beschriebenen Situation zurück. In dem Moment, in dem sich Pippette der Gräfin zuwendet, bin ich als Spielerin aufmerksam, wie sie reagieren wird und was diese Reaktion in mir selbst auslöst. Die Situation ist vorbereitet. Pippette dreht sich voll freudiger Spannung. Ihr kommt Freude entgegen – eine Einladung, die sie glücklich entgegennimmt und der Gräfin entgegeneilt. Die Situation würde sich anders entwickeln, wenn die Gräfin sich abwenden würde. Vielleicht würde Pippette sich anschleichen, um sie zu überraschen, oder würde aus der Ferne die Aufmerksamkeit und das Wohlwollen der Gräfin zu erheischen suchen. Meiner Figur bleiben verschiedene Möglichkeiten, um diese Situation zu bewältigen, die in ihrem Charakter liegen. Eines nur muss sie wollen – die Verbindung herzustellen – die Aufmerksamkeit zu erlangen, was auch auf Umwegen geschehen kann. Während des ganzen Spiels muss ich wachsam bleiben, ob sich die Richtung des begonnenen Spiels nicht plötzlich durch ein unvorhergesehenes Ereignis ändert. Egal, ob ich es verstehe oder nicht.

Plötzlich wendet sie sich ab, die Hand ist auf Rückzug, auch wenn sie sie mir noch nicht entzieht. Ich weiß nicht, was ich „falsch" gemacht habe, verharre, ziehe meine Hand ein wenig zurück und nun greift sie wieder nach ihr. Noch halte ich inne, bin gespannt, was geschieht. Am Nebenbett beginnt mein Kollege ein Lied für eine

Zimmergenossin zu spielen. Meine Hand nimmt die Melodie auf, beginnt langsam zu „tanzen" und so tanzt die ihrige mit. Zaghaft zuerst. Das Gesicht der „Gräfin" wendet sich mir wieder zu und hellt sich auf. Der Tanz weitet sich aus...

Um wirklich mit dem Gegenüber zu spielen, muss ich ihn als Partner akzeptieren. Ich bewerte ihn und was er tut nicht. Das heißt, ich muss „ja" zum Spiel sagen. Wenn mir mein Gegenüber freudig die Hand entgegenstreckt, wie die Gräfin, und ich die Hand ignoriere, blockiere ich das Spiel. Ich muss die Hand nicht unbedingt nehmen, aber für mein Gegenüber muss ersichtlich sein, warum ich es nicht tue. – Sei es, weil ich mich schäme, oder weil ich auf der Hand etwas entdeckt habe, das mich irritiert. Ich muss mit meiner Reaktion sozusagen dem Spiel ein weiteres Element hinzufügen, ihm eine neue Richtung geben. Wenn ich auf der Hand etwas zu entdecken vermeine, schaue ich die Hand lange an, dann schaue ich mein Gegenüber an und wieder auf die Hand, solange, bis diese eine Reaktion darauf zeigt, die mein Spiel weiter bringt:

Die Gräfin wendet sich um, als Pippette versucht, ihren Hintern auf die Bettkante zu schieben. Sie scheint nicht zu dürfen, also verharrt sie bzw. zieht sich wieder etwas zurück. Die Gräfin wendet sich ihr erneut zu und sie startet einen neuerlichen Versuch... bis sie schließlich glücklich und zufrieden sitzt...

Dies ist ein Dialog, auch wenn kein Wort gesprochen wird. Und zu einem solchen Dialog sind auch Menschen mit Demenz in der Lage.

Die Emotionen, die das Spiel der Improvisation füttern, scheinen mir das Wesentliche im Austausch mit Menschen mit Demenz zu sein. Ich muss ihnen eine absolute Offenheit entgegen bringen und bewerte weder sie noch ihr Tun, noch mich selbst. Sie sind für mich gleichwertige Partner, was sie natürlich spüren. Indem ich ihnen mit meiner Figur meine Offenheit anbiete, mache ich mich verletzlich. Ich stehe nicht über ihnen, bin ihnen nicht überlegen. Entscheidend scheint mir auch zu sein, dass das Spiel kein Ziel kennt. Es hat keine Aufgabe zu lösen, sondern genügt sich selbst. Es entspringt einer Lust, die ich füttere. Diese Lust oder Unlust muss ich respektieren. Das Spiel ist ein Angebot, auf das der an Demenz Erkrankte eingehen kann, nicht muss. Natürlich versuche ich ihn mit meiner Lust anzustecken, doch ich kann ihn nicht zwingen. Und es gibt also nichts zu erfüllen. Also kann der an Demenz Erkrankte auch weder scheitern noch verlieren, und muss nicht erleben, dass er nicht genügen kann. Im Spiel kann er nicht erliegen.

Auf was reagiert mein Gegenüber. Ich selbst bringe mit: eigene Vorlieben, Sehnsüchte, Wünsche – Themen, die mich selbst interessieren. Im Gegenzug suche ich herauszufinden, was mein Gegenüber gern hat; was seine Themen sind. Es ist ähnlich wie das Spiel" „ich packe meine Koffer, in den Koffer packe ich..." Dazu können die Vorinformationen durch das Pflegepersonal in den Einrichtungen von entscheidender Bedeutung sein.

Doch dazu komme ich später noch einmal.

Wie jede Figur erwähnte spezifische Charaktermerkmale hat, die wie Futter für die Improvisationen sind, so kann es auch erleichtern, sich einen Gegenstand mitzunehmen. Es sollte ein Gegenstand sein, der einem selbst etwas bedeutet, mit dem man etwas verbindet. Meine Concertina ist zum Beispiel nicht einfach nur ein Instrument, mit dem ich Musik mache. Sie kann auch eine Schlange sein. Ein wichtiges Prinzip des Spiels ist auch, dass ich selbst glaube, was ich behaupte. Es kann noch so abstrus sein. Eine Zeitung kann sich in alles verwandeln. Sie wird zum Fernrohr und schon stehe ich auf dem Mast eines Schiffes auf der Suche nach einem Schatz mitten im Meer, dann wird sie zur Trompete, mit der ich ein Signal blase; sie kann ein Fächer sein, meine Bettdecke in einer eisigen Nacht, um mir meine große Fußzehe zu wärmen... Den Möglichkeiten sind keine Grenzen gesetzt und mein Gegenüber wird daran glauben, wenn ich selbst nicht mitspiele, „na ja, das ist ja eigentlich bloß ne Zeitung..."

Fast jeder hat einen Gegenstand, mit dem er etwas verbindet und zu dem ihm etwas einfällt, aber wie gesagt, alles kann ein Anlass zum Spiel sein und dieses alles auch „Nichts". Wir müssen uns nur die Zeit nehmen die Kleinigkeiten zu entdecken und die haben Menschen mit Demenz auch zur Genüge.

Ein Tag in der Demenzpflege

Es ist Dienstag – Besuchstag in der Altenpflegestation.
7.00h: Aufstehen. Ein kalter, feuchter Wintertag. Etwas mühsam quäle ich mich aus dem Bett.
7.30h: Frühstück; schon jetzt beginne ich mich allmählich innerlich auf den heutigen Tag vorzubereiten.
8.30h: Training. Der müde Körper muss wach werden und heute brauche ich ihn ganz, von der Zehenspitze bis zum Scheitel, samt dem, was drinnen steckt. Das Training macht nicht nur den Körper warm und geschmeidig, es weckt auch den Geist, den ich genauso brauche, damit sich für das Spiel Ideen einstellen.
Nach Möglichkeit meide ich das Telefon und die Büroarbeit bleibt liegen. Meine Konzentration gehört der Aufmerksamkeit für den heutigen Nachmittag.
10.30h: Ich packe meine Utensilien. Es darf nichts fehlen. Meine Schuhe mit den hohen Absätzen, die geringelte Strumpfhose, das schwarze Kleid mit den grünen Punkten, die kurzen karierten Röcke, die Spitzenhandschuhe, meine dünne Federboa, die rote Nase – auf der Altenpflegestation bin ich tatsächlich ein Clown mit roter Nase – dann die Schminke nicht vergessen und das Haarspray! Und natürlich die Concertina. Noch einmal gehe ich im Kopf alles durch.
11.30h: Mir bleibt noch etwas Zeit; ich nehme die Concertina und spiele das Lied, dass ich geübt habe – für eine der heutigen Bewohnerinnen. Sie liebt alte deutsche Schlager. Ich bin gespannt, ob sie es erkennen wird.
12.00h: Ich packe meine Tasche und die Concertina und mache mich mit dem Auto auf den Weg.
12.30h: Treffen in der Kantine mit meinem Kollegen und der Psychologin. Wir tauschen inhaltliche und organisatorische Neuigkeiten aus. Heute erfahren wir, dass zwei

Bewohner in der vergangenen Wochen verstorben sind. Hoppla. Bei der einen Person war es „zu erwarten"; sie lag bereits seit längerem im Krankenhaus. Doch der andere Tod kommt überraschend. Wir sind betroffen. Auch für die Station war es überraschend – innerhalb von drei Tagen war alles vorbei. Das geht natürlich nicht so spurlos an der Station vorbei. Und an uns genauso wenig. Wir kannten sie, seit wir die Station bespielen und haben eine gemeinsame Entwicklung erlebt. Noch letzte Woche gab es eine schöne Begegnung.

Die Psychologin hat heute nicht viel Zeit und kann an diesem Tag nicht mit uns gemeinsam essen.

13.00h: Mittagessen. Letzte Möglichkeit noch etwas zu uns zu nehmen.

Ca. 13.25h: Schlüssel beim Pförtner abholen und mitsamt Schlüssel zu den Schwestern nach oben auf die Station. Oben angekommen, ist die Tür wie immer abgeschlossen.

13.30h: Übergabe: Wir gehen in den Raum des Pflegepersonals auf der Station, wo wir von Pflegerinnen und Pflegern erwartet werden, holen unseren Ordner. Hierin stehen Informationen zu allen Patienten auf der Station. Name und Foto; das Alter; Hinweise zu Angehörigen; wie lange sie bereits auf der Station liegen; ihr Krankheitsbild. Auch Informationen, ob wir auf etwas besonders achten müssen; ist jemand sehr ängstlich, schüchtern, aggressiv oder darf man ihn nicht aufregen. Heute z.B. gibt es einen neuen Patienten. Er wird im Laufe des nachmittags kommen. Über ihn können wir noch nicht viel erfahren, er kommt aus einer anderen Station des Hauses. Also müssen wir erst mal versuchen, Kontakt mit ihm aufzunehmen; schauen, wie er auf uns reagieren wird.

Während der Übergabe werden die Notizen des Ordners ergänzt durch Informationen zum aktuellen Gesundheits- und Gemütszustand. Einigen der Patienten geht es heute schlechter – sie kränkeln, fühlen sich energielos. Eine der Frauen, die sonst immer eine sehr aktive Spielpartnerin ist, musste heute im Bett bleiben. Normalerweise sitzt sie, wenn wir kommen immer im Aufenthaltsraum. Sie liebt Wortspielereien, die sie zwar gleich wieder vergisst, aber wir können daraus richtige „Dialoge" formen. Das macht großen Spaß.

Diese Informationen des Personals sind für uns von entscheidender Bedeutung, damit wir keine Grenze überschreiten, nichts Unbedachtes passiert. Wir tauschen uns auch darüber aus, wenn der letzte Besuch besondere Spuren hinterlassen hat. Dann haben wir die Möglichkeit, daran vielleicht noch einmal anzuknüpfen.

Die Übergabe läuft locker und entspannt. Auch das Pflegepersonal empfindet uns als Entlastung. Viele der Patienten erwarten uns schon sehnsüchtig. Für einige sind wir der einzige Besuch von „draußen". Ab und an kommt einer der Bewohner in seinem Rollstuhl an die Tür – dort steht er – schaut – will eine Zigarette haben – er muss noch ein wenig warten.

14.00h: Mit dem Ordner gehen mein Kollege und ich in den Therapieraum – hier ziehen wir uns um. Es bleibt noch eine halbe Stunde zum Umziehen und Schminken. Wir tauschen Eindrücke aus, ob sich dadurch eine konkrete Situation, ein Thema ergibt, welches wir benutzen wollen. Mein Kollege ist bereits fertig, holt sein Banjo raus und beginnt zu spielen.

14.30h: Fertig. Wir sehen uns an, stimmen uns aufeinander ein. Es kann los gehen und auf geht's nach oben. Schlüssel nicht vergessen.

Der Aufzug bringt uns nach oben. Dort angekommen, öffnet mein Partner Pippette galant die Aufzugtür und sie tippelt in ihren kleinen Schritten weiter. Hinter der Glastür sehen wir den Rollstuhlfahrer vorbei fahren. Endlich auf der Station schließen wir die Tür wieder sorgfältig ab. Uns anblickend drehen wir uns langsam gemeinsam um. Es ist wichtig, mit dem Partner eine gemeinsame Situation, das kann eine solche gemeinsame kleine Aktion sein, zu haben und sehr aufeinander zu achten, um Missverständnisse zu vermeiden. Hinter uns steht der Rollstuhlfahrer. Er will Feuer für seine Zigarette. Pippette hat keines. Sie sucht überall, aber in ihrer Kleidung hat sie gar keine Taschen. Sie zeigt die nicht vorhandenen Taschen und zum Beweis, hebt sie ihre Röcke. Erst den einen, dann den anderen, dann... gibt's keinen mehr. Auch ihr Kollege ist ohne Feuer. Da kommt eine Pflegerin über den Gang. Sie wird wie im Straßenverkehr aufgehalten und untersucht. Wir finden nichts. Sie darf weiter gehen. Doch heute ist reger Verkehr, eine weitere Pflegerin kommt über den Flur. Sie muss sich der selben Zeremonie unterziehen. Wieder nichts. Die Pflegerin von vorher kommt zurück... Unsere Suche ist erfolglos, so schicken wir ihn in seinem Rollstuhl weiter auf die Suche und winken zum „Abschied"; „gute Reise". Dann geht's hinein ins erste Zimmer – die Tür steht offen – ein Dreibettzimmer. Ein Bett ist leer. Dessen Bewohner ist der Rollstuhlfahrer, der nun weiter über den Gang zieht. Das Zimmer ist abgedunkelt. Hier im Zimmer ist die Begrüßungszeremonie immer besonders wichtig und entsprechend zelebrieren wir sie unter Austausch von reichen Höflichkeiten, bis wir feststellen, dass man ja gar nichts sehen kann. Die Annäherung an den Lichtschalter wird zum spannungsreichen Abenteuer. Und endlich ist es hell. Die beiden Bewohner mögen Musik; vor allem russische und mein Kollege zückt sein Banjo und stellt einen Stuhl für Pippette zurecht. Sie soll draufsteigen, damit man sie besser sehen kann. Pippette hebt das Bein und verfehlt die Stuhlkante um Haaresbreite. Es poltert, sie startet einen zweiten Versuch... Es dauert einige Male, in denen sie auf unterschiedliche Weise versucht auf den Stuhl zu kommen, bis sie es mit Hilfe des Kollegen endlich schafft. Das Banjospiel beginnt und Pippette beginnt zu tanzen. Die beiden in den Betten beginnen den Rhythmus mitzuschlagen. Das Lied geht zu Ende und Pippette steigt erschöpft vom Stuhl herab. Plötzlich krabbelt eine Hand an ihrem Oberschenkel entlang. Sie fängt sie. Aber da die Hand zwischen ihren Beinen ist, muss sie sie schließlich loslassen, um sich umdrehen zu können. Die Hand ist spurlos verschwunden. Vor ihr steht der Rollstuhlfahrer mit einem unschuldig breiten Grinsen im Gesicht. Komisch, wo ist bloß die Hand? Sie dreht sich wieder weg und wieder kommt die Hand gekrabbelt. Blitzschnell dreht sie sich um, aber da ist nichts. Sie sucht unter dem Bett, unter ihrem Rock... Noch ein weiteres Mal wendet sie sich um, und wieder ist die Hand da und wieder weg. Sie bittet den Rollstuhlfahrer die Hand für sie zu suchen, damit sie vor ihr sicher ist und sie sich nicht den ganzen Tag vor ihr verstecken muss.

Nach dieser Aktion verabschieden wir uns und verlassen dieses Zimmer. Der Patient im nächsten Zimmer ist seit geraumer Zeit bettlägerig und kann nicht mehr aufstehen – er hat sehr abgebaut. Da wir ihn von der geöffneten Tür aus nicht sehen können, bereiten wir unseren Eintritt „musikalisch" vor und kommen langsam schleichend und pfeifend herein. Als wir schließlich am Bett sind, schaut er uns mit großen Augen an. Er kann nicht mehr sprechen und sich kaum noch bewegen. Wir stellen uns rechts und links vom Bett auf und unter Musik lassen wir einen Luftballon aufsteigen und über seinen Kopf von einer zur anderen Seite fliegen. Er sieht ihn. Nun schwebt der Luftballon auf ihn zu, seinem Arm entgegen. Mit dem Handrücken kann er ihm einen kleinen Stoß geben. Der Luftballon steigt wieder auf – er strahlt. Eine Weile schwebt der Luftballon durchs Zimmer, bis wir wieder leise unter Pfeifen entschwinden.

Auf dem Flur vor dem Aufenthaltsraum sitzt der neue Patient. Ungläubig und scheu schaut er uns an. Wir schauen lange zurück, mustern einander – ist das wirklich wahr? Er kann es nicht fassen und fassungslos schaut Pippette zurück... Wir bedrängen ihn nicht weiter.

Weiter geht's zum nächsten Zimmer, wo die Gräfin bereits auf uns wartet... Und im nächsten Zimmer kann ich mein Versprechen einlösen. Pippette zückt ihre Concertina und beginnt langsam zu spielen. Dabei lässt sie ihr Gegenüber nicht aus den Augen, um das Erkennen zu entdecken. Und tatsächlich, plötzlich beginnt die Frau im Bett mitzusummen und einige Worte zu formen. Pippette freut sich. Du bist ne Wucht sagt ihr Gegenüber strahlend. Diese Frau wird vom Pflegepersonal als oftmals aggressiv beschrieben, und wirklich hören wir sie manchmal während der Übergabe von ihrem Bett aus über die Station schimpfen. Aber auf uns freut sie sich jedes Mal. Zwar ist sie sehr direkt und kann heftig reagieren – wenn man ihr was „vorspielt" kommt es schon mal vor, dass sie einen anraunzt. „willste mich verscheißern". Und wenn ihr etwas nicht passt, sagt sie einem das ganz unverblümt. Wenn wir uns auf den Weg machen, möchte sie uns nicht gehen lassen.

Viele der Bewohner mögen Musik oder Rhythmus und das eröffnet viele Möglichkeiten. Sei es ein Lied aus einer gemeinsame Improvisation zu entwickeln, in der alle beteiligt sind oder ein schon bestehendes Lied zu spielen oder musikalisch mit Silben einen Reim zu machen...

Für andere ist der Körperkontakt sehr wichtig.

So gehen wir weiter von Zimmer zu Zimmer.

18.ooh: Wieder im Therapieraum. Wir sind erschöpft. Auf unserem Rückweg haben wir natürlich auch das Zimmer der Pflegerinnen nicht ausgelassen. Für sie ist es genauso wichtig, dass wir da sind und auch sie mit unserer Aufmerksamkeit und einem kleinen Spiel zwischendurch bedenken.

Das lockert die Stimmung. Und von dieser soll die ganze Station etwas haben.

Im Therapieraum ziehen wir uns langsam um, schminken uns ab.

18.30h: Protokoll. Wir besprechen die Ereignisse, tauschen unsere Eindrücke aus und notieren sie im dicken Ordner. Jede Person des heutigen Tages, jede Begegnung lassen wir noch einmal Revue passieren. Das ist wichtig, um Irritationen, die vielleicht im

Spiel aufgetreten sind, aus dem Weg zu räumen und das eigene Empfinden und Erleben zu „überprüfen". Beim nächsten Mal teilen wir diese Eindrücke, wenn sie uns wichtig erscheinen, auch dem Personal mit. Und der Ordner steht auf der Station. Das Personal kann Einblick nehmen, wenn es möchte. Außerdem geschieht hier ein Teil der schon erwähnten „Reinigung" vom Erlebten. Mein Kollege fragt mich zum Beispiel, ob die Situation mit der Hand mir nicht unangenehm gewesen sei, er sich anders hätte einklinken sollen, um davon abzulenken. Aber es war für mich in Ordnung – wir haben eine gute Lösung gefunden.

Nun bleibt nur noch, den Ordner wieder auf die Station zu bringen und dem Personal noch einmal „tschüß" zu sagen.

19.30h Heute gehen wir gemeinsam essen. Das tun wir nicht immer, aber es ist ein schöner Abschluss. Und so haben wir Gelegenheit, noch ein wenig in aller Ruhe über die Erlebnisse zu plaudern.

22.30h: Erschöpft öffne ich meine Wohnungstür, hänge mein Kostüm über den Bügel und setze mich mit der Concertina in die Ecke.

Ein Wort zum Abschluss:

Die ganzen vorbereitenden Gespräche in der Einrichtung mit dem Personal sind von entscheidender Bedeutung. Die Gespräche sollen die Arbeit und die „Zusammenarbeit" transparent halten. Sollen ermöglichen, dass wir einander zuarbeiten, wir Clowns als Entlastung fungieren. Während wir agieren, schaut uns niemand auf die Finger, aber dafür muss das Vertrauen da sein, dass wir nichts „falsch" machen. Während wir auf der Station sind, sind wir wie ein Teil, der seine Arbeit tut und dafür seinen „Raum" und eine entsprechende Zeit braucht.

Um so etwas zu ermöglichen, sind viele Gespräche auch im Vorfeld nötig, um sich kennen zu lernen. Gewisse „Regeln" werden aufgestellt, die es zu beachten gibt - von beiden Seiten aus. Es muss eine Basis des gegenseitigen Respektes bestehen, damit es nicht zu „Kollisionen" kommt. Auch Befindlichkeiten und Bedürfnisse des Personals, der Ärzte und Ärztinnen, sowie der Psychologin sind wichtig.

Noch ein Punkt sei erwähnt. Nach den Besuchen schreiben wir, wie erwähnt, ein Protokoll zur eigenen Kontrolle. Manchmal aber ist es nicht ganz einfach, eine Situation als ins Geschehen Involvierter zu beurteilen. So haben wir in regelmäßigen Abständen unseren Supervisor als Auge von außen dabei, um Wahrnehmungen von drei Seiten zu beleuchten. Nötig für das eigene Wohlergehen und die Qualität der Arbeit auf Dauer.

Unsere Arbeit benötigt also nur eine Plattform von Offenheit und Interesse und natürlich die nötigen Finanzen, um realisiert zu werden. (Die Finanzen werden in der Regel von Sponsoren und Spendern aufgebracht, da die meisten Einrichtungen nicht die erforderlichen Mittel haben – leider.)

In Deutschland, der Schweiz und Österreich gibt es bereits mehrere Vereine, die

Clowns in Krankenhäuser entsenden oder einzelne Clowns, die die Finanzen für ihre „Projekte" zusammenbringen. Es ist viel Arbeit und umso wichtiger ist es, diese Arbeit publik zu machen. Und vielleicht doch auch eine Art Lobby für Alte und an Demenz erkrankte Menschen zu gewinnen – jeder wird alt!

Es ließe sich noch viel mehr zu diesem Thema sagen. Es gibt diverse Vereine, die untereinander gut vernetzt sind, gern und bereitwillig Auskunft geben können und sich immer über neues Interesse freuen (siehe u.a.: www.clik-berlin.de).

Wir wünschen uns für unsere Arbeit weiterhin viel Interesse... Denn Spielen lässt sich schließlich überall und wir sollten das Spielen nicht vergessen.

BUCH 2   BILDER AUS DER PRAXIS

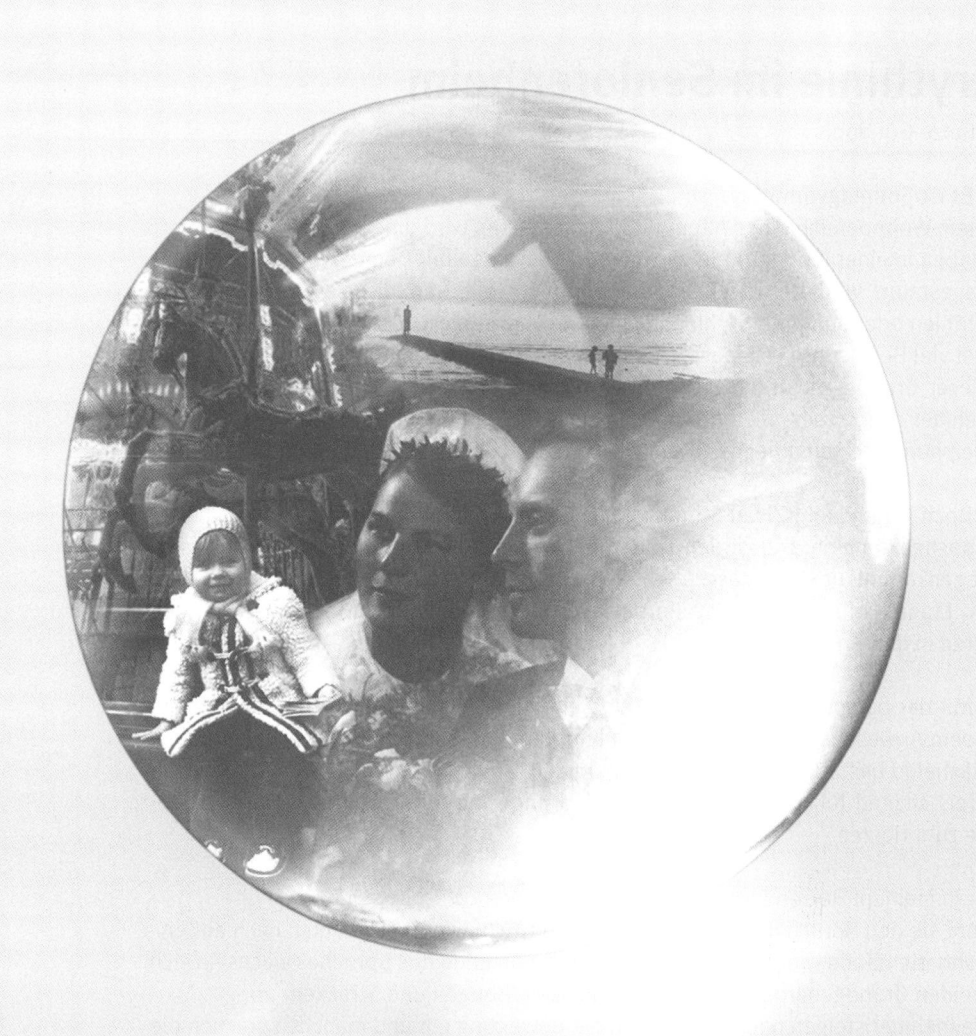

10 Eurythmie im Seniorenheim

Konstanze Gundudis

Eurythmie im Seniorenheim

Konstanze Gundudis

Es ist Sonntagvormittag.
In einem Wohnbereich eines Alten- und Pflegeheimes wird umgeräumt.
Hier leben in einer Wohngruppe vorwiegend Menschen mit Demenz.
Im Tagesraum wird der Tisch an die Seite gestellt und die Bewohner in ihren Rollstühlen oder auf ihren Stühlen in einen Kreis gruppiert.
Das ist viel Bewegung. Was passiert jetzt?
Zu dieser Gruppe, es sind 6 Senioren im Alter von 69 bis 98, gesellen sich weitere Teilnehmer des Kurses. Sie hatten im Speisesaal eine Etage tiefer gefrühstückt und werden nun durch die Pflegeschwester zur sonntäglichen Eurythmiestunde begleitet.

Doch jemand fehlt. Frau Strauß ist nicht, wie sonst mit den anderen vom Speisesaal hochgekommen. Sie ist den Tränen nah, als ihr die Eurythmistin im Speisesaal entgegenkommt, um sie zu begrüßen. Gemeinsam betreten sie nun den Tagesraum in der 3. Etage. Frau Strauß sieht ein paar vertraute Gesichter und setzt sich zu den anderen in den Kreis.

Mit der persönlichen Begrüßung und ein paar Worten beginnt die Eurythmistin zu jedem Anwesenden einen Kontakt zu knüpfen. Frau Strauß schaut erwartungsvoll und lächelnd bestätigt sie: „ Ja, Guten Morgen."
Im Kreis sitzend führt die Eurythmistin die Hände mit einer weitausgreifenden Gebärde zum Herzen.

„In meinem Herzen strahlt die Kraft der Sonne",
beginnt sie den Spruch und die Hände bewegen sich, wie zwei Strahlen nach außen. Sie führt die Hände wieder zum Herzen und bis zum Ende des Spruches wechseln sich die beiden Grundgebärden (Sammeln und Lösen, Beugen und Strecken) ab.
Die Teilnehmer steigen nach und nach in die Bewegung ein und manche sprechen die Worte mit.

Durch die wechselnden Grundgebärden besteht die Möglichkeit, sich mit den anderen im Kreis zu verbinden bzw. sich im wahrsten Sinne des Wortes zu sammeln. Die Eurythmistin unterstützt diese Konzentration, indem sie im Kreis für jeden sichtbar die Bewegungen intensiv führt.

Frau Strauß bewegt sich nicht, doch auf ihrem Gesicht ist Freude abzulesen und ihre dunklen Augen blitzen.
Ein rhythmisches Gedicht schließt sich dem gebetartigen Anfang an.
„Wer berät langen Rat, kommt zu spät mit der …"

Die Hände werden im Rhythmus locker geschüttelt und bei der betonten Silbe in einem größeren Bogen nach außen geführt.
Das Gedicht kommt ihr bekannt vor und sie ergänzt: "Tat".

„Wer geschwind sich besinnt und beginnt, der ..."

„Gewinnt?" fragt Frau Berg, die die Bewegungen die ganze Zeit fleißig mitmacht. Sie ist jedoch nicht ganz sicher, was diese Veranstaltung zu bedeuten hat. Sie hört den Sprüchen und Gedichten zu.
Jetzt muss sie aber mal nachfragen: „Ist das eine neue Religion?"
Die Eurythmistin ist überrascht, „Nein, wir tanzen Gedichte."
Ihr ist bewusst, dass die Frage einer ehrlichen Wahrnehmung entspringt.
Frau Berg erlebt etwas, was sie nur in die Zusammenhänge einer rituellen Gemeinschaft einordnen kann.

Rhythmische Sprache oder sinnvolle Inhalte in Spruchform sind der älteren Generation vom täglichen Umgang in ihrer Kindheit vertraut.

Dem rhythmischen Teil, indem auch mit den Füßen stampfend die vitalisierende Kraft aufgenommen wird, folgt eine Vokalübung.

E, E, A – Zweimal schnelles Übereinanderkreuzen der Unterarme (E) einmal Lösen zum Winkel (A).

„ Und die Kraft uns durchdringt, wage mutig den Schritt ..." – (eeA; eeA; eeA; eeA)

Die Eurythmistin wendet sich Einzelnen zu, um mit ihnen zusammen die Bewegungen zu machen. Das Überkreuzen ist anstrengend und nicht jedem ist es möglich das auszuführen. Trotzdem überträgt sich die Intensität und die Wiederholung animiert die Wartenden, sich mit den anderen im Rhythmus zu wiegen oder mit der Fußspitze zu wippen.

Mit den Kugelübungen wird noch einmal das Interesse und die Aufmerksamkeit geweckt.

Frau Strauß lächelt und nimmt die Kugel in die Hand. Sie weiß nicht recht, was sie damit tun soll. Eine Melodie ertönt und ein Lied, in das nach und nach alle einstimmen, gibt den kreisenden Duktus für das sanfte Rollen der Kugel zwischen den beiden Händen.
Sogar Frau Klaus stimmt voller Hingabe in die Melodie ein und taucht aus ihrer Zurückgezogenheit auf.
„Kugel, Kugel du musst wandern ..."

Wir wiederholen das Lied und die Dynamik trägt soweit, dass einzelne Senioren ihren Unterarm hinauf in Richtung Schulter massieren.
Sich selbst mit der Kugel zu berühren und gezielt allein (!) die Kugel zu führen ist die Aufgabe und das vertraute zur Handlung passende Lied erleichtert die Bewegung.

Aber auch ein Gedicht regt diese Bewegungen bei den Teilnehmern an:
Hier ist es die Kraft des R., die die Bewegung mit der Kugel anregt.

„Die Kugel rollt immerzu, immerzu. Die Kugel rollt ohne Rast und ohne Ruh ..."

Die Eurythmistin bewegt bewusst die Kugel, lässt sie rotieren, wenn das R erklingt, sie rollt spielerisch das R und schon allein dieser Klang erregt und erheitert die Zuhörer.

Jedem Laut (Vokal, Konsonant) ist eine eurythmische Grundgebärde eigen und er besitzt eine bestimmte Charakteristik.
Zum Beispiel:

L – entfalten, verwandeln, (Entfalten eines Blütenblattes, Wachstum allgemein)

M – sich hineinfühlen in etwas (schmecken, mmh ...) in jemanden (mmh ..., ich verstehe)

R – innere Regsamkeit, die äußere Bewegung anstößt (raten, rätseln, erfahren, erregen)

Zusammen mit dem Rhythmus ergeben sich Folgen von Bewegungen, die wiederholt werden. Das Gedicht kann regelrecht begriffen oder erfasst werden.

Für das Erlernen von neuen Gedichten gibt die Eurythmistin nun die Kugel bei der betonten Silbe von einer Hand in die andere.

„Zum Sehen geboren, zum Schauen bestellt,
dem Turme geschworen gefällt mir die ..."

„Welt!", sagt Frau Strauß. Sie hat begonnen, sich die Kugel abwechselnd von einer in die andere Hand zu legen und freut sich, gemeinsam mit Frau Graf die fehlenden Worte zu ergänzen.

„So seh' ich in allen die ewige Zier – und wie mir's gefallen, gefall' ich auch..."
Gemeinsam schließt die Gruppe dieses Goethe-Gedicht mit der letzten Verszeile ab:
„ Es sei wie es wolle, es war doch so schön!"

Den ganzen November hatte die Gruppe dieses Gedicht gearbeitet.
Ob Einzelne das Gedicht von früher kannten ist nicht sicher. So war es ein Neuerlernen. Über einen Monat später kamen die Worte angeregt durch die Bewegung wieder ans Licht. Die eurythmische Geste ist wie die Melodie im Lied, durch die ich verlorene Worte wiederfinden kann.

Der Dichter verlieh einem bestimmten Gefühl durch die Kraft der rhythmischen Sprache Ausdruck. Und diese Kraft und seelische Bewegung kann sich bei der Eurythmie entfalten und wahrgenommen werden.
Die Eigenschaft der poetischen Sprache, innere Bilder, ganze Landschaften zu erschaffen und dabei einen Innenraum zu erzeugen ist eine Möglichkeit Kommunikation zu motivieren und zu erleichtern.

Der seelische, emotionale Inhalt, die Atmosphäre, die in einem Gedicht eingefangen sind, sie sind es, die in der Eurythmiestunde zum Leben erweckt werden.
Je nach Jahreszeit und Tagesform der Teilnehmer wählt die Eurythmistin die geeigneten Gedichte und Sprüche aus.

Beim Einsammeln der Kugeln dauert es manchmal etwas länger. Frau Klaus legt behutsam die Kugel in den Beutel. Sie hatte sich nach dem Singen wieder in sich zurückgezogen und ihre Arme um die Brust gelegt. Die Kugel behielt sie jedoch die ganze Zeit in der Hand. Jeder Teilnehmer braucht seine Zeit, um sich von der Kugel wieder zu lösen. Hier ist eine liebevolle Bestimmtheit und Führung eine Hilfe für den Menschen die Handlung ausführen zu können.

Nach diesen Vorbereitungen werden die Teilnehmer selber zu „Schöpfern" und lassen z.B. eine Blumenwiese wachsen.

Mit ein paar einleitenden Worten führt die Eurythmistin die Teilnehmer in eine Vorfrühlingslandschaft. Sie erzählt, dass sie die ersten Schneeglöckchen gesehen habe und möchte nun solch eine Blume „wachsen" lassen. Gemeinsam finden die Teilnehmer nach und nach noch ein paar Blumen.

„Tulpen", sagt Frau Graf und die Eurythmistin ergänzt „Krokusse!".
Der Mensch mit Demenz kann die wachsende L-Bewegung begleiten und deren entfaltende und belebende Wirkung erleben.

Unterstützend begleitet die Eurythmistin die Bewegungen oder führt sie gemeinsam mit einem Teilnehmer aus.

> In der Luft,
> Weht ein Duft,
> Weht ein Hauch wie vom Glück,
> Was so tief uns entschlief,
> Kommt erwacht nun zurück!

aus: Hedwig Diestel: Verse für die pädagogische Eurythmie: © 1. Auflage 1998, Pforte Verlag Dornach

Es ist tatsächlich ein Hauch vom Frühling in der Gruppe.

Es folgen ein paar Fuß- und Beinübungen mit einfachen Versen:

„Hacke, Spitze 1, 2, 3, ..."; „Eine kleine Dickmadam fuhr mal mit der Eisenbahn ..."; 1, 2, 3, 4, 5, 6, 7 wo ist denn mein Schatz geblieben ...", und was noch so gewünscht wird.

Die Übungen werden auch mit den Händen auf den Oberschenkeln gemacht, so dass jeder seinen Spaß haben kann.

Die Eurythmistin steht im Kreis und nimmt wieder die Hände zum Herzen:

„Hab Sonne im Herzen, ob es stürmt oder schneit ..."

Sie führt langsam wieder die sammelnden und lösenden Bewegungen der Übung vom Anfang aus.

„Hab Sonne im Herzen und Zwiebeln im Bauch, da kannste gut scherzen und Luft haste auch!"

Frau Berg schmunzelt und Frau Strauß lächelt.

Die Eurythmistin verabschiedet wieder jeden persönlich und begleitet die Teilnehmer, die wieder in den Speisesaal gehen.

Im Fahrstuhl ist der Geruch des Essens und beim Runterfahren sagte Frau Strauß "Wie im Speisewagen!"

So wie hier finden in verschiedenen öffentlichen und privaten Seniorenwohn- und Pflegeheimen durch eine Anzahl von Eurythmisten Kurse statt.

Die Eurythmisten arbeiten vor allem mit dem kreativen Potential der poetischen Sprache und wecken bzw. pflegen die Ausdrucksmöglichkeiten der Senioren.
Vor allem eine nonverbale Brücke zu bauen, Vertrauen zu bilden und Atmosphären in

den Gruppen positiv zu beeinflussen sind die Ziele einer Gruppeneurythmiestunde.

Neben dieser Form der künstlerisch/hygienischen Eurythmie gibt es die speziell aus diesen Bewegungen weiterentwickelte therapeutische Heileurythmie.
Sie wird wie ein Medikament eingesetzt. Der Heileurythmist führt in Einzelarbeit mit dem Patienten die heileurythmische Therapie durch.
Von einem Arzt der anthroposphischen Medizin verordnet und begleitet, stärken diese heileurythmischen Bewegungen die Zirkulation und Atmung und erreichen durch deren funktionelle Verbindung jedes Organsystem.

Ursprünglich ist das Sprechen mit dem Bewegen der Glieder verbunden. Zur Bekräftigung oder Verdeutlichung begleiten wir die Sprache durch eine Gebärde. Das ist ein Ausdruck von diesem Zusammenhang.

Die Eurythmie wurde 1912 in Zusammenarbeit von Rudolf Steiner und Lory Meier-Smidts entwickelt. Er erforschte die Bewegungsimpulse, die vom menschlichen Kehlkopf ausgehend sich durch die Gesamtorganisation ergießen und zu den Bewegungen der Gliedmaßen werden können. Bei der Bildung der Sprache werden diese Impulse zurückgehalten und zu den feindifferenzierten Bewegungen der Sprachwerkzeuge, die im Zusammenhang mit der ausströmenden Atemluft die menschliche, tönende Sprache hervorbringen.

Aus dieser Forschung ist die Eurythmie (griech./lat.: schöner Rhythmus) entstanden:
Ein Bewegungskanon für die Ausdrucksmöglichkeit der inneren seelisch/geistigen Regungen des Menschen.

Nicht nur der an Demenz erkrankte Mensch erlebt den Zerfall der sprachlichen Fähigkeit. In unserer modernen Welt ist die Sprache ein Werkzeug der Informationsübertragung. Die Geschwindigkeit, in der heute „Kommunikation" abläuft, lässt kaum genügend Atem für ein erquickliches Gespräch.
Die Brückenbildung zu den Menschen mit Demenz ist eine lohnende Arbeit.

BUCH 2   BILDER AUS DER PRAXIS

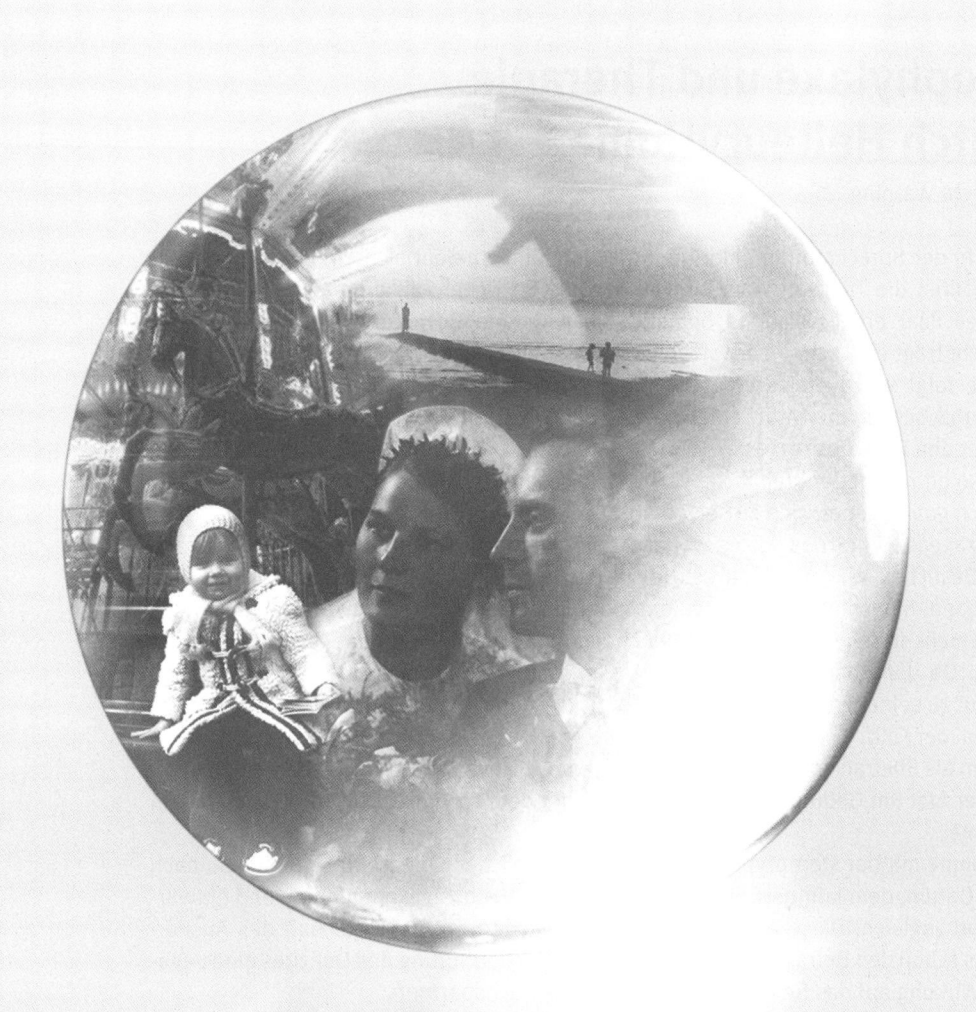

11 Prophylaxe und Therapie durch Heileurythmie

Albrecht Warning

Prophylaxe und Therapie durch Heileurythmie

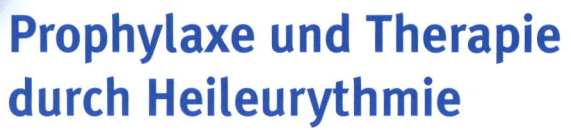

Albrecht Warning

In der Sprechstunde einer geriatrischen Klinik meldet sich ein Ehepaar an. Der Arzt öffnet die Tür zum Wartezimmer, um die Besucher willkommen zu heißen. Ein älteres Paar erhebt sich. Er bemerkt die spontane Bewegung des Mannes. Sein Gesicht trägt ein Lächeln, erwartungsvoll, doch nicht ganz gerichtet. Der einladenden Geste folgt er zuversichtlich. Dahinter etwas zögerlich seine Frau, langsam, wie sichernd, scheint ihr Antlitz einen sorgenvollen Ausdruck zu haben. Die Augen suchen unstet den Blick des Arztes.

Wie so oft nimmt der männliche Partner gleichsam unaufgefordert Platz, während sie höflich das Angebot, sich zu setzen abwartet.

Der fragende Blick des Arztes wandert von einem zum andern. Was denn der Grund des Besuches sei, erkundigt sich der Arzt und erhält umgehend die Antwort vom Ehemann: Manchmal bemerke er, dass ihm das eine oder andere Wort fehle, er auch nicht mehr so schnell wie früher die richtigen Antworten parat habe, aber krank sei er nicht. Ob denn das Gedächtnis nachlasse, fragt der Arzt nach. Der Angesprochene schaut zu seiner Frau hinüber, die heftig nickt - nun meint er, ab und zu sei das schon einmal der Fall.

Indem die Ehefrau anheben möchte, das ganz Ausmaß der Störungen darzulegen, bittet der Arzt um Geduld, da er ein Gespräch mit dem scheinbar Betroffenen einfädeln möchte.

Er könnte mit der stereotypen Frage nach der zeitlichen Orientierung beginnen, nach dem Datum, dem Jahr usw. Dies ist so schulmeisterlich, so examinierend und entwürdigend zugleich. Diese Art des Fragens stigmatisiert mit der Botschaft des Aushorchens schon den Befragten und provoziert mit der Vermutung des Defizites eine negative Wirkung auf das Selbstwertgefühl des Gesprächspartners.

Also beginnt man ein Gespräch über die Lieblingsbeschäftigung oder über die täglichen Pflichten, Gewohnheiten oder ähnliches. Auch könnte der Beruf oder die Familienverhältnisse zum Leitfaden der Unterhaltung werden.

In der ersten Phase der Gesprächseröffnung mag dies noch etwas langsam, vielleicht auch etwas gespannt verlaufen. Dann lockert sich die Atmosphäre schnell über Bekanntes, durch Identfikationen zwischen den Gesprächspartnern oder humorvolle Bemerkungen. Oftmals steht dem Patienten das eine oder andere Wort nicht zur Verfügung. Hilfesuchend fordern seine Augen die Unterstützung seiner Frau. Auch spürt er hier und da eine Gedanken- oder Begriffslücke. Mit einem nachgesetzten Lächeln relativiert er das peinliche Moment, als wollte er sagen: „So geht es uns doch allen". Kleine, vielleicht umständlich erzählte Scherze, oder indirekte Fragen, deren Beantwortung Abstraktionen enthalten, steigern die Anforderung an das Mitdenken.

Oftmals bleibt der Patient hier zurück, erkennt die verschobene Bedeutung nicht, kann die Schichten der Logik nicht ordnen. Mit der Dauer der Unterhaltung lässt die Konzentration nach, Silben werden verdreht, manchmal entsteht ein Wortsalat. Ausgesprochenes wird wiederholt, als ob es neu berichtet wird. Wenn der eine oder andere Begriff in dem Gesprächsfluss nicht unmittelbar einfällt, werden kurzerhand Phantasiegebilde eingefügt. Erstaunlich, wie treffend sie den emotionalen Wortsinn wiedergeben. Wie überhaupt die Stimmungslage ohne jede Beeinträchtigung durch die offensichtlichen Hirnleistungsdefizite zugewendet und warmherzig strahlt.

Fragenwiederholungen nach Erinnerungslücken werden nicht wahrgenommen. Der erneute Verlust des Gedächtnisinhaltes wird nicht bewusst realisiert. Darauf angesprochen verwischen Floskeln das Defizit. Die Bereitschaft zum Erüben scheint zu bestehen, jedoch stellt sich auch bei wiederholten Aufforderungen keine Gedächtnisstabilität ein. Man hat den Eindruck, dass vieles wie automatisch ausgesprochen und wiederholt wird.

Hier schließen sich Fragen an den Partner an: Wann man den Beginn gemerkt habe, welche Verhaltensweisen früher charakteristisch waren und anderes mehr. Schon sehr früh, weit vor den als Krankheit bewerteten Störungen, offenbaren sich flackerartige Störungen der Gedächtnisfähigkeit, des Kurzzeitgedächtnisses, die eher als Aufmerksamkeitsmangel oder müdigkeitsbedingt gedeutet wurden.

Wie kann man sich die beschriebenen Störungen erklären?

Gedächtnisinhalte werden im täglichen Leben ganz unterschiedlich gebildet.
Als Kind handelt und fühlt man so wie man im Schoße der Familie lebt. Die Bewegungen der Eltern, der Geschwister und deren Verhaltensweisen werden unwillkürlich, unwissentlich übernommen, so dass mitunter von den besuchenden Kaffeetanten der sattsam bekannte Spruch mit Begeisterung ausgerufen wird: „Ganz die Mama, ganz der Großpapa".
Körperliche Fertigkeiten und Geschicklichkeiten werden spielerisch erübt. Damit prägen sich in den Bewegungsmenschen Abläufe des Springens, des Hüpfens, des Schreitens etc. ein. Unsere körperlichen Bewegungsabläufe bleiben unwiderruflich bestehen. Als Grundlage können sie jederzeit abgerufen werden, z.B. Radfahren, Dribbeln, Stricken etc. Die Muskulatur muss allerdings jedes Mal neu trainiert werden.
Von der Schulzeit an steht uns eine Kraft zur Verfügung, die uns befähigt, Inhalte zu abstrahieren, um Schriftzeichen, Zahlenreihen und auszubildende Rechenarten zu erlernen.
Zur Anpassung an gesellschaftliche Forderungen und der Intellektualität überwindet man sich zum Besuch weiterbildender Schulen.
Die Spontanität der Erfahrung nimmt ab, die zunehmende Abstraktion entfernt uns vom lebendigen Erleben. „Der unpraktische Akademiker". „Praxis und Theorie": Ur-

alte gesellschaftliche Themen.

Das Phänomen bleibt aber nicht auf diese Gruppen allein beschränkt. Vielmehr lässt sich allenthalben beobachten, wie sich auf längeren Eisenbahnfahrten oder in Wartezonen der Arztpraxen oder beim Friseur Rätselecken bewältigen lassen, die in aller Regel Kreuzungen inhaltsloser Verschüttelungen sind:

„1 waagerecht: serbisches Reisgericht, größtes Säugetier: 5 senkrecht, 3 waagerecht: amerikanischer Präsident usw."

Das serbische Reisgericht mag man als Rezept aus dem Urlaub mitgebracht und als Köstlichkeit selbst zubereitet haben. Das Wort Pilav hat sich auf diese Weise mit Geschmack und Inhalt gefüllt! Es bleibt im Gedächtnis.

Die Begegnung mit einem Wal ist für die meisten Menschen entweder von der Besucherterrasse eines Zoos oder über das Fernsehen möglich. Vielleicht ist der eine oder andere auch schon in seinen Träumen auf einem weißen Wal geritten.

Abraham Lincoln hat keinem unserer Zeitgenossen die Hand geschüttelt.

Mehr oder weniger inhaltslos werden die Begriffe aus dem Gedächtnis abgerufen und alle beim Rätselraten im Großraumwagen eines IC von Würzburg nach Göttingen vereint.

Wir erkennen deutlich mechanisierte Gedächtnisinhalte ohne jeden Bezug zur lebendigen Person. Abrufbare Daten eines leblosen Speichers. Sie sind es, die zuerst abbröckeln, die wegen der Inhaltslosigkeit abdriften.

Mit was haben wir uns tatsächlich mit allen Sinnen und durch eigene Handlung verbunden?

Gedächtnis als Erinnerung! Erinnerung als Verinnerlichung eines Erlebnisses. Auch ein solches Wort wie Treue kann aus einer Abstraktion als Erlebnis verinnerlicht werden.

Das Einprägen eines Geschehens ist ein Prozess nach innen. Es benötigt Zeit. Wir wissen vom Kurzzeitgedächtnis, vom Langzeitgedächtnis. Gerade die Erinnerungen des Langzeitgedächtnisses spiegeln emotionale und erlebnisgestützte Prozesse wider. Man hat den Eindruck, das, was die Sinne aufnehmen, muss genauso verdaut werden wie Chili con Carne.

Vergleichbar mit der Verdauung muss eine Wahrnehmung verinnerlicht und auf ihre Tauglichkeit abgetastet werden. Sie wird als neuer Eindruck in die eigene Vorstellungswelt eingefügt.

Dadurch entstehen Bezüge zwischen den Gedächtnisinhalten, die in Sinnzusammenhänge gefügt werden.

Diese bilden die Grundlage unserer Urteilsfähigkeit. Aus dem Gewebe der Gedächtnisinhalte entwickelt sich die Gestalt komplexer Handlungen und zielorientierter Durchführungen.

Der Mensch handelt immer, um etwas zu erreichen. Er isst etwas, um seinen Hunger zu stillen. Er lernt, um sich Anforderungen stellen zu können. Er übt z.B. ein Musikinstrument, um in einer Gruppe musizieren zu können. Seinen Aktivitäten ist eine Absicht unterlegt. Eine menschliche Handlung wird vom Ziel her strukturiert. Dies

gilt nicht nur für einzelne Handlungsabläufe, sondern auch für die Gestaltung eines Tagewerkes, eines Wochen- oder Jahresplans. In der Erkenntnis des Lebensplanes wird der Sinn des Daseins gewiss.
Man erkennt, in welch umfassenden Dimensionen Gedächtnis oder Erinnerung zur Lebensgrundlage werden. Aus der Perlenkette der Erinnerungen ergibt sich schlussendlich das Bewusstsein für den eigenen Lebensweg. Es synthetisiert sich zum Ichbewußtsein.

Bei der Beurteilung, welches Ausmaß eine Demenz angenommen hat, sind viele Faktoren des individuellen Lebens einzubeziehen. Erziehung, soziale Einbindung, persönliche Lebenssicht und Ziele der Verwirklichung.
Beim demenziell Betroffenen ist mitunter schon seit der Kindheit, also lange vor der krankhaften Entwicklung die Fähigkeit auf mögliche Eindrücke mit Wachheit zu reagieren, nicht veranlagt oder nicht gepflegt, also nicht geübt.
Auch kann das Mosaik der Vorstellungen aus seinem Temperament und der Lebensart undifferenziert, seine Begriffswelt eingeengt und zur Erweiterung zu träge sein, wie das Sprichwort sagt: „was der Bauer nicht kennt, das frisst er nicht".
Der geringe Wortschatz offenbart oftmals den Mangel einer Begriffsfülle
bzw. –differenzierung.
Im Gegensatz dazu entwickelt eine reiche Begriffswelt aus sich heraus Neugier und strebt nach Erweiterung, nach unbekannten Erfahrungen, also neuen Gedächtnisinhalten.
Krankhafte Veränderungen zeigen sich, wenn der Prozess der Verinnerlichung eines Erlebnisses, einer Erfahrung nicht in der Weise durchgestaltet wird, dass deren Inhalte Bestand haben. Sie bleiben flüchtig, oft nur einen Bruchteil einer Sekunde.
Man hört, wie der Volksmund sagt, nicht richtig zu.
Der Blick gleitet hier über die Oberflächen. Er verweilt nicht, um z.B. in Ruhe das Bild zu erfassen. Man richtet nicht die notwendige Aufmerksamkeit auf die Wahrnehmung, lässt sie unbeteiligt an sich vorüberziehen. Das Interesse wird nicht auf den Gegenstand des Sinneseindruckes gerichtet. Es fehlt die mit Bewusstsein geführte Reflexion.

Im Falle der krankhaften Entwicklung gehen nicht nur einzelne Inhalte des Gedächtnis, wie z.B. ein Wort, sondern mit zunehmender Ausprägung einfachere oder komplexere Handlungen, Sinnzusammenhänge oder übergeordnete Planungsfähigkeiten verloren. Es entstehen Strukturbrüche, Verlust des Wissens um den eigenen Lebensweg. Der Betroffene verliert sich in der krankhaften Auflösung seiner mentalen Gewissheit.

Voraussetzung für die Gestaltung der Therapie und deren Ziel muss die genaue Kenntnis des Ausprägungsgrades der Erkrankung sein. Diese sind in der

Grundlagenliteratur verzeichnet und müssen hier nicht beschrieben werden. Das therapeutische Bemühen hat in den ersten zwei Stadien Aussicht auf eine gute Wirkung.

Gibt es denn überhaupt Möglichkeiten, die Entwicklung einer Demenz vom Alzheimertyp aufzuhalten?
Aktivierende Pflege, Gedächtnisübungen, Gruppenaktivitäten, z.B. mit Musik und anderen Tätigkeiten, haben durchaus Wirkungen, aber können nicht als erfolgreiche Therapie bezeichnet werden. Daher sucht man neue Möglichkeiten, z.B. in der anthroposophischen Medizin. Sie wird gerne als eine komplementäre Medizin angesehen, vor allem aus naturwissenschaftlicher Perspektive. Das bedeutet, es handle sich allenfalls um eine medizinische Ergänzungsmethode. Tatsächlich ist für den anthroposophisch tätigen Arzt die naturwissenschaftliche Ausbildung Grundlage seines Handelns. Als Besonderheit wird die ganzheitliche Betrachtung des Menschen, speziell der Patienten, hervorgehoben. Was hat zu dieser Meinung beigetragen?
Ein Mensch wird sich im alltäglichen Leben gar nicht anders als *ganzheitlich* verhalten können. Das heißt: er wird immer mit seinem Körper und zugleich mit seinen Gedanken sowie seelischen Bewegungen in einer Zeit und an einem Ort anwesend sein. Diese völlige Selbstverständlichkeit kann man z.B. bei jedem Einkauf miterleben, ob es sich um die Lieblingsspeise handelt oder die begehrte Zigarettenmarke. Bei C&A möge man nur beobachten, wie die Begehrlichkeiten der Seele um eine Bluse oder Schal herumkreisen, wie die Hände prüfend über den Stoff gleiten, das Preisschild umdrehen und dabei die Gedanken zur Rechtfertigung des Kaufwunsches instrumentalisiert werden. Die Entscheidung wird schlussendlich durch den Charme des Verkäufers provoziert.
Beobachten wir in der Eisenbahn das gegenüber sitzende Paar. Mit einem Anflug des Lächelns versinken die Augen im Antlitz des Partners, gleiten weibliche Hände durch schütteres Haar , verweilen ein klein wenig im Nacken, um dann mit einem Augenblick die Zuneigung vorsichtig durch einen scheuen Lippenkuss zu vertiefen. Selten strahlt ein altgewordenen Ehepaar soviel Wärme der Zuneigung aus.
Ein völlig anderes Verhalten zeigen wir als Mitarbeiter einer Klinik, Praxis oder anderer Gesundheitsinstitutionen: Mag es die Beübung eines Oberschenkelhalses oder einer Mehrfragmentfraktur nach Autounfall sein, es geht um den cm-weise zu messenden Bewegungszuwachs. Der Chirurg wird sich am Op-Plan auf die Galle stürzen, während ein Internist sich mit hintergründigen Gedanken um die Differentialdiagnose einer primären oder sekundären Demenz bemühen will. Die seelische Reagibilität des Patienten, seine Stimmungslage wird gezielt ausgeblendet, um einer seelischen Überlagerung aus dem Weg zu gehen. Allenfalls wird der Kollege der Psychiatrie konsiliarisch angefordert, wenn mangelnde Copingstrategien die neurotische Fehlhaltung vermuten lässt. Als Jünger der Naturwissenschaft haben wir uns auf dem Wege zu einem medizinischen Beruf ganz der Anatomie, hingegeben. Durch das Zerschneiden des Körpers haben wir diesen auseinandergenommen, die inneren Organe oder das Nervensystem stückweise in der Hand, und so die Struktur des toten Leibes als

Grundlage des Menschen erkannt. Jedes Teil wurde mit einem Namen versehen, eindeutig bestimmt, will sagen als handgreifliche Substanz definiert. Gleichermaßen machen wir uns mit den Funktionen des Leibes vertraut. Neben den Vorgängen im Verdauungsapparat werden Gesetze des Kreislaufes, der Lunge oder des Sexualapparates erstellt. Immer geht man von dem im Körper erscheinenden Menschen aus.

Also die über das Haar streichende Hand könnten wir zweifelsfrei sezieren. Aber wie wollen wir die Zärtlichkeit auf diese Weise erfahren? Selbst wenn der Physiologe den tangentialen Pressdruck oder die Scheerkräfte auf der Haut bestimmen würde, er könnte keine Aussage über die Zärtlichkeit des Gefühls machen. Schon die Fähigkeit der Hand sich zu bewegen ist für den Naturwissenschaftler völlig unzugänglich. Er könnte allenfalls darstellen, *dass* sie sich bewegt und welche Muskeln chemisch molekular aktiv sind. Über die empfundene Zärtlichkeit, über die bange Sorge um den geliebten Partner kann er keine Aussage machen.

Das bedeutet: Die naturwissenschaftliche Perspektive untersucht ausschließlich die Erscheinungen und Veränderungen der körperlichen Gestalt und Funktion. Alle Gefühlsregungen und geistigen Prozesse werden nur als Realität fassbar, wenn sie sich in körperlichen Reaktionen manifestieren.

Ja es entsteht eine Beweisumkehr. Alle Handlungen, Gedanken und Gefühle des Menschen werden nur dann als real betrachtet, wenn sie als körperverursacht dargestellt werden können.

Wenn, wie es nicht selten geschieht, bei Befindlichkeitsstörungen auch ernsterer Art, keine körperlichen oder funktionellen Störungen festgestellt werden können, führt dies bei betroffenen Laien zu der Meinung, sie bildeten sich das alles nur ein, sie hätten einen Spleen oder säßen einer Spinnerei auf.

Schon das Phänomen Schmerz kann nur dann als ein solches dingfest gemacht werden, wenn körperlich erkennbare Störungen eine schmerzverursachende Veränderung vermuten lassen. Mitunter werden grimassierende Automatismen alter Menschen als Schmerzreaktionen missdeutet und Analgetika in hoher Dosis gegeben. Wie andererseits Patienten mit Schmerzen jedoch relativ diszipliniertem Verhalten oder der Neigung körperliche Reaktionen zu verbergen der medikamentösen Hilfe entbehren müssen, weil ihnen mangels erkennbarer Veränderungen nicht „geglaubt" wird.

Ähnliches gilt für seelische Regungen wie z.B. Freude oder Trauer. Freude muss nicht ohne Weiteres behandelt werden, außer ein Mensch gerät im Freudentaumel aus dem Häuschen. Trauer kann den Betroffenen derartig niederdrücken, dass er aus eigener Kraft in den Notwendigkeiten des Alltages nicht mehr gerichtet agieren kann.

Der erbetenen Hilfe wird man aus naturwissenschaftlich medizinischer Sicht in beiden Fällen mit Psychopharmaka entsprechen. Diese wirken aber nicht auf die zugrundeliegenden emotionalen Prozesse, sondern trennen die Reagibilität des Körpers von den seelischen Vorgängen. Man kann dies nahezu als bewiesen ansehen, wenn nach längerer Dauer der Medikation sich das Verhalten des Menschen konventionell adap-

tiert hat, die Medikamente in der Vermutung der Normalisierung abgesetzt werden, jedoch durch den Wirkungsverlust des Pharmakons das eigentliche, unbewältigte, seelische Problem wieder zu Tage tritt.
Dererlei Krankheitsverläufe sind heutzutage so häufig, dass die Menschen nach anderen Methoden und Hilfen suchen. Sie fühlen bzw. ahnen, dass der menschlichen „Ganzheitlichkeit" ärztlich nicht entsprochen wurde.
Hinzu kommt, dass der naturwissenschaftlich orientierte Arzt die organbezogenen Prozesse zur exakten Kalkulation und Verlaufsbeurteilung lokalisiert und in bildgebenden Verfahren räumlich isoliert. Dies ist völlig wertfrei zu betrachten. Man muss sich dabei im Klaren sein, dass der prozessuale, fluktuierende, zeitlich zu begreifende Mensch nicht definierbar, nicht dingfest zu machen ist.
Ganzheitlich bedeutet, dass die verschiedenen Kräfte und Erlebnisschichten der drei Bereiche des Denkens, Fühlens und Wollens im Menschen zusammenfassend behandelt werden, so wie der Mensch zu jedem Moment seines Lebens als prozessuale Einheit agiert. Die Anthroposophische Medizin erweitert also das zweifache Bild des Menschen („mit Leib und Seele") im geisteswissenschaftlichen Sinne um eine neue Dimension. Im christlichen Sinne ist offenbar, dass der Mensch die Kräfte einer göttlichen (geistigen) Welt zur verantwortlichen Gestaltung seiner Entwicklung erhalten hat.

Welche Therapiemöglichkeiten haben sich in der anthroposophischen Medizin entwickelt?

Um die Sprachbildung als Instrument der körperlichen Belebung, der seelischen Differenzierung und der Gedankenprozesse neu zu beleben wird zum Beispiel Heileurythmie angeboten. Sie hat sich aus der künstlerischen Eurythmie ca. 1920 entwickelt.
Daher sei hier ganz kurz auf diese Bewegungskunst eingegangen, die geeignet ist Sprache und Musik körperlich zu gestalten.
Erlebt man die künstlerische Eurythmie während einer Aufführung, besser noch bei einer Probenarbeit mit, sieht man die Akteure einzeln oder als Gruppe in farbigen, tunikaartigen Gewändern, in zarte Seidenschleier über Schulter und Armen gehüllt, in gemessenen Schritten oder raschem Lauf, in Bögen, Rundungen, Schleifen und geraden Linien den Bühnenraum durchmessen. Dabei gestalten Arme und Hände Gesten, die aus den Bewegungen des Körpers wie geboren erscheinen.
Unvermittelt versucht man diese Bewegungskunst dem modernen Ballett oder Ausdruckstanz zuzuordnen. Doch entdeckt man rasch deutliche Unterschiede. Es fehlen die betont expressiven Momente, es werden keine Sprünge, keine Verwindungen artistisch eingelegt, keine partnerschaftlichen Körperkontakte, keine Artistik.
Die Darbietungen, zugleich mit Rezitation einer Dichtung oder Erklingen lassen eines Musikstückes, haben einen gehaltenen, innerlich geführten Charakter. Im Wechsel zwischen Leichtigkeit, ja sogar humorvollen Gesten und Strenge leuchtet die innere

Beseelung des Einzelnen und der harmonische Zusammenhang einer Gruppe auf.
Interessiert man sich für ein Workshop, wird man bei den Adressen anthroposophischer Initiativen fündig. Man beginnt nach ersten Erläuterungen, wie z.B. dass in der Eurythmie Bewegungen aus den Gesetzen der Sprachentwicklung gestaltet werden. Erste Übungen bestehen im erwartungsvollen Öffnen der Arme, was spontan den Ausruf des Vokals „A" hervorruft. Beim Anklingen des Lautes „M" entwickelt sich eine tastende Zustimmung auf den Lippen mit leichter Vorneigung der Stirn.
Das „I" anfänglich im aufrecht gehaltenen Körper empfunden, steigert sich zum ICH-Gefühl durch den hochaufstrebenden rechten Arm. Dazu spürt man in der mit dem linken Arm etwas nach hinten abwärts gerichteten Diagonalen die Balance zwischen Himmel und Erde. Man erkennt nicht nur sich selbst zwischen diesen beiden Polen, sondern man findet sich in der klaren Willensrichtung, auf die der Mensch aus der Mitte heraus blickt, nämlich seinen Lebenshorizont. „Man hebt jedoch nicht ab", da die Armdiagonale den Menschen deutlich in der Mitte hält. Daraus wird bei jedem neu erübten Laut bewusst, dass er stets im Gleichgewicht gegensätzlicher Bewegungsrichtungen gehalten wird. Man spürt, wie jeder Konsonant oder Vokal aus der Mitte heraus geschaffen wird. Man erlebt, wie aus dem Körper Sprache gestaltet und durch den Kehlkopf intoniert wird. Man bewegt Sprache, man läuft sie, man fühlt sie. Der Laut wird nicht im Munde artikuliert, sondern tönt aus dem ganzen Körper.
Es kann erlebt werden, dass die künstlerische Eurythmie auf grundlegenden Gesetzen der Sprachentwicklung des ganzen Organismus basiert.

Nach dieser Erfahrung eröffnet sich Interesse, wie denn „Heileurythmie" zu erleben wäre:
In den letzten Jahrzehnten sind aus den verschiedenen Kunstrichtungen therapeutische Wege entwickelt worden. Allen gemeinsam ist die Möglichkeit unabhängig von der Verstandestätigkeit, die seelische Schicht des Menschen anzusprechen und zu aktivieren.
Musik wird auch schon laienhaft heilend, beruhigend, auch für soziale Aktivitäten eingesetzt. Zum Beispiel, wenn ein betrübtes Kind im wiegenden Singsang der Mutter zur Ruhe findet oder eine träge Gruppe durch ein kräftig rhythmisiertes Lied aktiv werden kann.
Die Elemente der bildenden Kunst, also Malerei und Plastik, erweisen sich seit den Erkenntnissen der Psychologie und Tiefenpsychologie als therapeutische Mittel für unsagbare, mitunter nur traumartig schlummernde Fragen der Seele.

Um Eurythmie als sichtbare Sprache des Körpers zu therapeutischen Hilfen umzuwandeln, fragt man nach den Elementen der Sprache, nach deren Quellen und Wirkungen.
Sprache ist so alltäglich, ist so universell, dass es schwer fällt, den klärenden Ansatz zu finden. Allein die unterschiedlichen Melodien der europäischen Sprachen! Der eher helle Ton im skandinavischen Raum, gesteigert im Vokalreichtum der finnischen

Sprachfamilie. Dagegen der distinguierte, distanzierte Ton des Briten. Wie ausgewogen fließend ist die italienische Sprache, in der jedes Wort mit einem verbindenden Schlussvokal nachklingt. Wie beeindrucken die kehligen, gutturalen Artikulationen der Alpenvölker.

Versucht man aus den Wortbildungen die Bedeutung der Konsonanten und Vokale zu erkennen, gerät man schnell in eine Sackgasse. Warum ist ein „Caballo" im italienischen, was im deutschen ein „Pferd" ist oder im griechischen ein „Hippos". Die verschiedensten Buchstabenkombinationen für das gleiche Tier? Wissenschaftliche Fakultäten versuchen dies zu ergründen. Die Kraft und Wirkung der Sprache ruht tiefer. Heutzutage benutzen wir die Buchstaben als völlige Abstraktionen. „B" oder „K", „L" oder „W" sind nur noch Zeichen, ansonsten inhaltslos geworden. Erst in der Poesie erklingen sie mitunter in ihrer ursprünglichen Weise.
Vokale offenbaren sich als unmittelbar seelischen Ausdruck: „OOOOOhh", „AAAAAhh".
Dagegen verbergen sich die Kräfte der Konsonanten eher.
Man achte auf die Körperarbeit, die für die Bildung eines „T", „S", „TZ" „R" oder „K" notwendig ist:
Wenn man sich darum bemüht, den Konsonanten nachzuhören, in dem man sie selbst erübt: „Es regnet, es donnert, es blitzt und es kracht"...
Nicht nur die Artikulation im Mundbereich ist gemeint, sondern auch die Dynamik des Brustkorbes, des Bauches, Inanspruchnahme der Gliedmaßen. Das tastende Gefühl im „M"; das Einschlagen der Hacken im betonten „K". Gut bemerkbar ist das Körpergefühl beim gestoßenen vokallosen „fffff", das wie eine Befreiung wirkt, während in der gleichen Artikulationshaltung die Luft eingesaugt ebenfalls als „fffff" lautiert, jedoch einen fast ängstlichen Rückzug ausdrücken kann.

Die künstlerische Eurythmie wurde umgewandelt, um sie zur Heilung einsetzen zu können. In der Gestaltung von Poesie und Musik wird sie zum künstlerischen Ausdrucksmittel der individuell interpretierenden Person. Das besagt, dass der eurythmisierende Künstler sich im Einklang mit entstehenden Sprachprozessen seine seelischen Bewegungen in Bewegungen des Körpers übersetzt.
Sprache enthält Gedanke und Gefühl zugleich. Z.B. wird jedes Wort dieses Aufsatzes aus einer Gedankenlinie aneinandergefügt. Zugleich wird ein Satz aus Wortgefühlen komponiert. Beides ist die Substanz, aus der der Künstler die Bewegung plastiziert.
Man könnte vereinfachend sagen: der Eurythmist entwickelt künstlerisch von innen nach außen.

Dem genau entgegengesetzt wird Heileurythmie angewendet. Sie wirkt von außen nach innen.
Der Therapeut veranlasst den Patienten solche eurythmischen Bewegungen (die aus der Eurythmie zur Therapie abgewandelt wurden) zu erüben, die in ihm den

Bewegungsorganismus beleben und in den wiederholten Übungen die im Menschen verborgenen Sprachgesten wachrufen, so dass die sich einprägenden Bewegungen im Innern einen harmonischen Widerhall finden. Die Bewegung fließt impulsierend hinein. Man kann sie vergleichen mit einer Einatmung, die zart beginnend hineinströmt, den Bewegungsmenschen ausfüllt und langsam wieder abebbt. Die Wiederholung der Übungen rhythmisiert diesen Prozess. Dieser ist ein zentrales Anliegen der Therapie. Durch diese Rhythmik wird das Gefühl der Sprachbildung herausgefordert. Durch die stetige Übung wird der Gedankensinn, der Sinn für das richtige Wort und der Sinn für jeden einzelnen Buchstaben geweckt.

Die therapeutischen Übungen wirken zugleich auf die Zirkulation und Atmung. Zu diesen Funktionen hat jedes Organsystem im Gesamtorganismus einen Bezug. Daher erreichen die heileurythmischen Bewegungen sowohl die inneren Organe als auch die Funktionseinheit Muskel- Stoffwechsel System und Nervensystem.

Wenn oben als verschiedene Symptome der Demenz gerade Desinteresse und Oberflächlichkeit beschrieben wurden, lockt die Heileurythmie durch die Verstärkung des Gefühles im bewegten Wort das Interesse an der Sprache wieder heraus. Das Gefühl ist die seelische Aktivität, die zum Denken führt. Wir sprechen von denkender Seele, da sie es ist, die uns veranlasst, Gedanken zu entwickeln, die wir auszusprechen beabsichtigen, mit denen wir unsere Meinung vertreten wollen.

Zu Anfang kann hier durch rhythmisches Taktieren ein Gefühl für die Strukturierung zeitlicher Abläufe geübt werden. Kleine rhythmisch komponierte und evtl. gereimte Gedichtzeilen werden dazu gesprochen.
z.B.:

> Dunkle Wolken, Regenschauer.
> Nebeldüster liegt das Land,
> und die Sonne hüllt vor Trauer
> sich in finsteres Gewand.
>
> Frisch kommt da ein Wind geflogen,
> hat die Schatten schon verscheucht.
> Über bunten Regenbogen
> Hat mich Heiterkeit erreicht.

aus: Alfred Baur, Bli, bla, blu, J. Ch., Mellinger Verlag Stuttgart

So wird man mit solchen Übungen beginnen, die das Atmen der Seele beeinflussen und durch die übende Wiederholung stärken

Damit wird die rationelle Grundlage der Heileurythmie für den demenziell gefährdeten Menschen deutlich. Das ist z.B. die Vokalreihe: „I-A-O." Diese Vokalfolge im „I" beginnend ruft initial in mir Selbstgefühl hervor, aus dem heraus ich die empfangende Geste des „A" gestalten kann und darauf diese Bewegung abrunde, indem ich im Kreisschluss der Arme (und analog dazu auch der Beine) den Vorgang verinnerliche. Dies wird erweitert durch die Umkehrung: I-A-O-A-I . Ich bewege mich wieder zum Beginn zurück, ich erlebe im Inneren die Umkehrung. Ein Vorgang, den man an sich selbst ausführend als besonders aufweckend, als bewusst machend erlebt. Nun sollte den mehr fließenden Vokalen – man kann ein I oder ein A in einer langgezogenen Kantilene aussingen – eine Struktur, eine Grenze gegeben werden. Gerade für Menschen mit demenzieller Entwicklung, die Gefahr laufen zu zerflattern, zu zerbröckeln, ist die Strukturierung einzelner oder komplexer Handlungsabfolgen und auch des ganzen Tages von prophylaktischer und therapeutischer Bedeutung. Daher wird zu Beginn und am Ende der Übung ein „T" gesetzt. Schon im laienhaften, alltäglichen Gebrauch kann die eröffnende und abschließende Wirkung des „T" wunderbar erfühlt werden: „Ottos Mops trotzt."

Es ergibt sich also eine Übungsfolge: T-I-A-O-A-I-T.

Im Weiteren kann der Tendenz der Auflösung und dem Verlust des Bewusstseins seiner Selbst durch Übungen entgegengewirkt werden, die die körperlichen Grenzen erfühlen lassen. Dazu werden sogenannte Stabübungen durchgeführt. Ein ca. 1 m langer Kupferstab wird mit beiden Händen vor den Körper in verschiedenen Ausrichtungen gehalten: Zuerst die Arme gestreckt nach unten, dann über Kopf, dann rechts seitlich, sowie links seitlich. Anfangs im Stehen, später wird dazu im Kreis rhythmisch geschritten.
Alle Übungen versuchen nach dem dargestellten Grundprinzip zu wirken. Oftmals muss auch je nach Temperament des Patienten oder seines Krankheitsgrades die Übung abgewandelt werden. Das ist dann im Einzelfall abzuspüren.
Um aber hier die Essenz anzudeuten, mag das Dargestellte genügen.

Bei all den Übungen ist zu beachten, dass zwischen dem Therapeuten und dem demenziell erkrankten Patienten eine persönliche Interaktion in folgender Art notwendigerweise auftritt:
Bei den Klienten – Patienten fällt auf, dass sie häufig eine gute und kräftige Beweglichkeit haben. Eine andere Fähigkeit überrascht angesichts des meist vorgeschrittenen Lebensalters, in dem Beweglichkeit und Beobachtung eher gemindert sind: Es gelingt den Patienten erstaunlich oft, die vom Therapeuten dargestellten Lautbewegungen gut – wie man allgemein sagen würde – umzusetzen. Etwas umsetzen können, bedeutet, es im Beobachtungsmoment innerlich zu reflektieren und als Bewegungsgestalt zu entwickeln. Dies gelingt im allgemeinen nicht. Vielmehr werden die Bewegungen erstaunlich sicher und richtig nachgeahmt. Dass es sich hierbei um eine wirklich spontane Nachahmung handelt, kann durch Aufforderung zur selbständigen Wiederholung der Lautbewegung überprüft werden. Dies gelingt häufiger nicht,

da der Patient in diesem, schon mäßig fortgeschrittenen Stadium nicht fähig ist, einen strukturierten Bewegungsablauf zu reflektieren. Dies ist zumeist im Beginn der Erkrankung noch möglich. Bei schwererem Betroffensein verliert der Patient auch die Nachahmungsfähigkeit.
Mitunter werden die Bewegungsabläufe automatisiert und ununterbrochen wiederholt, ohne dass den Aufforderungen des Therapeuten Aufmerksamkeit gewidmet wird.

Charakteristisch ist dieser Mangel an Aufmerksamkeit für die Angaben des Therapeuten schon sehr früh. Gedanklich wird sich nicht mehr konzentriert, der Klient ist „nicht mehr bei der Sache". Er kann keine Übungskohärenz mehr aufbauen. Der Aufmerksamkeitsbrennpunkt wechselt schnell. Er ist durch kleinste Ereignisse in der Umgebung ablenkbar. Er wird krankhaft sanguinisch. Im Miterleben erscheint der Patient „unverbindlich". Dies kann soweit gehen, dass der Therapeut die Bewegung des Patienten führend übernehmen muss.
Manchmal kommt es zu Vertauschungen der Körperschemata. Die Rechts-Links Orientierung ist nicht sicher oder auch verloren gegangen.

Für den Therapeut ergibt sich, dass er sich dem Patienten mit ungeteilter Aufmerksamkeit widmen muss. Im anthroposophischen Sprachgebrauch meint dies: er muss den Patienten unablässig in seinem Bewusstsein halten. Er muss ihn innerlich führen, die Bewegungen durch konzentrierte Hinwendung aus dem Patienten herausentwickeln. Schon eine kurze Phase der Unaufmerksamkeit lässt den Patienten abgleiten. Die Übung bricht in sich zusammen.
Man erlebt, dass diese Unselbständigkeit im Mangel des Bewusstseinskern verhaftet ist. Der gestaltende Therapeut/in entwickelt zu dem nachahmenden demenziell Erkrankten eine nonverbale, also unausgesprochene Brücke, die gefühlt werden kann. Sie wird durch den Ätherleib Ichhaft gebildet und stabilisiert. Der Therapeut trägt durch diese Kraft den Patienten mit.

Im Gegensatz dazu wird ein vollbewusst reflektierend Übender zwischen dem übenden Handeln und dem korrigierenden Betrachten oszillieren. Daher wird der Übungsablauf delegierbar. Das Bewegungsziel ist dem kognitiv Gesunden bewusst. Jede Handlung des Menschen wird auf ein Ziel ausgerichtet, mit bewusster oder unbewusst entstandener Absicht geführt. Der Handlungsablauf wird ganz auf das Ziel hin ausgerichtet. Der demenziell veränderte Mensch offenbart den Verlust des innerlichen Gerichtetseins.

Mit der Therapie durch Heileurythmie wurde eine Möglichkeit der Behandlung und vor allem der Prophylaxe bei drohenden demenziellen Prozessen aufgezeigt.
Eine erweiterte Wirksamkeit kann erreicht werden, wenn zusätzlich Kunsttherapie und Musiktherapie eingesetzt werden. Letztere als Gruppenarbeit führt den mental iso-

lierten Menschen in einer soziale Gemeinschaft, in der durch nonverbale Zuwendung die Herzenskräfte belebend wirksam werden.

BUCH 2   **BILDER AUS DER PRAXIS**

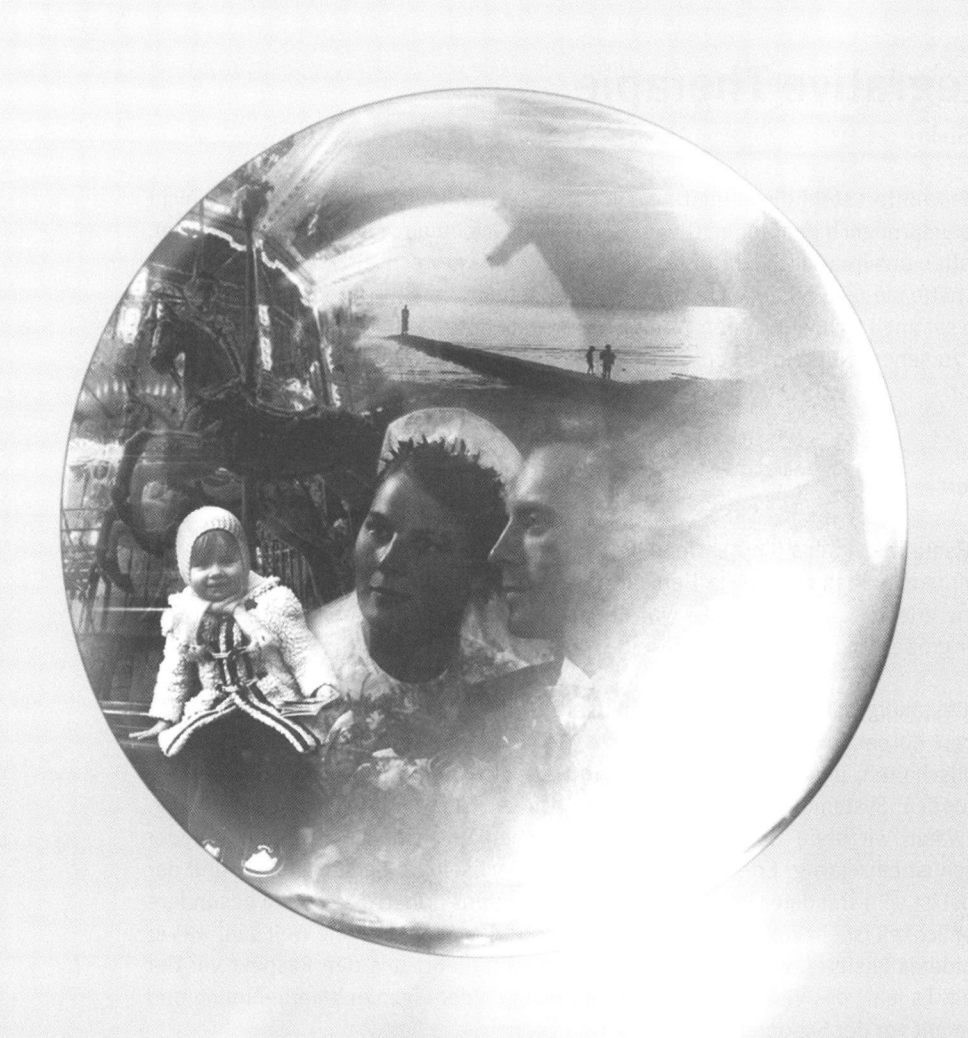

12 Integrative Therapie

Wolf Stein

BUCH 2   BILDER AUS DER PRAXIS

Integrative Therapie
Wolf Stein

Erschüttert steht die ältere Dame in der Reihe der Regale und erinnert sich nicht an die ursprünglich benötigten Dinge. Gestern war ich ihr noch im Hausflur begegnet, wir hatten uns freundlich begrüßt und ein paar Worte gewechselt.
Eben hätte sie die Einkaufsliste noch im Kopf gehabt, berichtet sie fassungslos. Die Dame sammelt sich, setzt ihren Weg fort, sie verbirgt den Schreck, gleich ist sie nicht mehr zu sehen. Nun bin ich erschüttert und den Blick nicht abzuwenden nehme ich mir vor.

Vorwort

Panta rhei – alles fließt – Heraklits Erkenntnis bestimmt unser Leben. Vor zweieinhalbtausend Jahren wusste Heraklit bereits, dass er im Leben nicht zweimal das Gleiche erleben und tun konnte. Vor dem ständigen Wandel in seinem Leben hatte dieser große Philosoph vermutlich keine Angst.

Beständig befinden wir uns und unsere Umgebung in Bewegung. Dies gilt für unseren Körper, unsere Gefühle, unsere Gedanken. Dies gilt ebenso für unsere Freundschaften, unsere Wohnorte, unsere Gesellschaften, das Weltall. Gewohnheiten, Moden, Systeme helfen uns in einem positiven Sinn in der Lebensbewältigung. Was wären wir ohne Gewohnheiten? Sie machen uns jedoch nicht gleich. Jeder Mensch ist einzigartig. Er entwickelt eine unverwechselbare Persönlichkeit. Und der Wandel ist sein ständiger Begleiter. Sein Tod macht uns ärmer, denn seine besondere Persönlichkeit ist ein Verlust. Wie gerade vielleicht dieser Mensch die Welt sah, was er Besonderes leistete, was er an Talenten einbrachte, lehrt uns den Respekt vor der Vielfalt. Es lehrt das Verstehen der Beschränkungen der eigenen Wahrnehmung und die Demut vor der Schöpferkraft.

Die rasanten technischen Entwicklungen des vergangenen Jahrhunderts haben den menschlichen Geist gefeiert. Es erschien fast so, als bestehe der Mensch nur aus seinem Geist, seinem kognitivem Wissen, seiner Rationalität. Wehe dem Menschen, der seinen Geist verliert! Zu nichts scheint er zu gebrauchen, keinen Sinn hat sein Leben mehr. Er ist nur noch eine Hülle, möchte man glauben.

Menschen mit Demenz, die in der Mehrheit die Lebensmitte überschritten haben, sind darüber hinaus mit der Verleugnung des Alterns konfrontiert. Sie haben es mit negativen Einstellungen und Erwartungen des gesellschaftlichen Umfeldes zu tun. Nachteilige und inhumane Lebensbedingungen begleiten vielfach diesen

Lebensabschnitt. Hinzu kommen nicht selten die Überlastungen des sozialen Umfeldes. Wir Menschen bereiten uns bei Zeiten unser späteres Unglück.

In Wirklichkeit sind wir Körper/Seele/Geist/Wesen. Ein getrenntes Denken dieser Teile ist nur theoretisch denkbar. Ein Teil davon ist nicht weniger wichtig als der andere. Eine Gefahr löst eine Abwehrbewegung aus, löst ein Erschrecken aus, löst ein Bedrohungsgefühl aus, löst einen Fluchtgedanken aus, löst eine Schutzbewegung aus. Ein bestimmter Duft löst eine Erinnerung aus, löst ein Freudegefühl aus. Wer in diesen Prozessen lesen kann, dem eröffnen sich neue Horizonte, dem eröffnet sich ein neues Verständnis. Alles hat seinen Sinn und es gilt diesen Sinn zu verstehen. Dieses Verständnis ist eine besondere Chance für den Umgang mit Menschen mit Demenz.

Die Integrative Therapie wie sie im Wesentlichen seit den 60er Jahren Hilarion G. Petzold formuliert hat und mit Mitarbeitern bis heute weiter formuliert, stellt diesen ganzheitlichen Menschen in seiner Lebenswelt und seiner Lebensspanne in den Mittelpunkt. Die Integrative Therapie hat ein reiches Bündel an Zugangswegen zu Menschen beschrieben und geeignete Interventionen entwickelt. Wir können auf diese Zugangswege vertrauen, weil der Mensch immer im Kontakt, in Beziehung zu sich und zu den anderen Menschen ist.

Die Integrative Therapie und ihre Zugangswege zum Menschen

Die Integrative Therapie ist ein schulenübergreifendes Verfahren. Es ist offen gegenüber anderen therapeutischen Verfahren und hat ein eigenständiges Theoriegebäude entwickelt. Mit dieser auch gegenwärtig weiter anwachsenden wissenschaftlichen Plattform versucht sie ihr therapeutisches Handeln zu verstehen und durch Praxiserfahrungen wiederum zu reflektieren und weiter zu entwickeln. Fragen wie zum Beispiel „Wie gewinnt man Erkenntnis? Was ist eine Persönlichkeit? Was ist Kreativität? Was ist Krankheit? Was ist Gesundheit? Wie interveniert man im therapeutischen Geschehen? Mit welchen Methoden und Techniken?" erhalten dabei ihre wissenschaftliche Antwort.

Methoden sind formuliert worden wie zum Beispiel eine Integrative Gestaltpsychotherapie, eine Integrative Kunst- und Kreativitätstherapie, eine Integrative Musiktherapie, eine Integrative Poesie- und Bibliotherapie. Diese Methoden führen das Verfahren der Integrativen Therapie in die verschiedenen Praxisfelder wie zum Beispiel das der Gerontotherapie ein und ermöglichen ein begründetes therapeutisches Arbeiten. Für die verschiedenen Methoden hat die Integrative Therapie Techniken/Interventionen (Improvisationstechnik, Rollentausch, Lebenspanorama, Fünf Säulen der Identität etc.) entwickelt, Medien (Musikinstrumente, Tonmasse, Puppen, Poesie, Bälle etc.) und Stile (stützend, aufdeckend, zugewandt etc.) eingeführt und

Modalitäten (Erlebnisaktivierung, Linderung, Übung oder Konfliktaufarbeitung etc.) ausgeformt.

Die Integrative Therapie versteht den Menschen als Körper/Seele/ Geist/Wesen (Leibsubjekt) in der Lebenswelt (Kontext) und der Lebensspanne (Kontinuum). Er besitzt ein Selbst. Dieses Selbst ist Grundlage und gleichermaßen Gesamtbereich der Persönlichkeit. Man könnte auch sagen, das Selbst bildet sich aus Körper und Seele. Aus dem Selbst entfaltet sich das Ich (Ich will, ich fühle, ich denke) und die Identität. Bereiche der Identität sind der Leib (z.B. seine Gesundheit, sein Aussehen, das Wohlfühlen in ihm), das soziale Netzwerk (z.B. Familie, Freunde, aber auch Feinde), Arbeit und Ausbildung (z.B. Arbeitsleistung, Arbeitszufriedenheit, Arbeitsbelastung, aber auch Freizeitqualität), Materielle Sicherheit (z.B. Einkommen, Eigentum) und das Wertesystem (z.B. Woran glaube ich? Wofür trete ich ein? Was ist meine persönliche Lebensphilosophie?). Ich und Identität bilden sich zum ersten Mal im Kindesalter. Im weiteren Leben formen sich Selbst, Ich und Identität weiter, befinden sich in beständigen Umwandlungsprozessen.

Übersetzt in unsere Arbeitswelt kann hieraus folgend ein Halten durch eine Umarmung, die Verwirklichung eines wichtigen Wunsches, ein Kaffeetrinken mit Freunden, ein Gespräch mit den Angehörigen oder ein Blick ins Fotoalbum eine Selbsterfahrung, eine Ich-Stärkung und/oder ein Identitätserlebnis darstellen, einen spezifischen therapeutischen Zugang ausdrücken.

Der Mensch ist an sich mit Kreativität (Schöpferkraft) ausgestattet, einem schöpferischen Impuls. Diese Energie ermöglicht Neuzusammenstellungen aus Vorhandenem durch wechselseitige Begegnungen.

Kreativität ist ein entscheidender Bestandteil der Evolution, zum Beispiel in der Form der Anpassung an veränderte klimatische Bedingungen. Kreativität ermöglicht ebenso kulturelle Prozesse. Aus Vorhandenem wie zum Beispiel Gefühlen, Gedanken, Erkenntnissen, oder in größeren Dimensionen Menschen, Gesellschaften etc. stellt der Mensch mit dieser Kraft neue Verbindungen und Zusammenstellungen her. Im Sinne der Integrativen Therapie ist er damit ko-kreativ, weil er in diesen Prozessen immer in Beziehung steht, ko-existent ist. Es entstehen unablässig zusammenwirkende Effekte und wiederum erneute „In Beziehung Setzungen" in neu entstehenden Beziehungen. Schauen sie einmal auf ihren eigenen Lebensweg. Vielleicht nur auf den heutigen Tag. Wie vielen Menschen sind sie begegnet? Wie viele Sätze haben sie gewechselt, wie viele Impulse haben sie erhalten, wie viele haben sie gegeben? Was haben sie Neues erfahren? Was an Neuem ist Ihnen aufgefallen? Was haben sie angestoßen? Wir lernen, ohne es richtig zu bemerken! In unserem Arbeitsfeld können wir genauso auf diese schöpferischen Prozesse vertrauen. Der Alltag gestaltet sich immer wieder neu und abwechslungsreich, es werden neue inspirierende Atmosphären geschaffen. Wichtig ist es, diese Prozesse wahrzunehmen, anzunehmen und an die Potentiale und die Ressourcen anzuknüpfen, die Menschen bieten – und diese dann zu fördern.

Alles Sein, alles Leben, ist als ein Mit-Sein zu verstehen. Ohne den Mitmenschen ist der Mensch nicht vorstellbar. Der Mensch wird zum Menschen, zur Person, zur Persönlichkeit durch den Mitmenschen. Unsere Identität wird dabei durch attribuierende (Selbst- und Fremdzuschreibung) und wertende (Einordnung) Interaktionen gewonnen. Dieser Kommunikationsprozess, dieser Ko-Respondenzprozess im Sinne der Integrativen Therapie, erfolgt intersubjektiv. Dies bedeutet ein inneres Beteiligtsein an einer anderen Person, mit dem Anliegen, diese Person zu berühren, zu begreifen – in einem wechselseitigen Verstehen. Wenn wir auf unser Arbeitsfeld blicken, wissen wir, dass dies nicht immer gelingen kann. Und trotzdem ist diese Haltung so wichtig. Diese Ko-Respondenz ist als ein zusammenwirkender Prozess direkter und ganzheitlicher Begegnung und Auseinandersetzung zwischen Menschen auf der Leib-, Gefühls- und Vernunftebene zu verstehen. Das Ziel ist die Herausbildung von Konsens und Kooperation. Scheitern von Ko-Respondenz führt zu Entfremdung, Frontenbildung. Zusammenfassend können wir sagen, eine Person wird man durch Ko-Respondenz.

Unsere Wirklichkeit ist nicht einseitig, sie ist vielfältig und komplex. Das Teil ist im Ganzen, das Ganze ist im Teil. So ist beides verwandt, verschieden und vielformig. Im Prozess des wahrnehmenden Erfassens und Verstehens wirkt alles zusammen und schafft Sinnfülle. Dies gilt nicht nur für Prozesse gegenwärtiger Lebenssituationen, gleichwohl für bestimmende Ereignisse der Vergangenheit oder wichtige Vorstellungen für die Zukunft. Zum Verständnis dient das Bild eines Hologramms. In diesen Hologrammen, wie sie zum Beispiel in der Kunst und der Wissenschaft zu sehen sind, kann man bestimmte Punkte aus verschiedenen Perspektiven betrachten. Um es mit einem Konflikt aus dem Alltag zu beschreiben kann ein voraussichtliches zu spät kommen zu einer Verabredung aus der beruflichen Sicht (Es ist noch etwas Wichtiges zu erledigen, ich verärgere eventuell meinen Chef), aus der Erwartung eines Streites mit der Freundin (Dies ist nicht das erste Mal, meine Freundin ist vermutlich gekränkt) und aus einer persönlichen Sicht (ich bin müde und will mich eigentlich ausruhen und früh schlafen gehen) gesehen werden. Welche Entscheidung ist zu treffen? Am besten krank werden und keine Verantwortung übernehmen! Ja, wir haben es als Menschen nicht immer einfach. Und trotzdem, Wirklichkeit kann nur aus einer mehrperspektivischen Sichtweise heraus erfasst werden. Die Aufgabe ist es, den im Ganzen ruhenden Sinn zu erfassen und unsere Sinnerfassungskapazität zu steigern, das heißt Erkenntnis zu gewinnen und unser Bewusstsein zu erweitern.

Gesundheit und Krankheit sind zwei Dimensionen menschlicher Existenz. Neben Modellen der Krankheitslehre (Pathogenese) hat die Integrative Therapie auch Modelle der Gesundheitslehre (Salutogenese) entwickelt.
Sie blickt zum Beispiel auf Schädigungen im Entwicklungsverlauf des Menschen, auf die Verhinderung emotionalen und motorischen Ausdrucks und Krisen und Stress. Sie interessiert sich ebenso gründlich für die schützenden Faktoren der persönlichen

Entwicklung (z.B. eine liebevolle Mutter, eine qualifizierte Ausbildung, ein verlässlicher Ehemann) und die herausgebildeten Widerstandskräfte des Menschen. Für Menschen mit Demenz ist der Blick auf die gesunden Anteile der Persönlichkeit besonders wichtig. Gerade dann, wenn die kognitiven Funktionen verblassen und eine Ausheilung der Erkrankung noch nicht möglich ist. Die gesunden Anteile können Stütze, Linderung aber auch Erhaltung und Wiedergewinn sein. Die Integrative Therapie hat hierfür (vier) Wege der Heilung formuliert, (sechs) Modalitäten der therapeutischen Arbeit, sie hat (vierzehn) Wirkfaktoren des therapeutischen Handelns benannt.

Ein zentrales Anliegen ist die Verbindung von Diagnostik und Therapie als eine prozessuale Theragnostik. Immer wieder neu muss ein Entwicklungsprozess in den Blick genommen werden. Festgelegte Diagnosen, festgelegte Zuschreibungen – So hat etwas zu sein! – passen nicht zum Integrativen Therapieansatz und sie passen ebenso wenig zu Menschen mit Demenz. Demenz hat viel mit wellenartigen Bewegungen zu tun. Und dies erfordert ein in den Blick nehmen der angetroffenen Befindlichkeit.

Welche Zugangswege eröffnet die Integrative Therapie für die Arbeit mit Menschen mit Demenz

Mit ihrem differenzierten Methodenangebot eröffnet das Verfahren der Integrativen Therapie einen reichen Schatz an Verbindungen für die Arbeit im Bereich der Demenz. Häufig begegnen wir in unserem Arbeitsfeld Menschen im Alzheimerbild, deshalb sollen sie für den weiteren Beitrag im Mittelpunkt stehen.

Wie oben bereits angesprochen, nimmt die Integrative Therapie Kontakt über Inhalte der Gestaltpsychotherapie (z.B. Die Erörterung eines persönlich wichtigen Themas), über die Kunst- und Kreativitätstherapie (z.B. die Entfaltung kreativen Tuns, die Belebung sensomotorischer Prozesse), über die Musiktherapie (z.B. die Belebung emotionaler Erfahrung), über die Leib- und Bewegungstherapie (z.B. die Förderung körperlichen Ausdruckes), über die Poesie- und Bibliotherapie (z.B. die Erinnerung früherer Lebensszenen) und andere Methoden auf. Über die Verbindung dieser Methoden im beruflichen Alltag formt sie ihre Einsatzmöglichkeiten auf die Person bezogen aus. Sie bezieht sich mit ihren jeweiligen therapeutischen Interventionen auf den spezifischen Verlauf der Demenz.

Mitarbeiter im Sinne der Integrativen Therapie bauen eine tragende empathische Beziehung auf, sie fördern kognitive Problembenennung und Problembewältigung, sie fördern die Kreativität, die sinnliche Wahrnehmung, den emotionalen Ausdruck, das Gedächtnistraining, die Sicherung von Identitätserleben, sie sind Begleitung und

Stützung. Der Transfer in den Alltag kann über ein Spiel mit Puppen erfolgen, oder das gemeinsame Betrachten eines Bildbandes über Berlin zum Beispiel, oder eine Kontaktaufnahme über ein Streicheln, ein Lächeln, ein strukturiertes Tagestraining, ein Spiel mit einem Ball, ein gemeinsames Lesen der Tageszeitung, eine gemeinsame Vorbereitung des Essens, den gemeinsamen Einkauf von Lebensmitteln, ein Begleiten zur Toilette, einen Ausflug. Ausgehend von in diesen Begegnungen gewonnenen Verständnis wird der Mitarbeiter das persönlich Notwendige in einem nächsten Schritt tun.

Neben Einzelpersonen wenden sich diese Mitarbeiter an Gruppen. Sie nutzten deren kommunikatives Potential. Eine Bewegungsübung mit einem Luftballon, um in Kontakt zu kommen. Eine Arbeit mit Tonmasse um sensomotorische Impulse zu fördern, in der Gruppe einen dialogischen Austausch zu initiieren, eine Geschichte, eine frühere Begebenheit entstehen zu lassen, eine Erlebnisqualität von Gemeinschaft und Bezogenheit zu fördern und Inseln von Identitätserfahrung aufzufinden, zu bewahren und zu entwickeln.

Sie nehmen die Ausformung und langfristige Erhaltung eines tragenden sozialen Netzes sehr ernst. Gerade weil wir um die Entwicklung der Demenzerkrankung wissen, weil wir um die Überlastung von Angehörigen wissen, ist hierfür keine Zeit zu verlieren. Ob in ambulanten Diensten, teilstationären Einrichtungen, Wohngemeinschaften und in Heimen – die unterschiedlichen Ebenen sind zu verbinden, Familienangehörige einzubeziehen, freiwillige Besuchsdienste zu fördern, zum Beispiel Schulklassen zu interessieren.

Erinnerung findet nicht nur in den Bereichen unseres Gehirns statt. In unserer Mimik, unserer Körperhaltung, unserer muskulären Ausstattung, unseren ausstrahlenden emotionalen Atmosphären sind Leibarchive verborgen. Diese Archive sind für die therapeutische Arbeit mit Menschen mit Demenz von Bedeutung. Sie bilden die Brücken, wenn sich die Kognition verliert. Eine Angstmimik, eine aggressive Körperbewegung sind Ausdruck innerer Atmosphären, zu denen wir über unsere Begegnungen Zugang finden können. Schutz und Beistand oder Entspannung werden ermöglicht. Zwar ist die Sprache unser höchstes Kulturgut, jedoch ist sie für die therapeutische Arbeit der Integrativen Therapie nicht zwingend Voraussetzung. Eine der Stärken der Integrativen Therapie liegt darin, nicht zwangsläufig über die Kognition Zugangswege zum Menschen finden zu müssen.

Integrative Therapie geht von einem Menschenbild aus, in welchem der Mensch mit Würde ausgestattet ist. Von zentraler Bedeutung ist die Beziehung zu sich selbst und zu anderen Menschen. Der in Integrativer Therapie aus- und weitergebildete Mitarbeiter macht im Arbeitsfeld ein tragfähiges, empathisches Beziehungsangebot. Wir wissen ein solches Beziehungsangebot ist eigentlich selbstverständlich. Für einen an Demenz erkrankten Menschen ist dieses Beziehungsangebot von zentraler Bedeutung. Die im wellenartigen Verlauf der Demenzerkrankung massiv aufkommenden Affekte von Angst, Wut, Trauer, Hilflosigkeit und Ohnmacht brauchen Ausdruck, jedoch auch Respekt, Halt, Minderung, Sicherheit, Zuwendung, Nähe. Sie brauchen die verlässliche Beziehung.

Der Leib des Menschen ist in einander verschränkt. Zum Beispiel kann der Duft einkochender Marmelade eine Lebensszene erinnern (Mutter/Ostpreußen/Heimat), eine Identitätserfahrung („Ich bin eine Ostpreußin".) erschließen. Eine Körperhaltung (ein Selbststreicheln) kann ein Gefühl erlebbar machen (Zärtlichkeit), eine Szene aus der Ehe erschließen („Meine Frau liebte mich sehr"). Ein Lied, ein Gedicht, ein Bild, können eine erlebte Geschichte erinnern, und eine Geschichte berichten lassen (ein Ausflug mit der Familie an einem Sommertag aufs Land, ein gemeinsames „Mensch ärgere dich nicht" Spiel). Wir haben hier einen Reichtum an Zugangswegen über die Sinne, die Emotionen, die Kognitionen – im Sinne von den Phänomenen (ein Selbststreicheln) zu den Strukturen (ein geliebter Mann), zu den Entwürfen (Aufhebung des Mangels).

Wir wissen aus unserer alltäglichen Praxis, dass ständig scheinbar unauffällige Verhaltensimpulse in unserem Umfeld geschehen. Plötzlich erinnert ein Besucher einer Tagesstätte sich an eine frühere Szene der Jugend. Oder ein Lächeln huscht über das Gesicht einer Bewohnerin einer therapeutischen Wohngemeinschaft.

Wir müssen diese Chancen zum Kontakt, zur Begegnung, zu einer Selbsterfahrung, einer Identitätserfahrung nutzen. Denn hier haben wir die Möglichkeit, ein Gefühl von Selbsterleben, von Selbstgefühl zu wecken, eine Atmosphäre von Selbstvertrauen und von Selbstbewusstsein entstehen zu lassen oder zu halten.

Dies ist zum einen Identitätsarbeit und zum anderen Beziehungsarbeit. Unser Blick richtet sich hierbei auf die Bewahrung, die Stabilisierung oder den Wiedergewinn von Sinnerfassungskapazität.

Dies gilt auch für Momente in unserer Arbeit in denen scheinbar Unverständliches passiert. Eine Bewohnerin einer Wohngemeinschaft spricht zum Beispiel mit ihrem Bild im Spiegel wie zu einer anderen Person. Leicht könnte man dies als Verwirrtheit abtun und weiter den übrigen Aufgaben nachgehen. Man könnte jedoch ebenso Kontakt zu „beiden Personen" aufnehmen. Man könnte mit den beiden Damen ins Gespräch kommen, um ihre Wünsche und Sorgen besser zu verstehen. (Wer ist diese Frau, der man hier immer wieder begegnet? Was weiß man von ihr? Wie vertraut erscheint sie?) Stimmigere Lösungen, ein neues Verständnis, neue Sichtweisen auf die Bewohnerin könnten sich durch einen Dialog mit den beiden Damen ergeben.

Für die Arbeit mit Menschen mit Demenz ergibt sich weitere Stärkung durch die Orientierung auf den Prozess. Sinn macht eine Diagnosefindung und hieraus folgende Handlungsinterpretation immer vor dem Hintergrund eines konkreten individuellen Entwicklungsgeschehens. Ein Bewohner findet am Morgen nicht mehr zurück in sein Zimmer. Er ist räumlich nicht orientiert. Am nächsten Morgen ist die räumliche Orientierung wieder vorhanden, am Abend braucht er erneute Unterstützung. Er ist also nun orientiert oder nicht? Eine Chance zumindest zur zeitweiligen Erhaltung des Potentials wäre, räumliche Orientierung zu üben, oder auf verschiedene Symbole hinzuweisen, die ihn den Weg zu seinem Zimmer finden lassen.

Ein weiteres Beispiel. Wir gehen davon aus, dass zu einem frühen Zeitpunkt der Demenzerkrankung noch im starken Umfang sprachlich ausgerichtete Interventionen möglich sind, Gedächtnistraining sinnvoll und notwendig erscheint. In gleicher Weise geht es zu einem späteren Zeitpunkt um die Bereitstellung von angstfreien Atmosphären, einer körperlichen Berührung, eines Schutzraumes oder die Orientierung auf die Stabilisierung des sozialen Netzwerkes als therapeutisches Agieren.

Kleine Projekte für den Alltag

Vielleicht passt die eine oder andere Idee, die ich anregen möchte, in Ihre Tagesstätte, Ihre Wohngemeinschaft oder auf Ihre Station. Geben Sie diesen Projekten ihren persönlichen Akzent.

Zuerst ein themenzentriertes Kleingruppenprojekt für vier bis fünf Teilnehmer. Es richtet sich in abgeschlossenen Form mit fünf bis zehn Gruppenterminen an interessierte oder ausgewählte Teilnehmer. Zum Beispiel können die Teilnehmer Bewohner sein, die ein hohes Bedürfnis nach Austausch mitbringen, oder Bewohner die gerade stärker zurückgezogen wahrgenommen werden. Sie könnten auch ein Projekt für Männer machen. Oder sie initiieren ein Projekt für Menschen mit sensomotorischen Problemen.
Wählen Sie Themen aus, die Bezug zu den Lebens- und Erfahrungswelten der Teilnehmer haben wie zum Beispiel die Heimatstadt oder die Stadt der Jugend, zu Festen, zu Jahreszeiten, zu Pflanzen, zu Tieren und anderem.
Finden Sie Gedichte, Geschichten, Fotos, Lieder und bringen diese ein. Initiieren Sie Dialoge, Gespräche, Kontakte, Begegnungen.
Dann bereiten Sie einen malerischen Prozess vor. Sie strukturieren entweder diesen malerischen Prozess selbständig vor (Zeichen/Malvorlage) oder sie strukturieren ihn gemeinsam mit den Teilnehmern. Schlagen Sie Farbgebungen vor, malen Sie gemeinsam mit den Teilnehmern, unterstützen Sie die Teilnehmer, geben Sie Hilfen. Dann modellieren Sie gemeinsam passend zum Thema Figuren oder Reliefs. Dann bemalen Sie diese Figuren oder Reliefs. Und wieder unterstützen Sie bei der Farbgebung, beim Malen. Achten Sie auf die Fertigstellung der einzelnen kleinen Prozesse.
Es entsteht eine Wechselwirkung von Eindruck und Ausdruck. Es entwickelt sich ein Korespondenzprozess des Teilnehmers mit sich selbst, mit seiner Arbeit und mit der Gruppe.

Durch die kleinteiligen Arbeitsschritte kann eng am einzelnen Teilnehmer orientiert gearbeitet bzw. eingegriffen werden. Über- oder Unterforderungssituationen können vermieden werden. Es entstehen persönliche Arbeiten, die in den Besitz der Teilnehmer übergehen. Sie bereichern die unmittelbare Welt der Teilnehmer.

Wenn Sie jetzt denken, dass geht doch alles nicht, überwinden Sie ihre eigenen Hemmungen. Es geht und ich habe dies in Projekten bereits oft erfahren.
Sie aktivieren mit solchen Prozessen zusätzlich taktile, sensomotorische, emotionale, und gedankliche Potentiale und Ressourcen. Sie erleben in der Regel die Zunahme von persönlicher Zufriedenheit und Selbstbestätigung bei den Teilnehmern.
Darüber hinaus gewinnen Sie über dieses Projekt wichtige Informationen über die Teilnehmer. Diese sind wiederum für den Fortgang des therapeutischen Prozesses von Bedeutung.

Ein solches Projekt soll seinem Wesen nach fördernd angelegt werden. Es orientiert sich an den gesunden und vitalen Anteilen der Persönlichkeit. Es versucht, die als sichere Orte angenommenen Ressourcen, Talente, schützenden Faktoren zu stärken, auszudehnen und zu verbinden. Dies geschieht zum einen durch die Ausrichtung an Orte des Langzeitgedächtnisses, dass zuletzt von demenzieller Entwicklung bedroht ist, zum Zweiten durch Zugänge über emotionale Berührungen und zum Dritten durch Bewegung bzw. körperlichen Ausdruck. Die Aktivierung bzw. die Reaktivierung des leiblichen Erlebens ist ein kräftigender Vorgang hin zu einer kräftigenden Identitätsentwicklung.

Ein weiteres kleines fortlaufendes Projekt für den Alltag könnte eine Gruppenarbeit mit Elementen von Poesie- und Bibliotherapie sein. Der Prozess der Demenz ist davon gekennzeichnet, dass Sprache zunehmend ihre Funktion verliert. Ein Gespräch verkümmert zum Selbstgespräch, Kontakt- und Klärungsfunktionen vermindern sich. Diese Entwicklung vollzieht sich nicht von heute auf morgen. Noch im späteren Verlauf der Demenz sind zum Beispiel Gedichtrezitationen zu beobachten, ein Vorlesen ist möglich und macht Sinn. In den Gedächtnisarchiven des Langzeitgedächtnisses sind frühe schulische Leistungen noch immer abrufbar („Frühling lässt sein blaues Band ..."). Weihnachtsgeschichten sind ebenso bekannt wie Reiseberichte.
Sie können rezeptiv vorangehen (Vorhandenes wiederholen und neu ausdrücken), Sie können jedoch auch gemeinsam mit den Teilnehmern beginnen, eigene Texte begleitend zu formulieren. Unterschätzen Sie die Teilnehmer nicht.
Wählen Sie auch hier wie im oben beschriebenen Projekt Gedichte, Textstellen, kleine Geschichten, Berichte aus, die ein im Alltag der Teilnehmer präsentes Thema in den Blick nehmen. So vermeiden Sie ein Ausufern.
Achten Sie darauf, wie Sie mit Themen wie Vergänglichkeit, Tod, Sterben umgehen möchten. Das kann eine Rolle spielen, es ist in der Regel zuerst sinnvoller auf positiv geladene Themen zu blicken.

Auch hier wird die Kleingruppe schnell in einen wechselseitigen Austausch kommen. Wichtige Lebensszenen können aufsteigen und Identitätserfahrungen auslösen.

Stellen Sie sich weiter vor, in Ihrer Einrichtung, zum Beispiel einer Tagesstätte, erleben Sie eine Bewohnerin, die einen besonderen Bezug zu einem Kuscheltier oder einer Puppe hat, sie spricht mit dieser Figur, streichelt sie. Oder diese Bewohnerin sitzt immer wieder schweigend und zurückgezogen in einem Sessel und hat diese Figur ständig im Arm. Ein öffnender Zugang könnte hier eine Intervention über eine Puppe, über Märchenfiguren, über Kasperlefiguren oder ähnliches sein. Sie könnten versuchen immer wieder über Dialoge dieser Figuren den Kontakt zu der Bewohnerin zu beleben, zu vereinfachen. In der weiteren Entwicklung könnten sie versuchen einen Kollegen mit einer weiteren Puppe oder weitere Bewohner einzubeziehen. Es kann über die Zeit ein intensiveres Spiel, ein intensiverer Austausch mit dieser Bewohnerin erfolgen. Sie könnten Sie über die Puppe zu ihrem Befinden befragen, Sie könnten die wahrnehmbaren Atmosphären ansprechen, Sie könnten die Bewohnerin zu weiteren Begegnungen (einer Tasse Kaffee) einladen, motivieren. Es könnte ebenso ein gemeinsames Puppenspiel entstehen.

Eine andere Möglichkeit für Begegnungen und fördernde Lebensräume möchte ich Ihnen nun näher bringen.
Der Begriff Atmosphäre beschreibt in der Regel die Qualität in Beziehungen. Fassen Sie einmal den Begriff weiter. Dieses Zimmer strahlt zum Beispiel eine freundliche Atmosphäre aus, sagen wir mitunter. Atmosphären können wir auch verstehen als sich in den Raum ergießende bestimmende Gefühlsqualitäten. Insofern ist es wichtig, wie die Lebensräume beschaffen sind, in denen wir uns aufhalten. Sie beeinflussen uns, wir stehen hier ebenso in einem Dialog.
Wenn Sie mögen, schließen Sie einmal kurz Ihre Augen und stellen Sie sich zum Beispiel den Herbst vor, lassen innere Bilder aufsteigen. Was kommt Ihnen in den Sinn? Ernte vielleicht, goldener Oktober, Pilze sammeln, den Pullover aus dem Schrank holen oder Marmelade einkochen.
Anhand einer Grafik möchte ich Ihnen einen Vorschlag für die Übersetzung dieser Bilder in das Arbeitsfeld anbieten

Schaffen von Atmosphären (Ostern, Weihnachten, Frühling, Sommer, Herbst, Winter, Urlaub, Blumen, Tiere, Geburtstag etc.)

Herbst

Poesie
- Gedichte vorlesen themenzentriert
- Märchen lesen
- Geschichten lesen und berichten lassen

Musik
- Lieder finden und singen
- Musikstücke

Bildungsarbeit
- Beiträge lesen
- Bildbände betrachten
- Fotos betrachten

Therapie
- Malen
- Tonmasse
- Narrative Praxis
- Gedächtnistraining

Ernährung
- Marmelade kochen
- Saft einkochen
- Obst
- Essen

Pflege
- Gespräche
- Kleidung
- alltägliche Begleitung

Spiel/Beschäftigung
- Begriffe sammeln
- Herbstbilder (Blätter, Collagen)

Gerüche
- Zapfen
- Obst
- Pilze

Gestalten von Wohnraum
- Obst
- Blätter, Zapfen, Pilze
- Fotos
- Bilder

Bewegung
- Spazieren gehen
- Fotos machen
- Sammeln von Blättern

© Wolf Stein

Solche atmosphärischen Gestaltungen können Sie zu beliebigen anderen Themen einsetzen. Denken Sie an Ostern, Weihnachten, Frühling, Urlaub, Blumen, Tiere, Heimatstädte usw. Die Anreize, die Sie mit den Umsetzungen erreichen, verblassen wieder. Durch den beständigen Wechsel der Themen schaffen Sie hiermit eine frische Qualität von Anregungen, auf deren Hintergrund sich immer wieder neue Geschichten, Erinnerungen, Lebendigkeit, Bewegung, Identität entfalten können.

Täglich haben wir die Chance Begegnungen zu initiieren. So bestimmend oft der sich verknappende finanzielle Rahmen und die starke Arbeitsbelastung erscheint und uns tatsächlich behindert. Es scheitert ebenso daran, weil wir uns in den Alltagsstrukturen stumpf arbeiten, in unseren Teams nicht den Blick motiviert und selbstbewusst verändern, weil wir Gewohnheit und Strukturen als selbstverständlich und bindend betrachten. Nutzen wir die Chancen für einen Perspektivenwechsel. Nutzen wir die Chancen, die uns die Patienten selbst bieten.

Zum Abschluss möchte ich Ihnen eine Zusammenstellung von Anregungen für Ihre Arbeit vorstellen. Die zusammengetragenen Ideen sind in der Praxis erprobte Übungen. In einem nicht statisch gesehenen Arbeitsfeld können diese Übungen auf die Person oder die Gruppe bezogen eingesetzt werden. Die zusammengetragenen Techniken können aufeinander abgestimmt kleine Projekte bilden. Fühlen Sie sich eingeladen, die Liste weiter zu ergänzen.

„Einsatz von kreativen Medien im therapeutischen Alltag"

Farben
- Malen mit Bilderschablonen
- Malen nach Anschauung (Sonnenblumen)
- Zeitungen (Bilder) bemalen,
- Figuren und Reliefs bemalen
- Laubblätter bemalen und abdrucken
- Tondruckstöcke bemalen und drucken
- Kartoffeldruckstöcke bemalen und drucken
- Lieblingsfarben malen, frei und nach Schablonen
- Malen mit Ölkreide, Wachsmalkreiden, Wasserfarben, Gouachen, Plaka, Buntstiften, Filzstiften
- Collagen aus Gemaltem zusammenstellen
- Zeitungen mit Farben bemalen

Tonmasse
- Tonmasse begreifen, sinnlich erfahren mit/ohne Musikuntermalung
- Plastiken/Figuren modellieren (Tiere, Advent, Ostern)
- Reliefs modellieren (Tiere, Advent, Herbst)
- Formen von Symbolen (Sonne, Herz, Sehenswürdigkeiten)
- Glasieren von Tonobjekten
- Bemalen/Lackieren von selbsthärtenden Tonmassen

Poesie- und Bibliotherapie
- Gedichte vorlesen, lesen lassen, themenzentriert
- Gedichte und Texte gemeinsam verfassen
- Märchen lesen und spielen
- Erfinden von Märchen und spielen
- Geschichten lesen
- Berichte lesen
- Lesungen veranstalten

Puppenspiel
- Kuscheltiere
- Märchenfiguren
- Tierfiguren
- Selbsthergestellte Figuren
- Kartoffelfigur, Sockenfigur
- Spiel von Szenen, Stegreifszenen

Fotoarbeiten
- Bilder machen
- Bilder betrachten
- Collagen
- Fotos auf die Wand projizieren
- Fotos an die Wand projizieren und abzeichnen

Bilder
- Bilder betrachten und berichten lassen
- Bilderbücher herstellen, andere Materialien hereinnehmen
- Collagen von Bildern anfertigen

Postkarten
- Alte Berliner Postkarten betrachten und berichten lassen
- Tierpostkarten betrachten und berichten lassen
- Blumenpostkarten betrachten und berichten lassen
- Puzzle schneiden und herstellen
- Collagen von Postkarten herstellen

Musik
- Lieder finden und singen zu Themen mit und ohne Musikbegleitung
- Lieblingslieder und Lieblingsmusikstücke hören und berichten lassen
- Musik als Entspannung, als Anregung, als Bewegung
- Musikinstrumente einsetzen
- Musikabend, Atmosphäre

Spiele
- Memory aus Holz, etc.
- Selbstgezeichnetes Memory entwickeln
- Spiel mit Ball: Wer den Ball hat, darf sprechen
- Gedächtnistrainingspiele
- Kartenspiele

Pantomime
- Ein Glas Wasser nehmen
- Eine Wand entlang gehen
- Etwas Versalzenes essen
- Etwas Leckeres essen
- Geschirr spülen

Papierarbeiten
- Papier falten (Schiff, Vogel, Flugzeug)
- Papier zerschneiden und Puzzle entwickeln
- Verschiedene farbige Papiere als Collage verbinden
- Große Papiere bemalen, füllen, collagieren

Schattenspiel
- Licht auf Leinwand und Figuren entwickeln

Tanz
- Frei nach Musik
- Mit Choreographie
- Mit Partner
- Im Sitzen

Bereich der sinnlichen Erfahrung
- Verschiedene Materialien (Holz, Plastik, Eisen)
- Verschiedene Klänge (Metall, Windspiel, Klingel)
- Verschiedene Härten und Weichen (Holz, Fell)
- Verschiedene Glätten und Rauhheiten (Glas, Samt, Schmirgelpapier)
- Verschiedene Gerüche (Kräuter, Düfte)

Spezielle Techniken der Integrativen Therapie
- (Aus- und Weiterbildung sowie Vorerfahrung sind anzuraten)

- Soziales Atom
- Fünf Säulen der Identität
- Innere Beistände – Innere Feinde
- Innere Kinder – Kinderländer
- Panoramatechnik

Weitere Techniken
- Arbeiten mit dem Tastsack

© Wolf Stein

Die Integrative Therapie und ihr Wunsch nach Vernetzung im Arbeitsfeld

Der Netzwerkgedanke ist nicht allein für Menschen mit Demenz von entscheidender Bedeutung. Er ist es in gleicher Weise für das berufliche Umfeld. Qualitätsbildend ist ein verschränktes, abgestimmtes Arbeiten verschiedener Berufsgruppen in respektvollen, fördernden Atmosphären und institutionellen Umgebungen mit einem gemeinsamen Konzept.

Lebendiger Austausch unter den Kollegen, Supervision, kontinuierliche Fortbildung, Aus- und Weiterbildung sind für eine gute Arbeit, eine gute Pflege, selbstverständlich. Dieser Austausch nimmt zuerst die Möglichkeiten, die Chancen in den Blick, die der erkrankte Mensch selbst entwickelt. Weiter blickt er auf die Auswahl und die Umsetzung der eigenen Ideen für pflegerisches und therapeutisches Handeln. Auf einer dritten Ebene lässt er den Blick des Teams und von Außenansichten im Rahmen der Supervision zu, im Sinne von Aufdecken von „blinden Flecken" oder von Anstößen zur weiteren Differenzierung. Die Integrative Therapie spricht hier von Triplexreflexion. Leider ist gerade auf der Ebene der Supervision noch viel Vorsicht, Angst und Zurückhaltung von Kollegen zu erleben. Die konstruktive Seite der Supervision, die fördernde Seite wird vielfach noch nicht gesehen.

Über das unmittelbare Arbeitsfeld hinaus interessiert sich der integrative Ansatz aus seinem Grundverständnis heraus für das unmittelbare und das gesellschaftliche Umfeld, er spricht hier von einer ökologischen Orientierung. Ökologische Orientierung meint eine gesellschaftliche Ausrichtung (Wie gehen gesellschaftliche Gruppen mit der Demenzerkrankung um? Welches gesellschaftliche Klima herrscht gegenüber älteren Menschen?). Insofern reicht das Interesse über die Einrichtung hinaus, ein Arbeiten ohne den Bezug zu gesellschaftlichen Strömungen ist nicht abgerundet, nicht vollständig.

Das Fritz Perls Institut für Integrative Therapie, Gestalttherapie und Kreativitätsforschung (FPI) und die Europäische Akademie für Psychosoziale Gesundheit und Kreativitätsförderung (EAG) bieten breit gefächerte Aus- und Weiterbildungen in den Methoden im Verfahren der Integrativen Therapie an[1]. Themen der Gerontotherapie und spezialisierter im Bereich der Demenzerkrankung werden in den unterschiedlichen Curricula bearbeitet.
Wie oben bereits angesprochen stellt das Verfahren der Integrativen Therapie die Theorie/Praxis/Verschränkung als eine zentrale Orientierung in den Mittelpunkt von Aus- und Weiterbildung.

Das Verfahren der Integrativen Therapie hatte sich in den 60er Jahren des vergangenen Jahrhunderts aus der „Altenarbeit" als einer Wurzel entwickelt. Und der Blick in unsere Zukunft zeigt, die Gerontotherapie wird als gesellschaftliches Thema in den kommenden Jahrzehnten ungemein wichtig werden.

Also arbeiten wir weiter gemeinsam und unvoreingenommen. Lassen wir uns von knappen Kassen nicht entmutigen. Nehmen wir die Chancen neuer Sichtweisen der Demenzerkrankung und von Zusammenarbeit in der Praxis ernst. Dann werden wir Zeiten von finanziellen Einschränkungen überbrücken.

---

[1] Fritz Perls Institut für Integrative Therapie, Gestalttherapie und Kreativitätsförderung (FPI), Europäische Akademie für Psychosoziale Gesundheit und Kreativitätsförderung (EAG), http://www.Integrative-Therapie.de

Literatur:

Ilse Orth:
Unbewusstes in der therapeutischen Arbeit mit künstlerischen Methoden
In: Integrative Therapie, Zeitschrift für vergleichende Psychotherapie und Methodenintegration, Paderborn, 4/1994

Hilarion G. Petzold:
Mit alten Menschen arbeiten. Bildungsarbeit, Psychotherapie, Soziotherapie.
Reihe Leben lernen.
München 1985

Hilarion G. Petzold:
Integrative Therapie. Modelle, Theorien und Methoden für eine schulenübergreifende Psychotherapie, 3 Bände, Paderborn, 1993

Hilarion G. Petzold:
Psychodrama-Therapie. Theorie, Methoden, Anwendung in der Arbeit mit alten Menschen, Bibliotheca Psychodramtica, ,
Paderborn, 1985

Hilarion G. Petzold (Hrsg.):
Die Rolle des Therapeuten und die therapeutische Beziehung in der Integrativen Therapie, Paderborn, 1980

Hilarion G. Petzold:
Puppen und Puppenspiel in der Psychotherapie, Verlag, München, 1983

Hilarion G. Petzold:
Integrative Therapie. Der Gestaltansatz in der Begleitung und psychotherapeutischen Betreuung sterbenden Menschen In: Spiegel-Rössing, Petzold (1984)

Hilarion G. Petzold:
Psychotherapeutische Begleitung von Sterbenden – ein integratives Konzept für die Thanatotherapie. Vortrag im Rahmen der Vortragsreihe „Umgang mit Sterbenden heute" (17.11.1997, Universität Mainz). Schriftenreihe zur Thanatologie, Universität Mainz.
Erw. in Psychologische Medizin
Graz 2/2000

Hilarion G. Petzold:
Sinnfindung in der Lebensspanne: Gedanken über Sinn, Sinnlosigkeit, Abersinn – integrative und differenzielle Perspektiven zu transversalen-polylogen Sinn.
Materialien aus der Europäischen Akademie für psychosoziale Gesundheit (EAG) 3/2001

Hilarion G. Petzold, Lotti Müller:
Gerontotherapie: Psychotherapie mit älteren und alten Menschen – Forschungsergebnisse, protektive Faktoren, Resilienzen. Grundlagen für eine Integrative Praxis (Teil 1).
In: Integrative Therapie, Zeitschrift für vergleichende Psychotherapie und Methodenintegration, Paderborn, 1/2002

Hilarion G. Petzold, Lotti Müller:
Gerontotherapie: Psychotherapie mit älteren und alten Menschen – Forschungsergebnisse, protektive Faktoren, Resilienzen. Grundlagen für die Integrative Praxis (Teil 2).
In: Integrative Therapie, Zeitschrift für vergleichende Psychotherapie und Methodenintegration,
Paderborn 2/2002

Hilarion G. Petzold, Ilse Orth:
Die neuen Kreativitätstherapien, Handbuch der Kunsttherapie, 2 Bände, Paderborn, 1990

Hilarion Petzold, Ilse Orth (Hrsg.):
Poesie und Therapie. Über die Heilkraft der Sprache. Poesietherapie, Bibliotherapie, Literarische Werkstätten, Reihe Kunst-Therapie-Kreativität, Paderborn, 1995

Hilarion G. Petzold, Johanna Sieper:
Integration und Kreation, 2 Bände,
Paderborn, 1996

BUCH 2   BILDER AUS DER PRAXIS

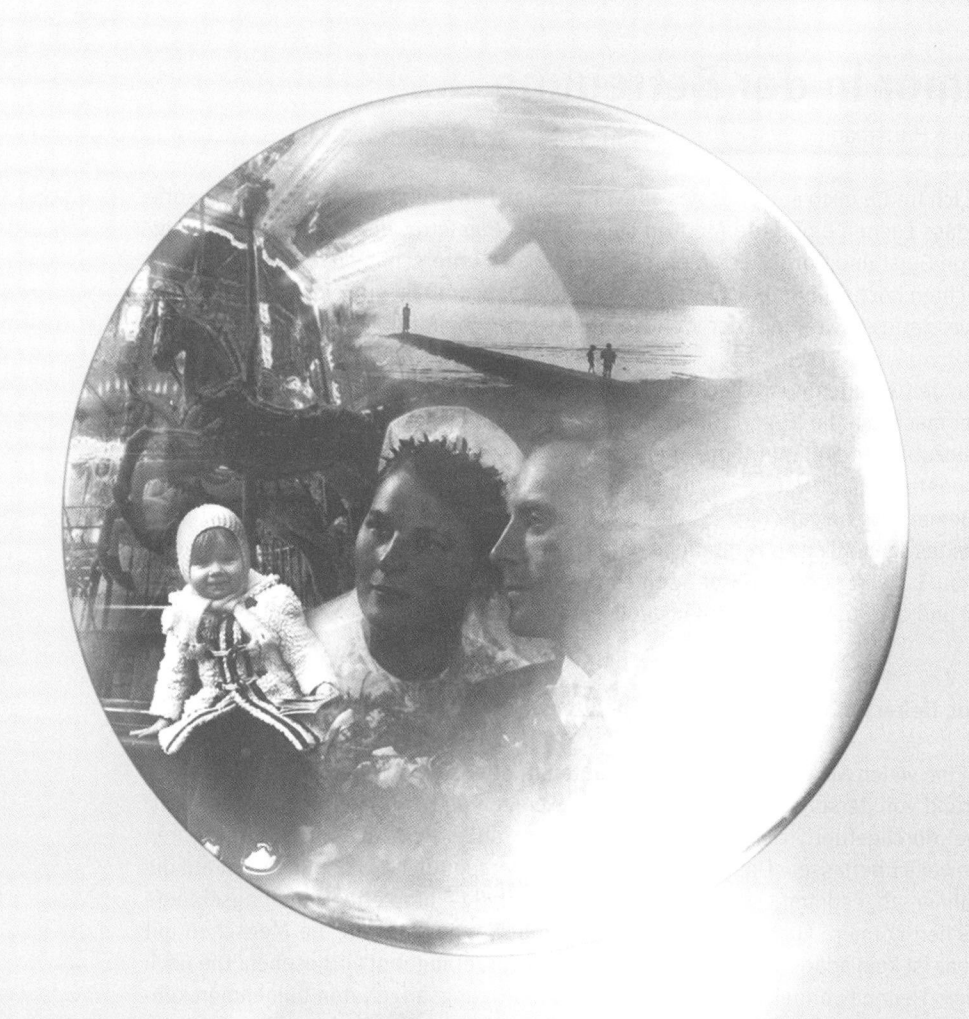

13 Humor in der Betreuung von Menschen mit Demenz

Susanne Hausmann

Humor in der Betreuung

Susanne Hausmann

„Ich freute mich sehr, dass es eine physiologische Grundlage für die alte Theorie gab, dass Lachen eine gute Medizin sei... Ich habe gelernt, die Regenerationsfähigkeit von Geist und Körper des Menschen niemals zu unterschätzen – selbst wenn die Aussichten höchst jämmerlich erscheinen. Die Lebenskraft ist vielleicht die am wenigsten verstandene Kraft auf der Welt." (Cousins 1981, S. 38 ff.).

In der Gruppenmusiktherapiestunde hören wir den alten Tonfilmschlager „Beim Walzer mach' ich die Augen zu". Ich tanze mit der oft schwer in das aktuelle Geschehen einzubindenden, mir heute aber aufgeschlossen zuschmunzelnden Frau S., welche spontan ausruft: „Na, warum macht sie das denn? Ist ihr Partner so hässlich?" Ihre Bemerkung bewirkt eine Erheiterung in der Runde, weil man die ersten Worte des Liedtextes schließlich so verstehen könnte, aber hier eindeutig das Gegenteil gemeint ist. Frau S. zeigt sich in diesen Momenten freudig am gemeinsamen Tun anteilnehmend und die Stunde aktiv und lustvoll mitgestaltend.

Humor, Heiterkeit und Lachen in einem Altenwohnheim?

Eine vielen Musiktherapeuten vertraute Situationsbeschreibung:
Aufgrund von Personalmangel wird in nicht wenigen Einrichtungen die ‚Sauber-Satt-Pflege' durchgeführt, die Bewohner sich selbst und ihrer, für mich oft spürbaren Langeweile überlassen. Das Programm der Ergotherapeutin ist in der Regel nur auf die Bewohner abgestimmt, die noch relativ selbständig komplette Handlungsabläufe vollziehen können. Für die bettlägerigen Heimbewohner und für die Menschen mit Demenz ist kein adäquates Beschäftigungs- und Förderangebot vorgesehen. Die noch mobilen Heimbewohner, die nicht an den Beschäftigungsangeboten teilnehmen können, sieht man oft orientierungslos auf den Fluren hin und herlaufen, oder sie sitzen zu zweit oder allein an kleinen Tischen (oft festgebunden, um gefährliche Stürze zu vermeiden), dösen oder brabbeln stereotypische Sätze oder Satzteile vor sich hin. Zugleich sind sie ununterbrochen einer anstrengenden Geräuschkulisse ausgesetzt, der sie sich nur durch zunehmende Abstumpfung und innere Isolation entziehen können: Geschäftiges Laufen, Rufen, Lachen des sich oft in Eile befindlichen Pflegepersonals, klingelnde Telefone, rhythmisch rufende Signale, schlagende Türen, rollende Stationswagen, klapperndes Geschirr. Grundsätzliche menschliche Bedürfnisse der Heimbewohner nach menschlicher Nähe und Zuwendung, nach Wärme, Geborgenheit und gegenseitiger Anteilnahme bleiben in dieser Atmosphäre unbeantwortet. Die für mein Leben selbstverständlichen, deshalb fast „banalen" Emotionen wie sich wohl fühlen, sich „zu Hause" fühlen, sich auf etwas freuen können, Gemeinschaft erleben,

miteinander lachen und scherzen, mit allen Sinnen leben, etwas spannend finden, werden hier bedeutungslos und offensichtlich radikal ausgeschaltet.

Dem Wunsch eines Bewohners nach musiktherapeutischer Einzelbetreuung (oder die therapeutische Empfehlung zu einer solchen) kann nur in jenem Fall stattgegeben werden, wenn die Angehörigen bzw. der Betreuer die Einwilligung (sprich Zustimmung zur Finanzierung) dafür geben. Das gilt auch für die Teilnahme an der Gruppentherapie und macht die zunehmende traurige Tendenz im Gesundheitswesen deutlich, dass nur demjenigen, der es sich leisten kann, eine individuelle Zuwendung und Förderung zuteil wird. Wie grotesk wirkt in diesem Zusammenhang die Tatsache, dass in jedem Zimmer, in dem ich einen bettlägerigen Bewohner aufsuche, über dessen Kopf hinweg unentwegt das Radio mit irgendwelcher, vielleicht von der Pflegekraft bevorzugten Popmusik – unterbrochen von stündlichen Verkehrsnachrichten für Autofahrer – eingeschaltet ist; die Entmündigung greift eben überall.

Darf gelacht werden im Umgang mit Menschen mit Demenz?

Oder anders gefragt: Hat denn ein Mensch mit Demenz Humor?

Die Wohnbereichsleiterin, Schwester N., betrachtet mit einem Mann einen Schaukasten auf der Station. Eine Heimbewohnerin, Frau G., begegnet beiden. Schwester N. spricht sie an: „Guten Tag, Frau G., ich möchte Ihnen gern meinen Bruder vorstellen, der mich heute hier besucht!" Frau N.: „Na, der sieht aber lange nicht so gut aus wie Sie!" Darauf meint der Bruder: „Aber Frau N., das war jetzt wirklich nicht sehr freundlich von Ihnen!" „Na, – wollen Sie denn, dass ich lüge?" Nein, das wollte natürlich keiner und alle lachen herzhaft miteinander.

Im alltäglichen Umgang mit Menschen mit Demenz lässt sich beobachten, dass parallel zum Abbau der intellektuellen Fähigkeiten die Intuition eine zunehmend große Rolle spielt. Deshalb ist gerade das Lachen als spontaner Ausdruck der Verbundenheit miteinander so wichtig im Umgang mit zunehmend desorientierten Menschen. Wir „gesunden" Menschen lachen nicht als Ergebnis reiflicher Überlegung, sondern intuitiv wie ein Kind, spontan, „aus dem Bauch heraus".
Auch der zeitlich und örtlich nicht orientierte Mensch hat – ähnlich wie ein Kleinkind - sehr wohl ein feines Empfinden dafür, ob ihm sein Gegenüber wohlgesonnen ist, ihn ruhig und freundlich anspricht oder hektisch und im genervten, gereizten Tonfall. Ein Klima der Heiterkeit, der Freude und Unbeschwertheit miteinander zu schaffen fördert das spontane, entspannende, ein Wohlgefühl ausdrückende Lachen aller beteiligten Personen; es fokussiert nicht die schwerwiegenden Defizite des Menschen mit Demenz, sondern spricht dessen Ressourcen an. Um herzlich miteinander lachen zu können über eine in diesem Moment erheiternde Begebenheit oder Bemerkung, muss

sich Herr X. nicht daran erinnern können, dass wir gestern beim Tanztee viel Spaß miteinander hatten oder dass er heute schon zu Mittag gegessen hat. Auch wenn der Mensch mit fortgeschrittener Demenz intellektuell dem Inhalt meiner Worte nicht mehr folgen kann, erleben wir im Stationsalltag sowie in den Musiktherapiestunden gemeinsam vielfältig entspannende Momente der Erheiterung, auch ausgelöst durch absurde Alltagsszenen, können unbeschwert zusammen lachen, uns miteinander freuen und wohlfühlen.

Dies hat zur Folge, dass das Pflegepersonal und die Therapeuten nicht in eine Erstarrung fallen angesichts dieses zunehmenden Verfalls der Persönlichkeit, womit wir niemandem dienen und auch uns selbst auf Dauer arbeitsunfähig machen würden, sondern wir ermöglichen dem Menschen mit Demenz eine selbstverständliche und weitgehende Anteilnahme am alltäglichen Leben in einer menschlichen Gemeinschaft, die ein Leben „mit allen Sinnen", die Erhaltung der Lebens- und Daseinsfreude, die positiven freudigen Affekte besonders hochschätzt.

Frau L. hat im Zimmer von Frau C. unbeobachtet den Wasserhahn aufgedreht und eine Überschwemmung angerichtet. Die Pflegekraft betritt mit der Mutter von Frau C. das verwüstete Zimmer; beide finden im spontanen Lachen eine Lösung ihrer starken inneren Anspannung und nehmen die Herausforderung mit hilfreicher Gelassenheit in Angriff.

Das Gebiss von Frau M. ist auch nach gewissenhaftem Suchen an allen möglichen und unmöglichen Orten nicht auffindbar. Diese Tatsache macht das Pflegeteam zunehmend nervös, da heute Nachmittag die Tochter von Frau M. erwartet wird und diese es überhaupt nicht ertragen kann, ihre Mutter ohne Gebiss anzutreffen. Schwester P. gießt den Gummibaum im Stationsflur, wundert sich dabei über das merkwürdig aussehende weiße Pflänzchen in der Erde – und findet das Gebiss von Frau M.. Alle Anwesenden lachen erleichtert und belustigt, darunter auch Frau M., denn diese wird nicht ausgelacht, sondern mit hineingenommen in die allgemeine Erheiterung über ihr absurdes Tun.

Man hört öfter den Ausspruch, es sei schwer, mit einem kleinen Kind zusammen zu sein und nicht zu lachen. Diese Erfahrung machen wir auch in unserer Einrichtung, wenn ein Kleinkind unsere Station besucht. Der oft bewegungslose starre Gesichtsausdruck des Heimbewohners entspannt sich deutlich; er nimmt die Anwesenheit des ihm freundlich zugewandten und vorbehaltlos offenen Kindes spürbar wahr und lächelt; er fühlt sich sichtlich wohl in dessen Nähe, beobachtet interessiert sein freies, fröhliches, unbeschwertes Spiel. Dem alternden unter Demenz leidenden Menschen solche Begegnungen zu ermöglichen, Begegnungen, die den Affekt der Freude, der Behaglichkeit, des Sich-wohlfühlens-miteinander auslösen, ist durchaus ein wesentlicher Beitrag zur Erhaltung von Lebensqualität.

Zum Phänomen Humor und über die heilende Kraft des Lachens

Den „Humor" zu definieren ist kein leichtes Unterfangen, denn dieser Begriff ist mit vielen Bedeutungssetzungen behaftet. Das Wort Humor ist lateinischen Ursprungs und steht für „Flüssigkeit" oder „Feuchtigkeit". Die Medizin der Antike und des Mittelalters ordnete die Charaktere des Menschen der speziellen Mischung seiner Körpersäfte zu. Der Körper hatte vier „Humores": Melancholia (schwarze Galle), Chole (Galle), Phlegma (Hitze, Schleim) und Sanguis (Blut). Der gesunde ausgeglichene Mensch besaß eine gute Mischung aus diesen Körpersäften. Bei einem Ungleichgewicht dieser Humores entwickelten sich vier uns heute noch bekannte Temperamentstypen: der Melancholiker, der Choleriker, der Phlegmatiker und der Sanguiniker (vgl. Bernhardt 1985, S.16f.).

Im Laufe der Zeit entwickelte sich die Bedeutung des Wortes in zwei Richtungen, zum einen im Sinne von „Stimmung" und „Gute Laune", eine „heiter gelassene Gemütsverfassung" (Bertelsmann Universallexikon 1991); eine „wohlwollende, gutmütige Heiterkeit" (Brockhaus Weltbild 2000); zum anderen verstehen wir unter Humor eine menschliche Haltung, auch eine Gabe und Fähigkeit, die in allen Widrigkeiten und Nichtigkeiten des irdischen Lebens das Bedeutsame oder doch Liebenswerte erkennt. In vielen Lexika wird dieses komplexe Phänomen Humor als eine erstrebenswerte lächelnde Lebenshaltung beschrieben, indem der Mensch, dessen Einstellung zum Leben von Humor geprägt ist, die anderen Menschen, die menschlichen Verhältnisse und auch sich selbst in den Schwächen und Unzulänglichkeiten durchschaut, allem mit heiterer Gelassenheit begegnet, liebevoll versteht und verzeiht.

Mein persönliches Verständnis von Humor finde ich in folgendem Zitat treffend komprimiert:
„Geistige Grundgestimmtheit, die vor allem eine Haltung der reifen Persönlichkeit zum Ausdruck bringt. Mit einem inneren Lächeln werden die Unzulänglichkeiten des Daseins überwunden, die stets vorhandene Gegensätzlichkeit zwischen Ideal und Wirklichkeit überbrückt, das Große und Ernsthafte auf ein menschliches Maß verkleinert und das Kleine, Vernunftwidrige noch in seiner menschlichen Bedeutung anerkannt. Im Humor werden die Unvollkommenheiten des Lebens durchschaut, aber dennoch bejaht." (Lexikon Peters 2000).

Im alltäglichen Umgang mit Menschen mit Demenz sind wir, die professionell Tätigen und die Angehörigen, in besonderem Maße mit den Unvollkommenheiten des menschlichen Lebens konfrontiert und bleiben vor allem dann handlungsfähig, wenn wir uns immer wieder darin üben, uns mit wohlwollender oder eben humorvoller Gelassenheit den Herausforderungen zu stellen.
Über den Glauben, dass Humor Krankheit verhindern oder heilen kann, gibt es eine Kette von Zeugnissen, die bis in die Gegenwart reicht. Die gesundheitsfördernden

Kräfte des Lachens und des Humors sind bis hin zur Antike sowohl den einfachen Menschen als auch den Gelehrten und Ärzten bekannt gewesen. Schon in der Bibel finden wir im Alten Testament unter den Sprüchen Salomos folgende Worte: „Ein fröhlich Herz macht das Leben lustig; aber ein betrübter Mut vertrocknet das Gebein." (Sprüche 17/22)
Henri de Mondeville (1260 – 1320), Professor der Wundarzneikunst, verordnete seinen Patienten vor allem Heiterkeit als Hilfsmittel zur Genesung:

„Der Wundarzt muss die ganze Lebensweise des Patienten auf Freude und Glück hin ausrichten(...)Man muß die Verwandten und Freunde des Patienten zu ihm lassen, um ihn aufzumuntern und ihm lustige Dinge zu erzählen. Die Stimmung des Patienten muß man mit Musik von Violinen und zehnsaitigen Psaltern gut erhalten." (Moody 1979, S. 45f.)

Robert Burton (1577 – 1640), englischer Pastor und medizinischer Gelehrter, wusste viele gelehrte Autoritäten hinter sich, wenn er in der Heiterkeit und im Lachen die wesentlichsten Heilmittel gegen die Melancholie erkannte, „denn ohne die Heiterkeit, die das Leben und die Quintessenz der Medizin ist, sind Arzneien und was auch immer zur Verlängerung des Menschenlebens angewandt wird, stumpf, tot und wirkungslos." (ebd. S. 49f.).
Kant sah im Lachen ein psychosomatisches Phänomen; er war der Überzeugung, dass bestimmte gedankliche Vorstellungen den Reflex des Lachens auslösen können und dies eine wohltuende physiologische Wirkung hat:

...der Affekt, der die Eingeweide und das Zwerchfell bewegt, mit einem Worte das Gefühl der Gesundheit(...)machen das Vergnügen aus, welches man darin findet, dass man dem Körper auch durch die Seele beikommen und diese zum Arzt von jenem brauchen kann..." (Kant 1790/1974, S. 272).

In seinem Buch „Lachen und Leiden – Über die heilende Kraft des Lachens" hat Dr. R. A. Moody einige Beispiele der Geschichte zusammengestellt, die die Anerkennung des Humors im Genesungsprozess belegen, wenn auch bei allen historischen Quellen eine eindeutige Erklärung dafür fehlt, warum die Heiterkeit so heilsam ist. Mit dem Beginn der auf naturwissenschaftlichen Erkenntnissen fußenden modernen Medizin trat die Bedeutung der Heiterkeit und des Lachens immer mehr in den Hintergrund. Moody schildert sehr plastisch, wie er im Laufe seines Medizinstudiums dazu angehalten wurde, alle Besonderheiten der Patienten wie Appetit, Schlafgewohnheiten, Ausscheidung, Haltung, Gangart, Blutdruck, Puls usw. schriftlich festzuhalten, man ihn aber nie dazu aufgefordert habe, doch einmal den Humor des Patienten auf die Probe zu stellen. Er habe sich aber im Laufe seines Lebens davon überzeugen können, dass die Fähigkeit, sich an lustigen Dingen zu erfreuen genauso ein Merkmal eines jeden Menschen sei und ein ebenso guter Indikator sei-

nes Gesundheitszustandes wie alle anderen Dinge (vgl. Moody 1979, S. 12).
Besonders interessant ist Moodys Hinweis, eine mögliche Ursache könne im „Zartheitstabu" liegen. Damit macht er auf die Tatsache aufmerksam, dass Wissenschaftler sich in der Regel lieber negativen Gemütsbewegungen wie Wut, Angst und Depression zuwenden, als Freude, Liebe und Humor. Vielleicht gerät die Psychologie ein wenig in Verlegenheit, wenn sie sich mit diesen glücklicheren Seelenzuständen befassen soll? (vgl. ebd. S.14).

In allen vielfältigen psychotherapeutischen Ansätzen, die dem Humor eine therapeutische Wirkkraft beimessen, wird deutlich, dass der Humor über die Gefühle und die Vernunft hinaus auf die Wachstumsmöglichkeiten des Menschen hinweist. Er dient vor allem der Befreiung von beengenden „Wahrheiten", an deren unumstößliche Gültigkeit ein Mensch lange Zeit geglaubt und die seinen eigenen Bewegungsspielraum erheblich eingeengt haben. In der therapeutischen Arbeit kann der Humor insofern über die Selbst-Distanzierung eine Entfaltung des freien Willens bewirken. Es ist in der Regel nicht ausreichend, in Berührung mit den eigenen Gefühlen zu kommen oder die Vernunft stärker einzusetzen; der Humor vermag in eine tiefere Bewusstseinsschicht einzudringen, indem er die geistigen kreativen Kräfte herausfordert, die Wirklichkeit neu, anders, weiter zu sehen, als sie vermeintlich ist. Die Fähigkeit zum Humor fördert somit die Flexibilität und die Spontanität des Menschen. Seitens des Therapeuten bedarf es dazu einer unbedingten echten Empathie, eines ausgereiften Feingefühls, einer hohen Wertschätzung freudiger Affekte und dem Glauben an die Belastbarkeit und Entwicklungsfähigkeit des Patienten bzw. des alten und hilfebedürftigen Menschen. Genau diese Fähigkeiten sind es, die wir im täglichen Umgang mit Menschen mit Demenz besonders benötigen.
Der Humor ist vor allem deshalb Bestandteil verschiedener Therapieformen, weil er eine übergreifende menschliche Qualität aufweist und nicht eine zu erlernende Technik einer speziellen therapeutischen Richtung.

Bei H. Erhardt, der bei dem Thema „Humor" nicht unerwähnt bleiben darf, finden wir unter anderem:
„…Humor kommt von humus, ohne den bekanntlich nichts gedeihen kann. Aus humus ist dann homo entstanden, und der liebe Gott muss damals viel Humor gehabt haben, als er den homo sapiens schuf. Denn gibt es etwas Komischeres als den Menschen…" (Erhardt 1976/2001, S. 10).

Mit seiner Ableitung des Wortes „Humor" von „Humus" betreibt Erhardt seine beliebten Wortspielereien, wobei die Querverbindung zum Wort „Humus" aber insofern interessant ist, da sie mit Begriffen wie „Wachsen und Gedeihen" assoziiert werden kann. Genauso wie die Pflanzen Humus zum Gedeihen brauchen, benötigt der Mensch Humor, um wachsen und reifen zu können, um seine Phantasie und seine kreativen Fähigkeiten zur Entfaltung zu bringen und um ungesunden Emotionen wie

Depression, Angst und Ärger entgegenwirken zu können.
So erkennt Grotjahn im Humor die endgültige Integration aller Entwicklungsphasen. Er wurzelt mit dem Lächeln in frühoralen Stufen, wird aber erst später im Zuge der menschlichen Entwicklung vervollkommnet und integriert (vgl. Grotjahn 1974, S. 70).

Alten Menschen fehlt es oft an Möglichkeiten, gemeinsam mit anderen Menschen Lebenserfahrungen auszutauschen. Doch führt dieser Mangel an Austausch von Gefühlen und Gedanken – auch wirren, für uns oft nicht verständlichen – zu einer beschleunigten Verkümmerung kommunikativer Fähigkeiten, die ein Grundvermögen menschlicher Existenz darstellen. Eine Begegnung mit Menschen (Pflege- und Betreuungspersonal, Therapeuten und Angehörige), die interessiert zuhören, wahrnehmen, mitleiden und sich mitfreuen, ermöglicht die lebenswichtige Erfahrung der persönlichen Wertschätzung (vgl. Hansen, 1997, 97). In der musiktherapeutischen Arbeit mit alten Menschen steht das Abschiednehmen und die Verbindung aller Lebensphasen mit der Gegenwart im Mittelpunkt, weshalb der Humor zum einen Ausdruck der zunehmend von Wärme und Empathie getragenen vertrauensvollen Beziehung zwischen Therapeut und Heimbewohner sein kann. Zum anderen ist er ebenso Ausdruck einer wohltuenden Ablenkung vom sonst beschwerlichen Dasein; der freudige Affekt wird z.B. ausgelöst durch das belebende, miteinander verbindende Tun, welches bei Menschen mit Demenz eine vorübergehende, weil auf diese aktuelle Situation bezogene (doch zugleich immer wieder herstellbare!) unbeschwerte, schmerzfreie, „ganzheitliche" Lebensfreude ermöglicht.

**Aufbau einer „gelungenen Abwehr" mittels Humor –
auch für das Pflege- und Betreuungspersonal und die Angehörigen**

Die letzten Töne des von P. Alexander gesungenen Liedes „Die kleine Kneipe" verklingen im Raum. Frau B. seufzt gedankenverloren: „Ja, Peter Alexander…, den hätte ich auch genommen! Ich hab' so gern getanzt und was für Chancen hatte ich bei den Männern… Ich hätt' so viele haben können… Wissen Sie, vor 50 Jahren habe ich anders ausgesehen als heute, glauben Sie mir!" Therapeutin: „Nein, was Sie nicht sagen, Frau B., das ist ja bemerkenswert! Wir fragen einmal die anderen Teilnehmer der Runde: Hat einer von Ihnen vor 50 Jahren so ausgesehen wie heute?" Einige Teilnehmer verneinen lachend. Frau B. lacht ebenfalls und fügt schmunzelnd hinzu: „Ich sage immer: Früher war ich jung und schön, heute bin ich nur noch und!"

Die Erhaltung bzw. den Aufbau einer „gelungenen Abwehr" des alternden Menschen, auch des an Demenz leidenden, mittels Humor halte ich für besonders wünschenswert und für ein ganz zentrales Thema in der musiktherapeutischen Arbeit in einem Pflegewohnheim.

Bei dem Miteinander im Singen, im Erleben, im Hören von Musik und im sich Erfreuen an ihr, mache ich immer wieder die Erfahrung, dass diejenigen Menschen, die einen gut entwickelten Sinn für Humor haben, mit den Gebrechen des Alters, mit der Einsamkeit, mit der zunehmenden sozialen Isolation, mit dem Abbau auch kognitiver Fähigkeiten, mit der Tatsache, dass das Leben zunehmend nur noch aus Erinnerungen besteht, dass diese Menschen diese beschriebenen Fakten besser annehmen können als solche Heimbewohner, die über keinen Sinn für Humor verfügen. Letzteren gelingt es kaum, einen emotionalen Ausgleich zu einer Welt zu schaffen, die von Schmerz, Kummer und Verlassensein erfüllt ist.

Die Humorfähigkeit, vor allem als Ausdruck einer gesunden Abwehr, frühzeitig zu fördern und zu unterstützen, darunter verstehe ich vor allem, den Moment auszuschöpfen, die Erheiterung des Augenblicks zu erfassen und das emotionale Teilen eines gemeinsamen Erlebnisses im „Hier und Jetzt". Dieses trägt wesentlich dazu bei, dem alternden Menschen ein „ganzheitliches" Altern zu ermöglichen.

Die Herausbildung einer gesunden Abwehr mittels Humor erscheint mir aber genauso wertvoll und notwendig für das gesamte Pflege- und Betreuungspersonal und die Angehörigen. Der Humor (Heiterkeit/Lachen) ist dann Ausdruck seiner Selbsthygiene/Psychohygiene, um z.B. die schwere körperliche Anstrengung, den häufigen Kontakt mit der „Ekelgrenze" oder die Trostlosigkeit in der Altenarbeit selbst aushalten zu können, weil ihm angesichts der immer gegenwärtigen und zuweilen bedrohlichen Konfrontation auch mit dem eigenen Sterben keine anderen Antworten zur Verfügung stehen. Eine gut entwickelte Humorfähigkeit hilft dem Personal sowie den Angehörigen, kurzfristig selbst einen inneren Ebenenwechsel zu vollziehen, um wieder handlungsfähig, wohlwollend etc. zu werden und ist dann Ausdruck einer „gelungenen Abwehr".

Zum ansteckenden Charakter des Humors und des Lachens

Über das Lachen und das Lächeln drücken wir aus, dass wir mit anderen Menschen in Verbindung stehen; beides sind soziale Akte, die mit anderen geteilt werden wollen. So ist der Humor ein Mittel der Kommunikation und wird auch oft als „soziales Schmiermittel" bezeichnet. Eine humoristische Bemerkung kann helfen, „das Eis zu brechen"; sie ist ein hervorragendes Mittel, um die Kommunikation mit einem Fremden aufzunehmen oder sie nach einer Differenz mit einem Freund wiederherzustellen (Moody 1979, S. 30).

Humor wird im Allgemeinen als sozial wertvoll betrachtet und nicht selten werden Menschen danach beurteilt, ob sie über einen Sinn für Humor verfügen oder nicht. Er wird sogar als bedeutender Indikator für seelische Gesundheit angesehen: „Therapeuten und Patienten ... bemerken oft einen Zusammenhang zwischen der Entwicklung eines Sinns für Humor und der Zustandsbesserung" des Klienten (Kaplan u. Boyd bei Bernhardt, J.A. 1985, S. 109). Können Menschen zusammen lachen, fühlen sie sich den Gefahren des Lebens gegenüber gefeit und spüren ganz unmittelbar, wie ihre Lebenskraft in das gemeinsame Gruppenerleben einfließt (vgl. Titze 2001, S. 287).

Die „Ansteckungsgefahr" und die Strohfeuerwirkung des Humors und des Lachens kann die Stimmung in einer Gruppe grundlegend verändern, so dass plötzlich über Dinge gelacht wird, die in anderen Zusammenhängen wenig Emotionen auslösen, – eine Erfahrung, der ich in der musiktherapeutischen Arbeit mit Menschen mit Demenz immer wieder begegne.

Die entspannende und lockernde Wirkung des Humors

Nach der letzten Strophe eines von einer Teilnehmerin gewünschten altvertrauten Wander-liedes bemerke ich: „Und was machen wir nun?" Frau M. antwortet spontan. „Na, einen guten Eindruck natürlich, was sonst?" Ihr Kommentar bringt eine allgemeine Erheiterung in der Runde.

Jeder kennt die auflockernde und befreiende Wirkung einer komischen, erheiternden Bemerkung innerhalb einer angespannten Gruppenatmosphäre. Bei schwierigen Situationen in einem Zweiergespräch oder in kleineren Gruppen kann der Humor das Mittel der Wahl sein, um Probleme anzusprechen, ihre Ursachen herauszufinden und nach Lösungen zu suchen. Das gemeinsame Lachen bestätigt das „gute Gefühl" miteinander, schweißt fester zusammen, trägt dazu bei, eine tragfähige und belastbare Basis herzustellen, die das Ansprechen von entstehenden Konflikten und das Suchen nach konstruktiven Veränderungen ermöglicht. Ein richtig platzierter kleiner Scherz schafft etwas Abstand zur aktuellen in irgendeiner Form bedrohlichen Situation und erzeugt eine höhere das eigene Wohlgefühl fördernde Übereinstimmung unter den Anwesenden. Eine lustig erzählte Anekdote kann außerdem die Botschaft senden, dass sich jeder hier sicher fühlen kann und entspannen darf. Letzteres gilt auch für die musiktherapeutische Arbeit mit Menschen mit Demenz.

Ende der Gruppenmusiktherapiestunde: Therapeutin: „Nun gehen wir gleich alle auseinander." Frau F. kommentiert scheinbar erschrocken und schmunzelnd: „Aber dann werden wir ja alle ganz breit, wenn wir auseinandergehen!" Einige Teilnehmer lachen oder schmunzeln belustigt.

Humor, Hoffnung und Identitätserhaltung

„.....Und tatsächlich ist die Hoffnung, in welcher Sprache auch immer, die fundamentalste Eigenschaft der „Ich"-haftigkeit, ohne die das Leben weder anfangen noch sinnvoll enden kann." (Erikson, 1988/98, S. 80).

Im Zuge meiner Auseinandersetzung mit der Frage, warum mir in meinem Leben, auch in meinem Alltag, Humor, Heiterkeit und Lachen so wichtig ist, kam ich unter anderem zu der Einsicht, dass sich besonders im herzhaften Lachen, vielleicht ausgelöst durch einen geistreichen Witz, ein „ganzheitliches Selbstempfinden" einstellt. Ich erlebe mich vor allem in diesen Momenten als „lebendiger" Mensch, als eine „Körper-Seele-Geist – Einheit", als „geerdeter" körperlicher Mensch (mein Körper verfällt ins Lachen, ich habe keine Gewalt über ihn), als geistiger Mensch (Ich kann den Ebenenwechsel integrieren, meinen Verstand benutzen, das Inkongruente verbinden) und als seelischer Mensch (ich spüre meine Lust und Kraft, meine Lebens- und Daseinsfreude).

In meiner musiktherapeutischen Arbeit kann ich immer wieder beobachten, wie eine allseits erheiternde Szene und ein darauf folgendes Lachen den Teilnehmer auch äußerlich sichtbar verändert: Er sitzt aufrechter, zeigt mehr Körperspannung, mehr Präsenz, die Augen sind weiter geöffnet, der Gesichtsausdruck deutlich beweglicher; er scheint anteilnehmender am Gruppengeschehen und zugleich „mehr bei sich" zu sein. Das Lachen zeigt eine deutlich positive Wirkung auf das Selbstgefühl, die Selbsterhaltung des Menschen.

In der (psycho)therapeutischen sowie auch in der pflegerischen und betreuenden Arbeit mit Menschen mit Demenz geht es meines Erachtens immer wieder um das Menschenbild, welches uns die Ziele unserer Arbeit vorgibt. Dazu gehört vor allem eine innere Haltung, die zum Ausdruck bringen sollte: Was für uns (gesunde) Menschen gut ist, ein Leben mit allen Sinnen, ist auch gut für den Menschen mit Demenz.

Es geht deshalb vor allem darum, Wege zu finden, die das Selbst des Menschen mit Demenz möglichst lange erhalten, trotz zunehmender geistiger Verluste. Nach der Selbst-Erhaltungs-Therapie (SET), (B. Romero 1997, S. 180 ff.) können diese Wege folgende sein:

- Vermeidbare Veränderungen vermeiden,
- Erlebnisarmut vermeiden,
- „Sich selbst ganz nahe sein" (alltägliche Dinge wie Friseurbesuch, ein Geschenk erhalten),
- Bewahren der Zuversicht durch die kontinuierliche Beziehung zu einer Bezugsperson,
- Bedeutung des Erinnerns für die Selbst-Erhaltung beschränkt sich nicht auf das Bewahren von selbstnahem Wissen,
- Erinnern kann das Wohlbefinden und das Selbstgefühl steigern,
- Erinnerungen an die Vergangenheit stellen die starke Seite der älteren Menschen dar. Diese Seite zeigen und erleben zu können, weckt das Gefühl der Sicherheit und Kompetenz. Bei Menschen mit Demenz ist der Kontakt und die Beschäftigung mit besser integrierten, vergangenheitsbezogenen Teilen des Selbst von besonderer Bedeutung,

- Die Beschäftigung mit der Vergangenheit kann durch eine zeitweilige Distanzierung von gegenwärtigen Schwierigkeiten entlasten und zu einer Integration von vergangenem Leben und dem gegenwärtigen führen.

Musiktherapie und Humor

Die vorrangigen Ziele meiner musiktherapeutischen Arbeit in der Gruppe gelten der Herausbildung eines Gemeinschaftsgefühls, einer guten Gruppenkohäsion, der Vermittlung von Daseinsfreude, der Verstärkung der „wohlschmeckenden" Seite des Lebens, um darüber die Integration von Krankheit und unbewältigter Vergangenheit und letztendlich ein Heranreifen zum Tode zu ermöglichen.

Musik dient besonders dem Erinnern der persönlichen Lebensgeschichte, weshalb die therapeutische Arbeit mit Menschen mit Demenz eine biografieorientierte sein muss.
Das gemeinsame Singen und Musikhören ermöglicht ein Gemeinschaftserleben im Sinne eines emotionalen Mitschwingens, indem mit anderen Menschen zusammen das Vergangene nacherlebt wird. Dies ist ein kreativer, gestalterischer Prozess, bei welchem der ganze Mensch, d.h. der Mensch mit seinem Verstand, seinen Gefühlen, seiner Imagination, mit Körper, Geist und Seele daran beteiligt ist (Petzold u. Lückel 1985). Resonanz im Sinne von Klingen und Anklingen, Lauschen und Erlauschen ist das Thema für die Musiktherapie.
Nach Muthesius (1995, S. 590) war die eigene Stimme für die Musikerfahrungen der Generation der heute hochbetagten Menschen das „Instrument" der Wahl und häufig auch das einzige. Singen war relativ leicht zu erlernen, kostete kein Geld, man konnte es während einer anderen Beschäftigung tun, es war Ausdruck für ein Gemeinschaftsgefühl, für Wertvorstellungen und weckte Erinnerungen. Der Erfahrungsschatz an Liedern, auf die alte Menschen bevorzugt zurückgreifen, wurde vor allem in der Kindheit und Jugend erworben. Dabei bleiben besonders diejenigen Erfahrungen zugänglich, die als besonders beeindruckend und mit starker Emotionalität erlebt wurden.
Die Melodie transportiert in ihrer Botschaft verschiedene Stimmungen wie z.B. Fröhlichkeit, Bewegungslust, Traurigkeit, Verzweiflung. Viele Volkslieder bewegen sich um die Themen Abschiednehmen, Lebenslauf, Sterben, also Themen, die vor allem alte Menschen angehen.
Liedtexte übertragen kollektive Bedeutungen, die sich aus einer Zugehörigkeit zu einem bestimmten Milieu, zu einer Generation, einer spezifischen Gruppe oder Religion entwickelt haben. Häufig rufen sie konkrete Erinnerungen hervor, z.B. einzelner biografischer Ereignisse und Erfahrungen. Genauso können sie auch Wünsche, Bedürfnisse und Träume enthalten, die über das Singen der Texte ihren Ausdruck finden.
Angesichts zunehmender Defizite ist die Erfahrung, noch Lieder zu singen, sich an

Melodien und Texte erinnern zu können, eine wertvolle Kompensationsmöglichkeit, die Stolz auf erhalten gebliebene Fähigkeiten und Befriedigung schafft.
Das Anstimmen eines wohlvertrauten Volksliedes kann einen Teilnehmer aus seiner Zurückgezogenheit herausholen, eine vitalisierende Wirkung haben und brachliegende Ressourcen ansprechen. Plötzlich kommt er in den Kontakt mit der Gruppe, kann Bezug nehmen. Im gemeinsamen Singen vollziehen sich Momente der Synchronisation (Mimik, emotionales Mitgehen, Gestik, Melodie, Text), die zur Regulation der Affekte beitragen. Ein Zustand der Zurückgezogenheit kann sich regulieren in einen Zustand des Miteinanders, des Dabeiseins, wie in der folgenden Szene beschrieben:

> Wir singen in der Gruppenmusiktherapiestunde das heiter beschwingte Volkslied:
>
> „Es zogen auf sonnigen Wegen drei lachende Mädchen vorbei.
> Sie schwenkten die Röcke verwegen und trällerten alle drei. Ti-ra-la-la-la-la...
>
> Ihr Lied klang so hell in die Weite, sie liefen so froh durch den Mai. Ich konnt mich für keine entscheiden, drum küsst ich sie alle drei. Ti-ra-la-la-la-la...
>
> Doch, ach, eine jede wollt haben, dass ich ihr Alleiniger sei. Kein Drittel, den ganzen Knaben, den wollten sie alle drei. usw...
>
> Du Schwarze, du Blonde, du Braune, vergebt und vergesst und verzeiht. Will keiner verderben die Laune, drum lass ich euch alle drei. usw...
>
> Nach und nach beginnen die Teilnehmer zu klatschen, zu patschen, im Puls der Musik mit den Füßen zu klopfen; sie sitzen aufrechter, wenden sich im Blick der Gruppe zu, ihr Gesichtsausdruck bekommt mehr Bewegung, die Gemüter hellen sich auf, die Teilnehmer lassen sich involvieren von der heiter beschwingten Melodie und der Freude an der gemeinsamen, geteilten inneren Gestimmtheit, an dem belebenden miteinander verbindenden und vielfältige Erinnerungen wachrufenden Tun. Einige Teilnehmer bewegen den Oberkörper dem Rhythmus entsprechend und stimmen in das Lied mit ein.

Ich erzähle den Teilnehmer, dass es angeblich noch eine weitere Strophe des Liedes gäbe, in welcher der junge Mann gefragt werde: „Nun sag doch mal, warum küsstest du die Mädchen alle drei?" worauf er antworten solle: „Na ja, eine vierte war nicht dabei!"
Diese „unpassende" Antwort des Mannes wird in der Gruppe sofort als solche verstanden und löst eine spontane allgemeine Erheiterung aus; das gemeinsame Lachen, das wohltuende Teilen des freudigen Affektes stärkt das Zusammengehörig-keitsgefühl; für eine begrenzte Zeit kann die unbeschwerte Daseinsfreude die Trostlosigkeit des einsamen Lebens in einem Pflegewohnheim in den Hintergrund drängen.

Die emotionale Resonanz ist ebenso wie das Anknüpfen an persönliche Ressourcen in der Arbeit mit alten Menschen von zentraler Bedeutung. Die „ressourcenorientierte Musiktherapie" geht von einem bestimmten Menschenbild aus, welches besagt, dass jeder Mensch über lebenserhaltende Potenzen verfügt, unabhängig von der Schwere seiner Krankheit oder Behinderung. Wachstumsförderung heißt in diesem Sinne, die vorhandenen Potenzen zu erkennen und den Akzent therapeutischen Bemühens darauf zu richten, diese zu bestätigen, zu aktivieren bzw. zu reaktivieren (Schwabe, 2000, S. 162).
Heilung und Gesundung dürfen nicht auf die Abwesenheit von Krankheit oder auf leistungsbezogenes Funktionieren eingeengt werden. Heilung im Sinne des Heil- und Ganzwerdens (M. Schnaufer-Kraak 1987, S. 195) umfasst das Gelingen einer Integration von Krankheit, von unbewältigter Vergangenheit und umfasst die Erschließung von Ressourcen in Bezug auf eine Gesamtschau des Lebens und „einer erfüllten und gelösten Anteilnahme am Leben im Angesicht des Todes." (Erikson, 1988, S. 78)
Im sozialmusiktherapeutischen Konzept weist U. Haase (bei Schwabe/Stein 2000, S. 421ff.) darauf hin, dass es in der musiktherapeutischen Arbeit nicht um einen künstlerischen Ausdruck geht, sondern darum, Musik therapeutisch wirksam zu machen, sie auf das zurückzuführen, was sie ursprünglich ist: ein elementares Ausdrucks- und Verständigungsmittel. Die erste und zentrale Erfahrung, die Menschen im therapeutischen Umgang mit Musik machen können, ist deshalb die Erfahrung: Ich kann! Und dies heißt zugleich: Ich kann trotz ... (meines Alters, meiner Halbseitenlähmung, meiner Sehschwäche, meiner 5 in Musik, meiner Wutausbrüche ...)

Es sollte unser stetes Anliegen sein, dem Menschen mit Demenz mit Respekt zu begegnen, ihn als ebenbürtigen vollwertigen Menschen im Kontakt miteinander ernst zu nehmen. Ihn Anteil am Leben im Hier und Jetzt nehmen zu lassen, kann z.B. heißen, dem interessiert Nachfragenden oder Zuhörenden ein wenig über den Komponisten oder die Herkunft eines Liedes zu erzählen, und es spielt dabei keine Rolle, dass er im nächsten Moment womöglich alles wieder vergessen haben wird. Wir haben in der Situation selbst einen Kontakt miteinander herstellen können, wir sind uns in dem Moment begegnet und das ist das Entscheidende und auch für mich eine Bereicherung.
Nur weil ich davon überzeugt bin, gelingt es mir mehr und mehr, den vielen Wiederholungen in den Geschichten der Bewohner mit Zugewandtheit, wohlwollendem Interesse und einem inneren Schmunzeln zuzuhören.

Eine Szene zum Abschluss

Gruppenmusiktherapie: Herr R. sitzt im Rollstuhl an meiner Seite; zum dritten Mal nimmt er an der Therapiestunde teil. Sein Körper ist ausgemergelt, kraftlos; er kauert in sich zusammengesunken und spricht so gut wie gar nichts mehr. Am Ende der heutigen Stunde hören wir Zarah Leander mit dem Lied: Kann denn Liebe Sünde sein? Herr R. ist deutlich ergriffen. Er wird wacher, seine Augen größer, er sitzt aufrechter und ist merklich aufmerksamer; lauscht offensichtlich den ihn emotional bewegenden Klängen; sein ganzer Körper zeigt mehr Spannkraft, er wirkt präsenter. Da wendet er seinen Kopf zu mir, lächelt mich an und ruft klar und deutlich: „Küss mich!"

Ich lächle zurück, schaue ihm in die Augen und sage nach einem Moment des Innehaltens, dass ich gerne seine Hand halte. Er nimmt meine Hand, immer noch mich anlächelnd, und streichelt sie lange.

Wie erwähnt spricht Herr R. sozusagen gar nicht mehr, weshalb die Einschätzung, was und wie viel er in unseren gemeinsamen Stunden persönlich erlebt, nicht einfach ist. Ich empfinde viel Sympathie und Wärme für ihn und spüre an seinem zarten, warmen Lächeln seine Freude, wenn ich ihn zur Musiktherapiestunde abhole. Musik verschiedener Genres hat in seinem Leben einen hohen Stellenwert gehabt; er spielte zudem viele Jahre Violine. Ich spüre seine Affinität zu dem Lied und ahne, dass es viele Erinnerungen in ihm wiederbelebt, doch habe ich nicht im entferntesten mit diesem Ausruf, dieser Aufforderung gerechnet. Warum ist diese so witzig? Warum veranlasst sie mich zum wohlwollenden Schmunzeln und weshalb kann ich ihr (innerlich) mit Humor begegnen? Weil Herr R. in dieser Szene absolut inkongruent agiert und das löst die Erheiterung aus. Schließlich ist es - für sich betrachtet - äußerst unpassend, man könnte auch sagen distanzlos und unverschämt, dass dieser alte Mann mich auffordert, ihn zu küssen. Auch hat er selbst in dieser Szene keineswegs humorvoll sein wollen.

Im ersten Moment bin ich deshalb perplex, konsterniert. Doch im nächsten Augenblick freue ich mich und bin ergriffen über diesen betagten mich anrührenden Mann, dessen verschüttete Vitalität und Manneskraft sich in dieser Affekthandlung für einen flüchtigen Moment an die Oberfläche wagt. Ich sehe vor mir einen lebendigen Menschen, den Körper, Geist und Seele vereint und der das Leben vor dem Tode führt. Das ist Leben und nicht Tod! Meine Ergriffenheit hält an und ich freue mich darüber, Herrn R. mit diesem Lied in seinem Innersten erreicht zu haben. Deshalb biete ich ihm an, seine Hand zu halten, was er zufrieden und glücklich lächelnd annimmt.

Literatur:

Bernhardt, J.A. (1985):
Humor in der Psychotherapie.
Weinheim Basel: Beltz Verlag

Cousins, N. (1984):
Der Arzt in uns selbst.
Reinbek: Rowohlt

Erhardt, H. (1976/2001):
Unvergesslicher Heinz Erhardt.
Heiteres und Besinnliches. Reinbek: Rowohlt

Erikson, E.H. (1980):
Der vollständige Lebenszyklus.
München: Suhrkamp

Grotjahn, M. (1974):
Vom Sinn des Lachens.
München: Kindler

Hansen, S. (1997):
Musiktherapeutische Umschau, 18. Göttingen:
Vandenhoeck & Ruprecht

Moody, R.A. (1979):
Lachen und Leiden. Hamburg: Rowohlt

Muthesius, D. (1995):
Vertraute Melodien hört man am liebsten.
In: Altenpflege, Hannover: Vincentz Verlag, Heft 9

Romero, B. (1997):
Selbst-Erhaltungs-Therapie (SET):
Betreuungsprinzipien, psychotherapeutische
Interventionen und Bewahren des Selbstwissens
bei Alzheimer-Kranken.
In: Weiss, S., Weber, G. (Hg.): Handbuch Morbus
Alzheimer. Beltz Psychologie Verlags Union

Schnaufer-Kraak, M. (1997):
Musiktherapeutische Umschau, 18. Göttingen:
Vandenhoeck & Ruprecht

Schwabe, C.; Stein, I. (Hrsg.) (2000):
Ressourcenorientierte Musiktherapie. Band XII,
Akademie für angewandte Musiktherapie
Crossen

Titze, M. (2001):
Die heilende Kraft des Lachens.
München: Kösel

ANHANG

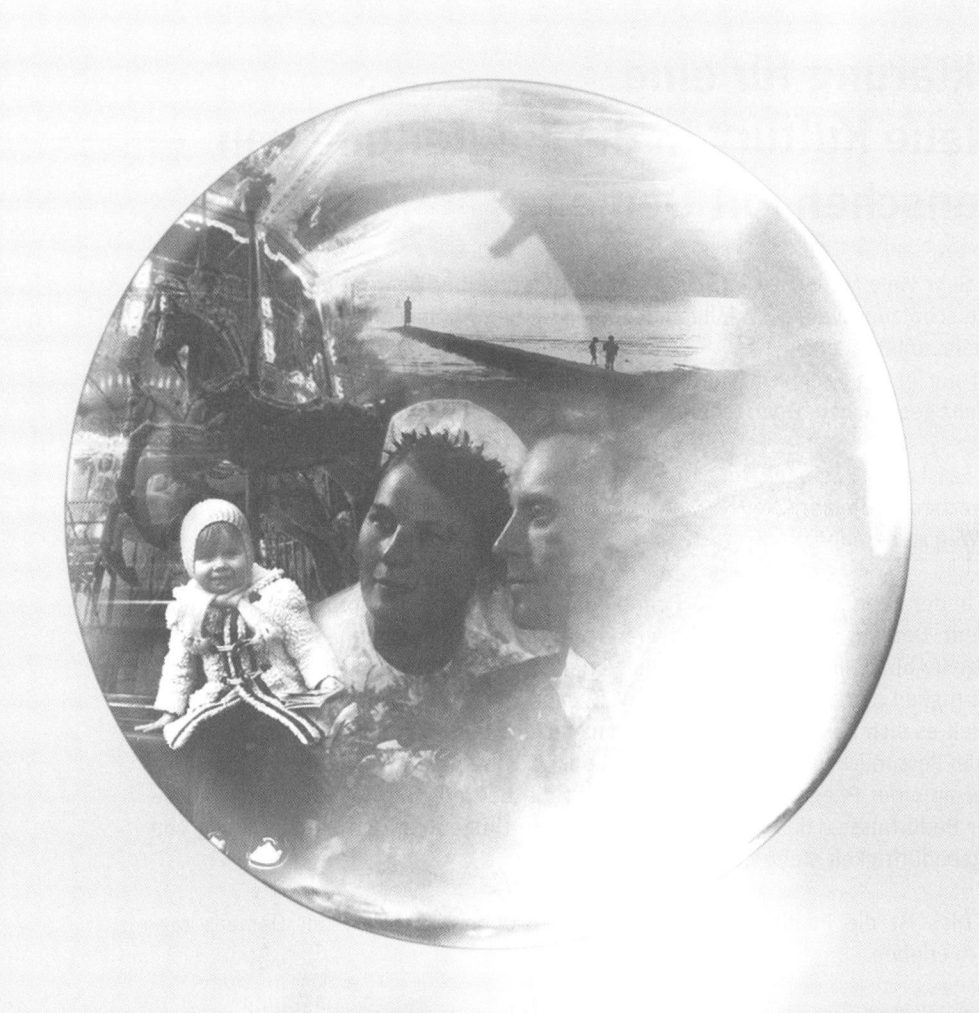

14 Erklärung für eine „Neue Kultur" in der Begleitung von Menschen mit Demenz

Erklärung für eine „Neue Kultur" in der Begleitung von Menschen mit Demenz

Sehr viele Menschen in Deutschland sind von einer Demenz betroffen. Sind es heute schätzungsweise 1,2 Millionen zumeist ältere Männer und Frauen, werden es von Jahr zu Jahr mehr.
Nicht nur in der Fachwelt, sondern auch in den Medien wird immer häufiger über Demenz gesprochen. Doch reden allein hilft nicht.

Es ist an der Zeit, mit der aktuell noch vorherrschenden Kultur der Demenzpflege zu brechen und einer „Neuen Kultur" in der Begleitung von Menschen mit Demenz den Weg zu bereiten.

In der alten Kultur dominiert ein biologisch-medizinisch geprägtes Bild von der Demenz. Demenz ist hier eine verheerende Krankheit mit einem unaufhaltsamen, von stetigem Abbau und Verlust geprägtem Verlauf. An seinem Ende stehen völlige Pflegebedürftigkeit und das unwiderrufliche Verlöschen der Person. Nach diesem alten Bild handelt es sich bei Menschen mit Demenz letlich nur noch um „vom Verstand und von der Persönlichkeit verlassene Körperhüllen". Folgerichtig orientiert sich die Sorge daher an einer Pflege, in deren Mittelpunkt die Befriedigung grundlegender physischer Bedürfnisse, das Schaffen einer sicheren Umgebung und die Linderung von Pflegebedürftigkeit stehen.

Dies ist die Realität, wie sie hunderttausende Menschen mit Demenz tagtäglich erleben.

Doch dies muss nicht so sein. Viele Menschen haben sich bereits auf den Weg gemacht, eine „Neue Kultur" in der Begleitung von Menschen mit Demenz zu leben.

Diese „Neue Kultur" beinhaltet...

Ein anderes Bild von Demenz

Demenz ist kein einseitig ablaufender verheerender, neurologisch-biologischer Abbauprozess. Denn wie eine Demenz sich individuell entwickelt, wird in gravierendem Ausmaß vom sozialpsychologischen Umfeld, von der Art der Kommunikation und Interaktion sowie vom Milieu beeinflusst. Trotz Demenz können Menschen relativ glücklich leben. Demenz beinhaltet niemals nur Abbau, Trauer, Leid und Furcht!

Ein anderes Menschenbild

Aus dem „Demenzkranken" wird der „Mensch mit Demenz". Er stellt keine ausgelöschte, sondern eine einzigartige Persönlichkeit mit dem Bedürfnis nach Liebe, Trost, und Einbindung, nach sinnvoller Betätigung und Identität dar. Er verfügt über eine hohe körperliche, emotionale und sinnliche Erlebensqualität und entzieht sich als Individuum schematisierenden Kategorisierungsversuchen.

Ein anderes Pflegeverständnis

Es geht nicht um Pflege im klassischen Sinn, sondern um die „Begleitung" von Menschen mit Demenz in ihrer konkreten Lebenssituation. Ziel dieser Begleitung (oder: personenzentrierten Pflege) ist es, dem Menschen mit Demenz zu ermöglichen, sich als Person zu erfahren und sein Personsein zu stärken. Im Mittelpunkt steht das kontinuierliche Bemühen, „Brücken" zur Welt von Menschen mit Demenz zu bauen. Kreative, körper- und sinnesbezogene Kommunikations- und Interaktionsformen sind die wichtigsten Bausteine dieser Brücken. Singen, Lachen, Gestalten, Tanzen, Streicheln, Essen zelebrieren und Feste feiern sind nicht gelegentliches Beiwerk von Pflege, sondern zentrale Interaktions- und Handlungsformen. Qualitative Methoden zur Überprüfung des Pflege- und Betreuungsprozesses wie z.B. das Dementia Care Mapping spielen eine wichtige Rolle.

Ein anderes Verständnis bei den Betreuenden

Die Betreuenden verstehen sich als Begleiter des Menschen mit Demenz. Eine suchende Grundhaltung und die Fähigkeit, mit unstrukturierten Situationen umgehen zu können, zeichnen sie aus. Jede noch so unsinnig erscheinende Handlung und Verhaltensweise eines Menschen mit Demenz wird als sinnbehaftet verstanden; die Aufgabe ist es, diesen Sinn zu entschlüsseln und zu übersetzen. Die Betreuenden sind in der Lage, sich auf die Welt und die Sichtweise von Menschen mit Demenz vollkommen einzulassen und von ihnen auch anzunehmen und zu lernen. Sie bringen sich als Person ganz ein und reflektieren ihr Tun. Sie geben nicht nur, sondern sie sorgen im Sinne einer Selbstpflege der Pflegenden auch für ihr eigenes physisches und psychisches Wohlbefinden. Sie sind bereit, kontinuierlich Neues zu erlernen.

Eine andere Form des Miteinanders

Begleitung von Menschen mit Demenz bedeutet eine nicht-hierarchische Zusammenarbeit aller Beteiligten. Berufliche Helfer und pflegende Angehörige, Menschen mit und Menschen ohne Demenz, Helfer mit (pflege)beruflichem Abschluss und Hauswirtschaftskräfte/Präsenzkräfte: Sie arbeiten auf der Basis eines gemeinsamen Grundverständnisses ‚auf gleicher Augenhöhe' zusammen. Weder Angehörige von Menschen mit Demenz noch berufliche Helfer sind nachrangige Hilfskräfte der jeweils anderen. ‚Kooperation' beinhaltet ein auf Gleichberechtigung und Partnerschaft basierendes Bündnis zwischen familiär und beruflich Betreuenden. Die Betreuenden profitieren von den unterschiedlichen Perspektiven, die sie in die Beziehung zu Menschen mit Demenz entwickeln und tragen gemeinsam zur Stärkung der Identität bei. Auch in der Interaktion mit dem Menschen mit Demenz stellen ‚Verhandlung' und ‚Zusammenarbeit' zentrale Inhalte dar.

Andere Rahmenbedingungen

Eine neue Kultur der Begleitung von Menschen mit Demenz benötigt Rahmenbedingungen, unter denen sie sich entwickeln und entfalten kann. Personenzentrierte Pflege und Begleitung findet vor allem in kleinen Wohn- und Betreuungseinheiten wie stationären Haus- und ambulanten Wohngemeinschaften statt. Betreuungskonzepte sind speziell auf die spezifischen Anforderungen von Menschen mit Demenz ausgerichtet (schwerpunktmäßig so genannte ‚segregative' Betreuungsformen) Kontinuierliche und praxisbegleitende Qualifizierung der Mitarbeiter („Training on the job") und betrieblich sicher gestellte Selbstpflege der Mitarbeiter sind ebenso Standards wie effektive Formen der Zusammenarbeit von beruflich und familiär Betreuenden.

Für viele Menschen und Einrichtungen stellen diese Grundpositionen noch Zukunftsmusik dar.
Andere haben jedoch gezeigt, dass sie Realität werden können. Veränderungen sind möglich, wenn es Menschen gibt, die eine Vision haben und an die Möglichkeit der Veränderung glauben.
Der Weg zu einer „Neuen Kultur" in der Begleitung von Menschen mit Demenz ist kein schneller und einfacher, aber ein notwendiger und gangbarer Weg.

Wir möchten dazu ermutigen, sich mit uns gemeinsam auf diesen Weg zu machen.

Berlin im September 2003
Werkstatt-Demenz

Anhang

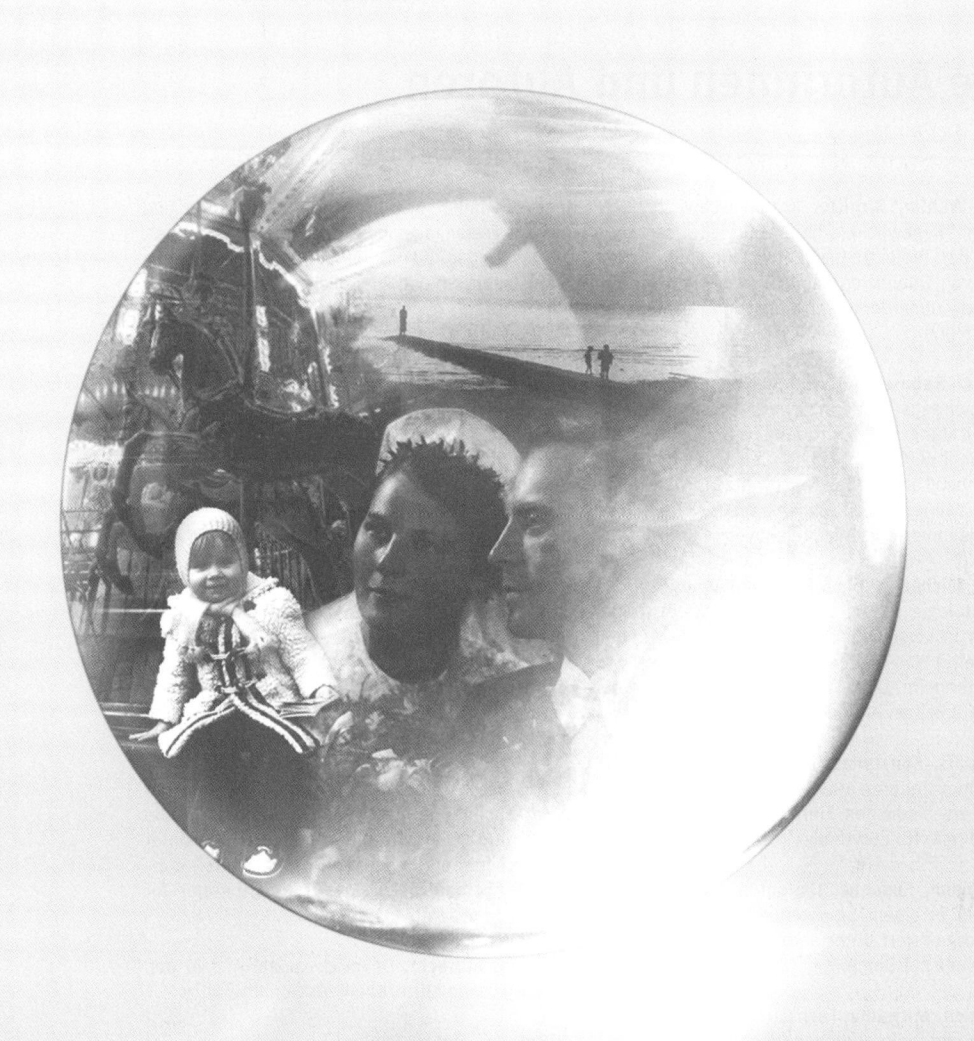

15 Die Autorinnen und Autoren

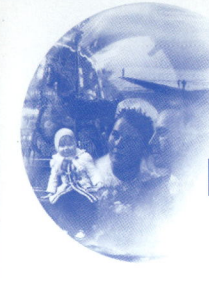

Die Autorinnen und Autoren

Duwe-Wähler, Birgitte, Krankenschwester und Diplom-Pflegewirtin, arbeitet und leitet seit Ende 2003 das Projektteam „Entwicklung und Erprobung von Qualifizierungen für neue Konzepte in der Betreuung dementer Menschen" am ISBW in Neustrelitz).

Felder, Sabine, Altenpflegerin und Diplom-Pflegewissenschaftlerin, arbeitete im Projektteam „Entwicklung und Erprobung von Qualifizierungen für neue Konzepte in der Betreuung dementer Menschen" am ISBW in Neustrelitz bis März 2004. Zur Zeit Leiterin des Fachseminars für Altenpflege des Diakoniewerks Michaelshoven in Köln.

Ganß, Michael, Diplom-Kunsttherapeut, Studium Gerontologie an der Uni-Vechta, arbeitet freiberuflich in verschiedenen Altenhilfeeinrichtungen und leitet das „Offene Atelier" im Pflege- und Seniorenheim „Am Wildpark" in Bremervörde, Lehrtätigkeit an Altenpflegeschulen

Gundudis, Konstanze, Diplom-Eurythmistin und Kostümgestalterin, arbeitet seit 1995 freiberuflich in unterschiedlichen Einrichtungen in Berlin als Kursleiterin für Eurythmie

Hausmann, Susanne, Diplom-Musiktherapeutin, arbeitet in einem Seniorenpflegeheim in Berlin und organisiert unter anderem ein Tanzcafe für Menschen mit Demenz

Helmrich, Michaela, Fachschwester für Intensivpflege und Diplom-Pflegepädagogin war bis Ende 2003 Leiterin des Projektes „Entwicklung und Erprobung von Qualifizierungen für neue Konzepte in der Betreuung dementer Menschen" des ISBW (Institut für Sozialforschung und berufliche Weiterbildung gGmbH Neustrelitz). Zur Zeit Projektleitung im Teilprojekt Rendsburg.

Hennig, André, Diplom-Pflegewirt. Wissenschaftlicher Mitarbeiter an der FH Frankfurt. Doktorand an der Universität Mainz. Geschäftsführer von inverso(Institut für Bildung und Entwicklung in der Altenhilfe) in Mainz.

Jansen, Maike, Schauspielerin, Regisseurin und Clown in Festengagements und in der „freien Szene". Für den Verein CliK e.V. ist sie zudem als Clownin Krankenhäusern und Altenpflegeheimen tätig.

Morgenroth, Elke, Heilpädagogin, leitet seit 2001 das Wohngruppenhaus für Menschen mit Demenz im Seniorenzentrum Clara-Zetkin in der Stadt Brandenburg

Muthesius, Dorothea, Musiktherapeutin und promovierte Soziologin, übt unter anderem Lehrtätigkeit an Altenpflegeschulen sowie an der Universität der Künste Berlin (Musiktherapie-Ausbildung) aus.

Ortel, Daniela, Krankenschwester und cand. Dipl.Pflegewirtin der FH Neubrandenburg, evaluierte im Rahmen Ihrer Diplom-Arbeit die Maßnahme „Entwicklung und Erprobung von Qualifizierungen für neue Konzepte in der Betreuung dementer Menschen" am ISBW in Neustrelitz.

Stein, Wolf, Diplom-Sozialpädagoge mit der Zusatzausbildung Integrative Therapie (Klinische Kunst und Kreativitätstherapie) arbeitet unter anderem freiberuflich als Leiter einer Betreuungsgruppe mit dem Schwerpunkt Kunsttherapie für Menschen mit Demenz in Berlin

Warning, Albrecht, Dr. med. ist als Arzt in den Kliniken Essen Mitte/Klinik für Geriatrie tätig.

Wißmann, Peter, Diplom-Sozialpädagoge, ist Fortbildungsreferent für Altenhilfe beim Verein für Integrative Angebote (VIA e.V.) Berlin/Brandenburg. Davor Tätigkeit als Fortbildungsreferent im Bundesmodellprojekt „Zentrum für Pflege, Fortbildung und Praxisforschung bei Demenzerkrankungen" in Berlin-Pankow.